中医诊断学研究进展

Advances in Research on Diagnostics of Traditional Chinese Medicine

陈家旭◎主编

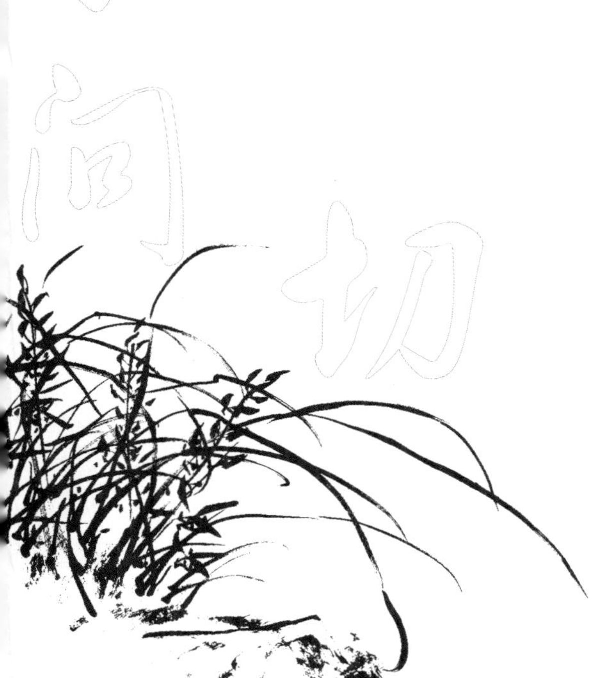

暨南大學出版社
JINAN UNIVERSITY PRESS

中国·广州

图书在版编目（CIP）数据

中医诊断学研究进展/陈家旭主编．—广州：暨南大学出版社，2023.8
ISBN 978－7－5668－3652－6

Ⅰ．①中…　Ⅱ．①陈…　Ⅲ．①中医诊断学—研究进展　Ⅳ．①R241

中国国家版本馆 CIP 数据核字(2023)第 070427 号

中医诊断学研究进展

ZHONGYI ZHENDUANXUE YANJIU JINZHAN

主　编：陈家旭

出 版 人：张晋升
责任编辑：曾鑫华　姚文怡
责任校对：刘舜怡　黄亦秋　陈慧妍　黄子聪
责任印制：周一丹　郑玉婷

出版发行：暨南大学出版社（511443）
电　　话：总编室（8620）37332601
营销部（8620）37332680　37332681　37332682　37332683
传　　真：（8620）37332660（办公室）　37332684（营销部）
网　　址：http：//www.jnupress.com
排　　版：广州市新晨文化发展有限公司
印　　刷：广东信源文化科技有限公司
开　　本：787mm×1092mm　1/16
印　　张：20.75
字　　数：431 千
版　　次：2023 年 8 月第 1 版
印　　次：2023 年 8 月第 1 次
定　　价：69.80 元

前　言

中医诊断学是根据中医学理论，研究诊察病情、判断病种、辨别证候的基础理论、基本知识和基本技能的一门学科，是中医基础理论与临床各科之间的桥梁，是中医专业课程体系中的主干课程。

随着现代科技进步及多学科交叉融合，中医四诊及辨证客观化研究、中医证候规范化及生物学内涵研究已日臻深入，促进着中医诊断理论与技术的不断更新，同时也使中医诊断学逐渐成为中医学科发展的前沿学科。

本书通过对中医诊断学近年相关文献的整理挖掘，从四诊、辨证及综合运用三方面对其现代研究进行梳理，力求突出科学性、系统性及先进性。其中绪论由陈家旭编写；上编四诊部分中望诊研究进展由李晓娟、薛飞飞编写，闻诊和问诊研究进展由马庆宇编写，切诊研究进展由周旋编写；中编辨证部分中中医辨证方法研究由黄俊卿编写，中医证候动物模型研究由李楠编写，中医证候生物学基础研究由邓丽娟编写，中医辨证标准研究由高黎编写；下编综合运用部分中诊断思路研究由刘红杰编写，中医特色诊法由秦佳佳编写。全书由各编写者完成初稿后，经副主编、主编统稿，最后由主编审定。

本教材可作为全国高等医学院校中医学、中西医结合专业研究生及本科生科研和学习使用，也可作为中医、西医、中西医结合相关科研人员的参考读物。本书旨在抛砖引玉，期望能够引发更多中医诊断学相关理论与实践的学术争鸣和思考。

由于编写者水平有限，书中难免有疏漏及不妥之处，恳请专家、同道指正，以便今后不断修改、完善。

陈家旭

2023 年 2 月

目　录

上编　四　诊

中编 辨证

下编 综合运用

绪　论

中医诊断学是根据中医学理论，搜集四诊资料、诊察病情、辨别病证的一门学科；是中医学专业基础课程，也是连接中医临床和基础的一门主干课程。其主要任务是运用中医学的思维及理论对病情资料进行分析、综合与判断，并对疾病做出正确诊断，为临床防治疾病提供一定依据。

现代医学的发展对疾病诊察手段及鉴别方法提出了更高的要求，如对症状及体征不甚明显的疾病，可借助于仪器检测和实验诊断的方法，从定性到定量，从宏观到微观，为早期诊断及治疗提供依据。特别是脉象仪、舌诊仪、腹诊仪等仪器的面世，使原本主观思辨为主的中医诊断手段得以客观化；电学、磁学、声学、光学等手段的综合运用，电子计算机技术、生物医学工程及网络信息技术等的发展，使中医远程诊断得以实现并发展；分子生物学、蛋白质组学、代谢组学、转录组学、单细胞测序等技术可用于研究证候产生发展机制，多学科的综合研究对发展中医诊断理论与技术，提高中医诊断水平具有重要意义。

一、中医诊断学发展简史

人类是在不断与疾病斗争的过程中进行生产、生活实践的，其间逐渐积累了丰富的医学知识及诊察疾病的方法，并挖掘出疾病变化的规律。中医诊断学就是在此过程中产生并发展起来的，是一门具有中华民族特色的学科。

（一）秦汉及以前时期

在迄今出土的殷墟甲骨文中，有不少记载疾病的卜辞。据胡厚宣的考证，卜辞记载“人之病，凡有头、眼、耳、口、牙、舌、喉、鼻、腹、足、趾、尿、产、妇、小儿、传染等十六种，具备今日之内、外、脑、眼、耳鼻喉、牙、泌尿、妇产、小儿、传染诸科”。说明早在商代，中医诊断已具有一定水平，对疾病的分类较细，能够根据人体不同部位来命名疾病。甲骨文卜问疾病的记载，可看作我国现存的最原始的病历。其中公元前 13 世纪的商代武丁卜辞中“有疾齿住蛊”的记载，比《史记·扁鹊仓公列传》中提到龋齿要早一千多年，比国外早七百年以上，是世界上最早的龋齿的记载。

《周礼》中将医生分为四种，即食医、疾医、疡医及兽医，可见当时医学已区分出食疗保健科、内科、外科和兽医等。医生已可采用望诊和闻诊来诊断多种疾病。病人死后，医师要填写死亡原因的报告，并加以保存。实际上，这也是一种早期的病历。公元前5世纪著名医家扁鹊就擅长“切脉、望色、听声、写形、言病之所在”。

《黄帝内经》（简称《内经》）约成书于公元前3世纪，该书为中医诊断学奠定了“望、闻、问、切”四诊基础，同时提出诊断疾病必须全面综合考虑内、外因素。书中有大量关于望、闻、问、切四种诊法的记载，其中对望诊及切脉叙述尤多，对问诊也十分重视。《内经》提出在诊察病人时，必须联系天时、地理、生活环境、个人体质等，强调四诊合参，全面了解病情，才能做出正确的诊断。在辨证方面，《内经》的病机十九条，以及脏腑、气血、阴阳五行诸理论，对后世的辨证论治有着原则性的指导意义。后世的一些辨证方法，如八纲辨证、病因辨证、气血津液辨证、脏腑辨证、经络辨证及六经辨证等，均起源于《内经》。对于咳嗽、疼痛、伤寒、疟疾、痹证、厥证、水肿等常见疾病，《内经》的论述已显示出相当高的诊断和治疗水平。

据《史记》记载，公元前2世纪的西汉名医淳于意对所诊治的病人，均有“诊籍”，即病历，详细记录病人的姓名、居址、病状、方药及就诊日期等，并且以此来验证诊治的得失，使自己的医疗水平在实践中不断提高。这表明古代医家在诊断方面有着严谨的科学态度和良好的医疗作风。

东汉末年，张仲景所著的《伤寒杂病论》，是中医学辨证论治体系的经典著作。在四诊中，张仲景尤其重视脉诊，在论述疾病时将脉症并列。此外，按脘腹、按肌表、按手足等都被列入切诊范围。问诊在书中也占有重要位置，如六经病的提纲内容，多由问诊获得。在望诊方面则注意望面色和舌苔，还有根据闻诊来判断病位的记载。这些都表明张仲景在四诊方面较前人有了进一步的发展。张仲景总结了以前的诊疗经验，将脉、证、病、治相结合，以六经为纲辨伤寒，脏腑为纲辨杂病，理、法、方、药一气贯通，建立起比较完整的辨证论治体系，对中医诊断学做出了突出的贡献。

《中藏经》相传由华佗所著，其中论述了五脏六腑、虚实寒热、生死逆顺脉证诸篇，内容丰富。在八纲辨证方面，当论及阴阳、寒热、虚实时，亦多联系脏腑。因此，本书可视为脏腑辨证专书。

三国时代成书的《难经》，在诊法中独重切脉，并改人迎、气口、趺阳诸诊为独诊寸口之寸关尺，对后世影响极大。它标志着在汉末三国时代，脉诊从实践到理论，都已趋向成熟。

（二）晋唐宋金元时期

自两晋、南北朝至唐宋金元，中医诊断学经历了很大的发展。

（1）古代有关脉学的专书多已亡佚。西晋王叔和撰集《内经》以来及张仲景、扁鹊、华佗等诸家脉学相关论述，著成我国最早的脉学专著《脉经》。该书阐述了脉象产生之原因，两手寸关尺所主之脏腑，24 种脉象的区别与所主病变，并联系外感、内伤、妇儿疾加以论述。《脉经》早在公元 6 世纪便传到朝鲜、日本等国，到 17 世纪已被翻译成多种文字在欧洲流传，对世界医学有着深远的影响。

宋代崔嘉彦，撰《脉诀》，以浮沉迟数为纲，文字通俗，使初学者易于掌握。元代滑寿在其《诊家枢要》中，以“浮沉迟数滑涩”六脉为纲，使后世习脉者能执简驭繁。滑氏于论小儿脉时，根据宋代刘昉《幼幼新书》中看小儿指纹的叙述，明确指出三岁以下，看虎口三关纹色；三岁以上，方能据脉诊病。元代戴起宗鉴于当时流传的托名王叔和撰的《脉诀》谬误较多，文理亦晦，故考证经文，撰写《脉诀刊误集解》，对脉学颇有发挥。元代危亦林于《世医得效方》中，描述了在病人垂危时出现的釜沸、鱼翔、雀啄等十种怪脉，为《内经》中的真藏脉提供了较为形象的说明。

（2）对疾病的认识日益加深。晋代葛洪的《肘后备急方》中有关于天行发斑疮（天花）、麻风等病的记载，还有不少关于急症的临床表现及预后的翔实叙述。隋代巢元方《诸病源候论》是我国第一部论述病因病机及证候诊断的专著，全书分 67 门，其中内科疾病最多，外科仅金创便有 27 种，妇科有 140 多种，眼科有 38 种，该书内容丰富，诊断指标明确，且对一些妇科病、儿科病、传染病、寄生虫病等的诊断，更有诸多精辟论述。书中对临床各科疾病的病源、病机与症状均有详细说明，特别对症状鉴别诊断的描述尤为细致，如将咳嗽病分为 15 类，痢疾分为 40 类等，可视为古代的鉴别诊断巨著。该书对后世医学影响颇巨，如王焘《外台秘要》及宋代官修《太平圣惠方》等著作对疾病的病因、证候的论述，大都以此为据。

（3）辨证之风亦在此时期兴起。除了宋代陈言提出三因致病说及病因辨证，刘完素在治疗外感病时立足火热进行辨证外，许多医家对脏腑辨证尤为重视。例如：唐代孙思邈在《备急千金要方》三十卷中，有十卷专从脏腑的生理、病理、脉象、症状等各方面进行论述；宋代钱乙的《小儿药证直诀》，从五脏入手对小儿病进行辨证；金代张元素所著《医学启源》，以《内经》为基础，摘录《中藏经》“脏腑虚实寒热”诸篇，参以《小儿药证直诀》对五脏之辨证，从辨证、立法、处方、用药诸方面，对脏腑病机及证候进行了系统的阐述，从而突出了脏腑辨证在各种辨证中的主导地位。此外，尚有李东垣对脾胃及内伤、外感病的辨证，赵献可对肾病和命门相关疾病的辨证，王好古、朱丹溪对阴阳盛衰的辨证等，均有卓越的发挥。

（三）明清及近现代时期

明清及近现代时期，中医诊断学的发展主要体现在问诊、舌诊、切诊与辨证四个方面。

1. 问诊

问诊与书写病历，到了明代已基本定型。张介宾的《景岳全书》，归纳前人诊断经验，把问诊的基本内容归纳为“一问寒热二问汗，三问头身四问便，五问饮食六问胸，七聋八渴俱当辨，九因脉色察阴阳，十从气味章神见”。韩懋的《韩氏医通》指出医案书写应包括“望形色、闻声音、问情况、切脉理、论病源、治方术”六方面。喻昌在《寓意草》中主张治病必先识病，议病然后议药，与门人定出议病式，即目前通称的病历格式，其内容详尽，有关病情、辨证、方药、治疗过程等，均囊括无遗。

2. 舌诊

《敖氏伤寒金镜录》是我国现存最早的验舌专书，后为元代杜清碧增补完善；明代申斗垣著《伤寒观舌心法》，该书集舌诊之大成，将《敖氏伤寒金镜录》中的36种舌象增加为137种。清代张登又将《伤寒观舌心法》中的137个舌象缩减为120个，据舌辨证，以治伤寒。傅松元著《舌苔统志》，将舌苔的适用范围扩充至杂病。在分类上一改过去舌苔、舌质不分，仅以舌苔颜色分门之旧俗，而以舌色分门，分为枯白舌、淡白舌、淡红舌等8类。曹炳章著《辨舌指南》，熔历代医家关于舌诊之论述及近世中西医对辨舌察病的见解于一炉，共列彩图百余幅。

3. 切诊

（1）脉诊：明代李时珍集诸家脉学精华，撰《濒湖脉学》，列27脉，详述诸脉形象、主病及相类脉之区别，并附崔嘉彦四言脉诀，对后世影响甚大。张介宾在《景岳全书·脉神章》中，对于各种脉象之主病、脉症之从舍等，多有发挥，分析精辟，议论发人深思。清代医家对脉学的研究又深入一步。李延昰的《脉诀汇辨》以浮沉迟数虚实六脉为纲，还主张辨析相类之脉，对举相反之脉，熟悉兼至之脉，明察正常之脉，了解四时变脉，确认真藏之脉，明确提出脉诊之关键所在。周学霆则于《三指禅》中，以缓脉为平脉，其余脉为病脉，较之过去医家将缓脉既列为平脉，又视为病脉，有其独到之处；他还用对比的方法鉴别各种脉象，结合脉症论病用药，切合临床实用。周学海综合自《内经》《难经》以来的诸家脉学著作，撰《重订诊家直诀》等脉学专著，对切脉方法、脉象、主病等阐述甚详，并提出以位、数、形、势、微、甚、兼、独八项作为辨脉纲领。古代医书中，论脉最详者，当推此书。

（2）按诊：按诊，肇端于《内经》，发挥在张仲景。此后医家对此论述较少。到了清代，按诊又引起程钟龄、周学海、王孟英、张璐玉等医家的重视。俞根初在其《通俗伤寒论》中，提出“欲知其脏腑何如，则莫如按胸腹，名曰腹诊”，该书内容涵盖按胸膈胁肋、按腹、按虚里、按脐间动气等。何廉臣则明确认为诊胸腹较切太溪、趺阳脉更为可靠，可见当时医家对按诊之重视。

在脉学和舌诊取得进展的同时，亦出现了不少四诊的综合研究。明代张三锡《医学六要》之一的《四诊法》，内容虽偏重于切脉，但也详述了五官、色脉、听诊、问病、辨舌等诊察方法。清代吴谦等所编撰《医宗金鉴·四诊心法要诀》首列十二经脉歌，接着依次对四诊心法撮要、辨阴证阳证要诀、脉诊、望色、察面五官唇齿、辨舌，闻声及问诊等分别予以论述，并介绍八脉要诀，小儿诸诊歌及奇经八脉图歌等，多以韵语加注的形式阐述。清代林之翰所著《四诊抉微》以《内经》之“色脉并重”为依据，选取古今著作中有关四诊论述编纂集合而成。该书盛赞张介宾的“十问篇”详细得中、纲举目张，推崇李时珍的《濒湖脉学》为脉书之翘楚。在脉诊表述中，诊脉部分详于脉理，并结合诊断介绍治法。此外，陈修园的《医学实在易·四诊易知》，论述四诊简明扼要，可为后学程式。

清代还出现了一些中医望诊专著，如汪宏《望诊遵经》，搜集历代望诊相关资料，从眼睑、口舌、唇、齿、须、发、腹、背、手、足等部位的形容、色泽和汗、血、便、溺的稀稠有无等，通过分析比较，以辨别病证的表里、虚实、寒热、阴阳，并预计其顺逆安危，内容精要而实用。又如周学海的《形色外诊简摩》，内容丰富，描述翔实，可为临床所参考。

4. 辨证

承袭前人经验，明清医家诊病辨病更为深入。如《景岳全书·传忠录》开篇即论“阴阳与六变”，书中云：“阴阳既明，则表与里对，虚与实对，寒与热对，明此六变，明此阴阳，则天下之病，固不能出此八者。”明确地肯定了八纲辨证的重大作用。喻昌在《寓意草》中提倡的先议病后议药，其实质就是在全面诊察的基础上辨证论治。清代陈士铎的《辨证录》分叙伤寒、中寒、中风等病126门，七百余证，其辨证着重于症状的鉴别分析。清代程国彭的《医学心悟》指出，疾病辨证错误，切脉不真是其最重要的原因；同时，认为诊病有其总要，不外乎阴、阳、表、里、寒、热、虚、实八字而已，再次强调了八纲辨证的内容。

在杂病的辨证方面，沈金鳌的《杂病源流犀烛》以脏腑疾病为纲，旁及奇经、外感、内伤、外科诸门，每种疾病均列源流、脉法、症状、方药等内容，博采诸家之说。叶天士的《临证指南医案》于每类疾病后，均有对此病的症状、病因、病机、用药的分析，法度严谨，能启迪后学。脏腑辨证与病因辨证在这一时期也进一步深化，如林珮琴、王旭高等对肝病的论述，王清任、唐容川对血证的辨证，叶天士对脾胃病的辨证，石寿棠对燥湿二气的辨证等。

明清致力于《伤寒论》研究者医家众多，各有精辟见解。如清代柯琴所撰《伤寒来苏集》以证为主，将《伤寒论》原文归类阐释，并主张“仲景之六经为百病立法”。鉴于伤寒与温病长期辨治不明，元代王安道的《医经溯洄集》、清代杨栗山在其《寒温条辨》皆对二者的差异做了较详细的说明。吴又可的《温疫论》、戴天章的《广瘟疫论》、余霖的《疫疹一得》等，阐述了疫疠，即急性传染病的辨证，指出了它们与一般外感病的区别。

清代医家在辨证方面的最大成就在于对温病学的研究。如叶天士的《外感温热篇》创立了卫气营血辨证，重视察舌、验齿等望诊法；吴鞠通的《温病条辨》创立了温病的三焦辨证等。清代温病学家根据新的临床实践，提出了与《伤寒论》截然不同的辨证方法，大大地丰富和发展了中医辨证学。

明清时期还出现了不少关于传染病诊疗的专著，如明代卢之颐的《痎疟论疏》，王孟英的《霍乱论》，罗芝园的《鼠疫约编》，专论白喉的《时疫白喉捷要》《白喉全生集》《白喉条辨》，专论麻疹的《麻科活人全书》《麻证新书》《麻症集成》《郁谢麻科合璧》等。

在清代，由于四诊与辨证已经基本定型，并形成了完整的诊断体系，医家对积累总结临床诊疗经验更加重视，编写了大量医案集，其中影响较大者有《临证指南医案》《古今医案按》《名医类案》等，为中医学发展保存了丰富的资料。

近百年来，中医诊断学发展迅速，取得了可喜的成就。编撰出版的中医诊断专业书籍有陈泽霖等的《舌诊研究》、赵金铎等的《中医证候鉴别诊断学》、宋天彬的《中医舌苔图谱》，朱文锋的《中医诊断与鉴别诊断学》和《证素辨证学》，以及制定了中医疾病、证候术语的国家标准等；尤其是《中医诊断学》教材的编撰，使中医诊断学的内容日趋完善、系统、规范。随着医学科学的进步，不同学科的研究人员对中医诊断做了多方探索，其创新也推动了中医其他学科的迅速发展。

二、中医诊断学发展动态

中医诊断学研究是在中医基础理论指导下，通过运用最新现代科学技术手段与成果，进行中医四诊及辨证规范化、客观化研究。其内容主要包括诊法客观化研究、证候研究、辨证体系研究、特色诊法研究等诸多方面。

（一）中医诊法客观化研究

由于历史条件的限制，中医思辨过程具有一定的主观性。以舌诊和脉诊为例，二者皆是中医学的独特内容，对诊断疾病有重要意义，但望舌、诊脉主要凭借经验和主观感觉，缺乏判定舌脉标准的客观指标。因此，阐明舌脉诊病原理，并增强其操作客观化，是中医诊断学发展的前提条件。

在舌诊研究方面，从现代医学角度，基本阐明了正常舌象与异常舌象的形成机理，探讨了临床常见疾病舌象的形成机理及演变规律，并尝试将舌象作为某些病证重要的诊断依据，研制了各种舌色测量仪及检查仪等。

在脉诊研究方面，主要针对脉象进行可视化、客观化研究，研制了形式多样的脉象仪，从血流动力学角度探讨了脉象的形成机理，并建立了脉图分析方法，尝试探讨若干病证与脉象、脉图的关系。

虽然研究者在中医四诊客观化方面做了诸多工作，但仍与临床运用具有较大差距，比如现有脉诊仪、舌诊仪、腹诊仪等获取信息缺失，甚至欠灵敏，难以应用于临床。今后，可借助于生物工程技术、模糊数学、信息技术、图像识别与生物传感技术等，结合现代功能性检测仪器，多维度多层面进行中医舌脉临床信息综合采集分析系统的开发，从而提高中医诊断的现代研究水平。

（二）中医证候研究

1. 中医证候规范化研究

辨证论治是中医诊断的精髓，证候是中医理论中特有的内容。开展证候规范化和辨证标准的研究，对于继承和发展中医理论及中医药的现代化，具有深远意义。其中脏腑证候的规范化、标准化的研究，是制定其他各种辨证方法与辨证标准的核心和基础。

近年来，诸学者从不同领域，多学科交叉对证候规范化进行了研究，并取得了一定成果。如根据中医文献挖掘，明确病、证、症的相互关系，制定常见证候的诊断标准，为辨证规范化做出了贡献；结合临床流行病学调查，对脏腑病证结合标准化、规范化方面进行了探讨等，如由国家中医药管理局医政司组织专家起草、国家技术监督局发布的中华人民共和国国家标准“中医临床诊疗术语”（包括疾病、证候、治法三部分），随着该标准版本不断更新，对于建立科学的、统一的中医临床诊疗术语标准起到了积极的促进作用。

证候诊断规范化的前提条件是症状的规范化。由于临床表现的多样性、复杂性，再加上汉语词汇的丰富性，使中医学对症状的描述也极其精彩多样，从而导致中医对症状的描述存在模糊不清、专业词汇难以统一的现象。因此，中医学对症状也需要从定性和定量两个方面进行规范化研究。

2. 中医证候动物模型研究

中医证候动物模型的真正研究始于20世纪60年代，邝安堃教授首次研制出中医阳虚证的动物模型，动物证候模型研究开始如火如荼地发展起来。现阶段中医证候动物模型造模方法大致可分为三大类：模拟中医病因动物模型、模拟西医病因病理动物模型和病证结合动物模型。

然而，目前对于证候动物模型的评价尚未形成统一的标准，随着现代科学技术的发展，越来越多的研究技术，如生物信息学、系统生物学、电子信息学等，将逐步应用于中医证候模型评价中，这对于中医证候动物模型研究具有重要意义。

3. 中医证候病理生理研究

证候是中医学体系认识疾病的理论模型，但受历史条件的限制，证候的诊断主要依赖主观症状，缺乏客观指标，不利于中医的现代化进程。证候的产生与个体的体质和机能状况关系密切。随着人类基因组计划的完成以及后基因组计划的开展，从分子、基因水平阐明中医证候的病理生理基础成为可能。脏腑辨证是各种辨证方法的核心内容，通过对脏腑证候的生理病理基础的研究，不仅可以充实和发展中医辨证理论，为证候的客观化提供依据，而且还可为促进中医药走向世界奠定基础。

因此，结合多学科手段，在证候规范化的基础上，诠释中医证候的科学内涵，是解决制约中医学发展的“瓶颈”之一。近年来，中医药学者借助现代科学技术研究中医证候与生物学之间的可通约性，建立实现中医药学与现代生命科学的沟通桥梁，是发展和创新中医理论基础和中医临床应用现代化的重要手段。

（三）中医辨证体系研究

辨证论治是中医学的主体诊疗模式。中医传统辨证方法有八纲辨证、病因辨证、气血津液辨证、脏腑辨证、经络辨证、六经辨证、卫气营血辨证和三焦辨证，它们有各自不同特点和适用范围，内容交叉，又相互补充，目前尚未形成完整统一的体系。随着疾病谱的不断更新，中医辨证方法迫切需要创新，诸学者也在此方面做了大量研究工作，提出符合中医特色的证素辨证、主诉辨证、方证辨证、络病辨证等；结合现代医学技术提出微观辨证；在中医治未病的理论指导下提出亚健康中医辨证、体质辨证等；在对抗突发的新冠疫情实践中，提出了中医药对于疫情从预防、治疗到康复全链条干预的新冠疫情中医辨证。以上辨证体系的创新无疑丰富了中医辨证论治体系。

（四）中医特色诊法研究

人体是一个有机的整体，在整体与各部分之间，不仅有组成关系，而且有信息互映关系，部分与整体包含的信息相等，任何一个相对独立的部分，都是整体的缩影。因此观察、检测局部的微小变化，可以了解整体的情况。中医在漫长的发展过程中“见微知著”，逐渐总结经验，形成了一些特色诊法，如目诊法、耳诊法、人中诊法、手诊法、甲诊法、第二掌骨侧速诊法等。特色诊法的应用也是中医诊疗不可或缺的组成部分，是中医诊断学的补充和延伸。

中医诊断是中医基础学科与临床各学科的桥梁，其研究是一项复杂的系统工程，关系到中医理论的发展与中医现代化的进程。不仅需要以病证相结合为基础来探讨证候的内涵，同时也应将宏观与微观相结合，利用现代科技手段和方式，以此来提高中医临床疗效的客观显示度。从科学观和方法论的角度看，只有做到整体与局部相统一、综合与分析相统一、宏观和微观相统一，才是自然科学发展的正确方向和必然趋势。

（陈家旭）

上编

四诊

第一章　望诊研究进展

《难经·六十一难》曰："望而知之谓之神，闻而知之谓之圣，问而知之谓之工，切而知之谓之巧。何谓也？然，望而知之者，望见其五色，以知其病。闻而知之者，闻其五音，以别其病。问而知之者，问其所欲五味，以知其病所起所在也。切脉而知之者，诊其寸口，视其虚实，以知其病，病在何脏腑也。经言以外知之曰圣，以内知之曰神，此之谓也。"此中提到的"望""闻""问""切"是中医采集患者临床信息最基本的四种方法，其中望诊居四诊之首。望诊是医生运用视觉有目的地观察患者的全身以及局部表现、舌象及排出物等，来收集病情资料的诊察方法。

"有诸内，必形诸于外，视其外应，以知其内脏，则知其所疾矣"，人是一个有机的整体，以脏腑为中心，通过经络气血联系与沟通，使脏腑与形体各部分之间保持着紧密的内在联系。当出现病理情况时，体表、局部组织等的病变可通过经络气血传入内在脏腑；相反，当内在脏腑功能失调时，病变亦可通过经络反映在体表或影响到相关的组织器官。

因此观察个人外部的各种表现及其变化，便可测知脏腑功能强弱及气血阴阳盛衰。医生通过视觉"望"的方式对人的精神面貌、形态强弱、面色、舌等变化信息进行观察，往往是最直接的，也是其他诊断方法无法替代的。因此，医生能否正确运用望诊，对于病证的诊断至关重要。

望诊时，应注意以下几个方面：一是光线充足，应在充足的自然柔和的光线下进行望诊，如果自然光线不足，也可以借助于日光等进行望诊，必要时需复查，特别需注意避开有色光源。二是诊室温度适宜，只有当诊室温度适宜时，患者的皮肤、肌肉自然放松，气血运行畅通，疾病的征象才可能真实地显露出来，如果室温太低，皮肤肌肉收缩，气血运行不畅，会影响望诊所获资料的准确性。三是充分暴露受检部位，望诊时，尽可能使受检部位充分暴露，以便完整、细致地观察到需要观察的各个方面。

第一节　望面色研究进展

一、望面色基本理论

望面色是医生以患者面部颜色和光泽变化为主要观察对象的望诊方法，是望诊中的重中之重。“司外揣内”是中医诊断学的基本原理，《难经·十三难》曰“五脏有五色，皆见于面”，《灵枢·邪气脏腑病形》曰“十二经脉，三百六十五络，其血气皆上于面而走空窍”，说明人体是一个有机的整体，五脏六腑精气通过经络而上荣于面部，再加上面部血络丰富、皮肤显露，因此可通过望面色来了解脏腑的阴阳气血虚实变化。

望面色是通过望常色和望病色来实现的。①常色即健康人面色的色泽。中国人属于黄种人，因此正常的面色表现为红黄隐隐、明润含蓄。这是人体精神旺盛、气血津液充足、脏腑功能正常的体现。常色表现为有胃气和有神气两大特点，有胃气的表现是隐约微黄、含蓄不露；有神气的表现为光明润色、容光焕发。常色包括主色和客色。主色是指人生来就有的基本面色、肤色，一生基本不变，故称“主色”。主色因人的禀赋、体质、地域、工作、居养等不同而有差异，但无太过与不及，都是健康常色的表现。《医宗金鉴》曰“五脏之色随五形之人而见，百岁不变，故为主色也”。客色是受到非疾病因素的影响，面部的色泽变化。这种非疾病因素包括气候、昼夜、情绪、饮食等。例如，因受到四季气候不同的影响，面色可以发生相应的变化，如春季面色偏青，夏季面色偏赤，长夏面色偏黄，秋季面色偏白，冬季面色偏黑。昼夜，白天卫气浮于体表，这时面色略显红润；夜晚卫气进入体内，这时面色显微淡而干。因受情绪不同的影响，情绪激动则易面赤，恼怒则易面青，惊恐则易面色苍白。因受饮酒、饥饱的影响，酒后脉络扩张，则面红目赤；饱食则面容红润光亮；过饥则面色光泽减而微枯。上述面色改变均属客色。此外，人的面色可因剧烈运动、地域环境、职业、年龄等不同而有所差异。但不论面现何色，只要具备明润含蓄的特点就属于客色。②病色，即人体在疾病状态下面部出现的异常色泽。病色常以枯槁晦暗或颜色暴露为特点。凡望诊面色尚有光泽者，称为善色，是虽生病但是脏腑精气未衰的表现，预后大多较好。凡望诊面色枯槁晦暗者，称为恶色，是生病且脏腑精气衰败的表现，预后大多较差。面部病色的显露程度与光泽的有无受疾病的轻重、浅深、病性等多种因素的直接影响。根据五脏与五色的关系，五色主病有青、赤、黄、白、黑五种表现，分别提示不同脏腑和不同性质的疾病。其中，青色主血瘀、肝病、寒证、痛证、惊风，多因经脉瘀滞，气血运行不畅所致；赤色主热证，亦见于戴阳证，多因为热导致血脉扩张，气血充盈于面部所致，亦可见于虚阳浮越于上或表；面色黄主脾虚、湿证，多因脾胃虚弱，无以化生气血，气血不足，面部失荣，或湿邪内蕴阻滞脾胃运行所致；白色主虚证、寒证、脱血、夺气，多由气虚血少，或阳虚，或失血耗气，血脉不充，不能上荣于面所致；黑色主肾虚、寒证、水饮、血瘀，多因肾阳虚，气不化水，水饮内停，阳虚阴寒内盛，血脉失温，或肾精亏虚等，导致面部失荣。

望面色：①可以判断气血的盛衰。人的气血盛衰可以通过观察面部色泽来判断。例如：面色红润光泽，预示体内气血充盛；面色淡白无华，表明体内气血不足；面色青紫暗淡，表明体内存在气血运行不畅的情况。②可判断疾病位置。《黄帝内经》曰："五色形于外，五脏应于内，犹根本之与枝叶也。色脉形肉，不得相失也。故有病必有色，内外相袭，如影随形，如鼓应桴，远者，司外揣内，近者，司内揣外，五色之见，莫不相输应焉。"将面色的五色与五行相对应，青、赤、黄、白、黑五种面色分别对应木、火、土、金、水五行，各配属肝、心、脾、肺、肾五脏，且《灵枢·五色》曰："庭者，首面也。阙上者，咽喉也。阙中者，肺也。下极者，心也。直下者，肝也。肝左者，胆也。下者，脾也。方上者，胃也。中央者，大肠也。挟大肠者，肾也。当肾者，脐也。面王以上者，小肠也。面王以下者，膀胱子处也。"通过观察脏腑在面部相应反应区所表现的气色来推断病在何脏。③可判断疾病性质。《素问·五色》曰"青黑为痛，黄赤为热，白为寒"，血旺则色红，血虚则色淡，血瘀则色青紫；气盛则荣润有泽，气虚则晦暗无华。通过面色的颜色及光泽可推断疾病的寒热虚实属性。④可判断疾病的预后。望面色主要分为望气和望色，色为苗，气为根；色在外，气在里。气无色不验，色无气不灵，望根先看苗，看苗目的是望根，故望面色必须望色和望气相结合。《素问·五脏生成》亦言："五脏之气，故色见青如草兹者死，黄如枳实者死，黑如炲者死，赤如衃血者死，白如枯骨者死，此五色之见死也。青如翠羽者生，赤如鸡冠者生，黄如蟹腹者生，白如豕膏者生，黑如乌羽者生，此五色之见生也。"清代汪宏在其论著中明确提出观气的十法：浮、沉、清、浊、微、甚、散、抟、泽、夭。因此，望气和望色可以反映病位的深浅、病邪的轻重，以及疾病的预后和转归。

望色的注意事项：①通过比较辨别病色，疾病对人体的影响，反映在面色上，并不总是显而易见的，常需细心观察、认真比较才能识别。比较时应注意三个方面：一是将患者面色与其周围人群的常色相比较；二是将患者面部的局部色泽变化，与其自身对应部位的面色进行比较；三是如果患者面色受客色影响，不容易辨别时，应该结合其他诊断方法进行综合判断。②望面色与其他部位望诊相结合，面色虽是望诊的重点，但观察其他部位的形态变化也是不能忽视的。

二、中医面色客观化研究

传统的中医诊断学资料包括望诊资料中描述性的语言较多，导致诊断指标和结论往往都是“定性”的，而缺乏“定量”的指标，因此大大限制了中医诊断的现代研究，特别是限制了推广的临床应用。为了促进中医诊断由定性向定量发展，提高诊断水平和辨证施治的准确性，近年来不少学者借助现代技术对中医诊断现代技术进行探索，推动了中医诊断客观化研究的发展。面部望诊特别是面色的客观化研究是中医诊断客观化研究的重要内容之一，综述起来大致可以分为采集环境、图像分割以及面部特征提取和识别三个方面。

（一）采集环境的客观化研究

采集环境主要是指望诊仪采集望诊资料时的工作环境，环境特别是外部光线往往会影响到面部图像的采集效果，因此对采集环境进行客观化研究能够保证最大限度地还原临床望诊的实际情况。

李福凤等（2008）在中医理论指导下比较各种人造光源，研制了以 LED 光源为照明光源的面诊采集暗箱，在此基础上建立了面色诊颜色客观自动识别的方法，确定各类面色在色彩空间中的范围，初步研制了中医面色识别分析系统，此方法克服了面色望诊中缺乏客观量化标准和存在主观性的不足，增加了中医临床信息采集的规范化和准确性。蔡轶珩等（2014）针对中医望诊信息系统普遍存在数据不规范、显示效果差异大的问题，提出6500K日光模拟光源可作为望诊信息系统的标准评价光源，从而使得不同望诊图像信息系统达到较高的数据一致性。郑冬梅等（2011）研制的中医色诊图像采集系统，系统选择色温 5500K 的氙灯模拟日光光源，反射率大于 96% 的聚四氟乙烯悬浮树脂涂层积分球漫射照明，使用分辨率为 4752 像素 ×3168 像素的调谐数码相机采集图像，经过实验发现该系统的光源稳定性大于 99.1%、显色性大于 95%、光线均匀性大于 98.6%、图像色度偏差小于 1.24%，表明该采集系统可以为中医色诊信息的客观化研究提供参考。石强等（2004）分析传统舌象观察的光线条件和人造光源照明的特点，采用标准光 D50 建立了稳定性强、显色性好的照明环境，并对比了自然光环境和 D50 光源环境下的观察效果，经 13 名中医师验证一致率在 90% 以上，以上提示标准光源的 D50 可以作为望诊信息客观化研究中图像采集的照明光源。除此之外，刘明佳（2008）研究发现可选择与日光照射效果为接近显色指数 90 的直管光源来进行面象信息采集，郑冬梅（2014）等研究发现采用 D65 标准光源作为面象采集设备的光环境可以明显提高面色图像采集的标准化程度。以上对采集环境的研究为望面色诊断的客观化研究提供了参考。

（二）图像分割的客观化研究

中医自动化望诊中最具挑战性的部分是适当切分和最佳特征提取。由于被检对象情况各不相同，将目标区域从复杂的背景区域中分割出来，并准确地区分人脸与背景，以及面部的不同区域，是面部自动化望诊的重要一环。目前运用在面色诊断中的图像分割方法大致分类有：①基于数学形态的分割方法、基于区域的分割方法、基于阈值的分割方法、基于边缘检测的分割方法和基于聚类的分割方法等。②基于颜色的分割包括有 Otsu 算法、高斯混合肤色模型等；基于形态特征的分割包括主动轮廓模型、区域增长算法等；基于深度学习的分割包括 SegNet、ResNet 等。

近些年来，面色诊断中图像分割的客观化研究取得了不错的效果。例如：刘明佳（2008）基于第一代人脸采集设备所采集的图像样本，根据其人脸区域和背景区域的颜色特性，设计了一套利用皮肤聚类模型的人脸定位分割算法，所设计的人脸分割算法比起上一代定位分割算法，具有更快的执行速度和更高的定位分割率等优点。吴暾华（2008）首先提出了一种称为 FC－ASM 的物体轮廓提取方法，该方法首先以 FCM 聚类结果作为C－V 分割模型的初始位置，加快了 C－V 模型的收敛速度，同时提高了准确性；其次，改进了 ASM 模型，充分利用了物体的几何信息和统计模型的先验知识，对于几何信息较强的区域做精确分割，而对于几何信息较弱的区域利用统计知识有目的地获取轮廓，该方法在正面人脸图像上的定位精度较目前主流的 AAM 模型高出 27.2%；最后，根据中医面色脏腑分属图，提出中医面色识别的方法并取得了 84.6% 的识别率。创立的此方法从图像上自动提取面诊特征向量并利用支持向量机自动归类识别，为面诊自动化提供一定的临床诊断参考。杨云聪等（2012）采用 Gabor 小波变换定位人眼，将 AdaBoost 和唇色模型相结合定位嘴角，然后根据先验知识确定内眉点位置，用提取轮廓算法确定人脸边界，从而实现人脸区域的自动分割，该方法能够快速简单实现人脸分割的需求。刘媛等（2017）使用聚类方法及数学形态学运算对人脸面部细节进行了处理，分割出最终的目标区域，验证表明该算法能够准确有效地分割面诊仪所采集的面诊图，为后续分析处理挖掘更多的有效信息。Zhao（2014）等研究针对面部肤色进行定性和定量分析，提出了一种来自患者整个面部的面部肤色的新特征分析，这些特征是以 CIELAB 颜色空间上的亮度分布划分的四个色度为基础建立的，通过使用最佳模型参数训练 SVM 分类器来进行肤色识别，此外还通过五个局部区域的加权融合，进一步改进了特征识别。验证结果表明该方法所提出的特征实现了较高的面部颜色识别性能，总准确率为 86.89%。以上均为中医面色诊断客观化研究提供了参考价值。

（三）面部特征提取和识别

我们通过客观化采集人脸图像，将采集好的图像进行分割、区域定位后，便需要对图像进行提取和识别，该环节是中医面诊客观化研究的核心环节，也可以侧面反映前几个环节的准确性。

目前，面诊信息提取在面色、光泽方面研究较多，并取得了一些成果。例如，林怡（2020）等创新性地结合颜色空间特征、面部纹理统计特征、唇部颜色特征等要素，使用多种机器学习方法对提取到的面部特征进行分类识别。经中医专家验证该提取方法识别率可达91.03%，且发现颜色特征是中医面色分类识别最重要的特征之一。梅少杰（2021）利用深度学习技术对人脸面部图像特征进行提取，提出基于并行的高分辨率网络（High – Resolution Net，HRNet）的人脸关键点检测方法，并搭建基于三维可形变模型（3D Morphable Model，3DMM）预训练模型的图卷积网络以实现单幅图像三维人脸重建及纹理优化，以上研究提高了模型检测的精度。赵艳坤（2018）优化了面部颜色特征提取，并利用基于 Gabor 滤波的纹理特征提取算法，通过面部图像在不同方向和不同尺度的 Gabor 滤波器上的响应情况，来对面部纹理特征进行度量。实验表明，利用面部纹理特征可有效实现疾病的分类，具有较好的应用前景。王立娜等（2016）用光谱反射率来对面色进行精确表述，利用面部肤色的特点确定了适用于面部光谱反射率复原的优选样本集和基函数组合，实验证实该方法能更有效地实现面部光谱反射率复原，为面部颜色的客观化研究提供了新思路。张红凯等（2015）为了探索和验证五脏疾病与五色的对应规律，对五脏病患者的面色、唇色、光泽三种主要面部信息特征进行检测分析，研究证实不同脏腑疾病面部特征的参数变化存在一定规律。李福凤等（2011）利用计算机辅助进行面部光泽判断，尝试将偏最小二乘法（PLS）和线性判别式分析（LDA）方法在 4 种不同色彩空间下进行实验，作为面部光泽信息提取的手段，结果发现不同特征抽取方法对于识别中医面诊光泽信息都具有积极作用，为中医望诊中光泽的量化检测技术研究提供了一种新的方法和思路。除此之外，尚有基于层次聚类和神经网络的颜色识别。宋海贝等（2018）基于卷积神经网络的面形特征识别，采集大规模的面象照片，使用卷积网络对面象中不同的面形特征进行特征提取，并以网络权值的形式存储到神经网络的某个神经元中，当下次有相似的图像输入到网络中时，该网络的相应神经元会被激活，从而会输出相应的面形信息，并匹配数据库中的相应图片，输出可能的面形判断结果。孙康宁等（2021）将人脸的面色分类分为整体面色分类与局部面色分类，基于人脸检测、人脸 68 个特征点定位技术，提出人脸的 8 个局部感兴趣区域的提取方法。采用两批训练集对卷积神经网络、支持向量机、k – means 算法进行模型构建并分析 3 种模型识别面色的准确率，结果发现在小样本情况下卷积神经网络与支持向量机对面色识别效果较好。陈梦竹等（2018）根据中医望诊面色相关理论，基于 YCbCr 颜色空间的椭圆肤色模型和主动外观模型算法对面部皮肤进行感兴趣区域分割，采用 RGB 空间、HSV 空间、Lab 空间中的颜色直方图、颜色空间的统计特征以及局部二值模式（LBP）特征对各区域进行颜色与纹理特征提取，使用支持向量机、极限学习机、BP神经网络对提取到的面色特征进行识别比较，结果发现结合颜色特征、纹理特征和LBP特征时，面色识别率达89.08%，青、赤、黄、白、黑5种面色中，识别白色时，采用BP神经网络的分类准确率最高，达89.5%，该研究实现了结合图像处理与中医理论实现面色自动识别的功能。以上均为中医面色诊断中面部特征提取和识别提供了参考价值。

三、中医面色诊客观化应用

目前已有不少研发运用临床研究或病例采集的面诊仪，据报道有：YM－Ⅲ中医面诊仪采集系统、圣美孚ZMT－1A舌面诊仪、道生舌面诊测信息采集系统等，主要来源于中国、日本和韩国，此外还有光电血流容积仪、分光光度测色仪、色差计、红外热成像技术等应用于中医面诊客观化研究中。

基于以上面诊仪以及面色图像的客观化处理技术，目前有不少研究聚焦于疾病状态时患者面诊的客观化发现。例如，董梦青等（2013）应用中医面诊数字化检测仪采集并分析冠心病、慢性肾功能衰竭、慢性乙肝患者面色特征信息，结果发现冠心病组的面色以红黄隐隐和红色多见，其面部红色指数、黑色指数和面部总体指数较慢性肾衰组和慢性乙肝组明显升高；慢性肾衰组的面色主要以黄色、青色和白色多见，其面部白色指数、青色指数较冠心病组和慢性乙肝组明显升高；慢性乙肝组面色以黄色和黑色多见，其面部红色指数、白色指数、青色指数和面色总体指数较慢性肾衰组明显降低，以上为慢性肾功能衰竭、冠心病、慢性乙肝的中医辨证诊断提供了客观依据。杨宏志等（2007）应用中医面诊数字化检测仪采集轻、中、重度慢性乙型肝炎以及乙肝肝硬化的患者面部信息，发现慢性乙型肝炎轻度、中度、重度以及早期肝硬化患者面部五色诊与肝脏病理炎症和纤维化程度之间存在正相关性，认为随着炎症程度的加重，或者纤维化程度的进展，患者会出现面色善恶变化的趋势。胡建华等（2009）采用数码摄像技术对慢性乙型重型肝炎患者面部、唇部、手掌、舌象拍照来研究慢性乙型重型肝炎阴毒内结证和阳毒内盛证的色诊特点，发现阴阳兼证与阴毒内结的面色、唇部*RGB*值及舌质*GB*值有差异，阳毒内盛与阴毒内结的面色*R*值、唇部*RGB*值及舌质*R*值有差异，阴毒内结证与阴阳兼证的舌苔*GB*值有差异，因此提出面色、唇部、舌象*RGB*值特点可作为慢性乙型重型肝炎辨证的参考指标。曹燕亚等（2012）用中医面色检测仪研究慢性肾衰邪实兼证面色参数与病理生化指标的关系，结果发现肾虚兼湿浊证面色参数中黑色比例与尿酸的相关系数为－0.158，而肾虚兼湿热证面色指数与尿素氮的相关系数为－0.278，提示慢性肾衰虚实兼证的面色参数与临床病理生化指标尿素氮、血肌酐、尿酸、肾小球滤过率存在一定的相关性。进一步地，郭文良等（2013）用中医面诊检测仪研究慢性肾衰患者不同肾功能分期面色特征，发现肾功能失代偿期、尿毒症期比肾功能代偿期的面色指数明显降低，而正常组中肾功能代偿期比尿毒症期面色指数明显升高，提示慢性肾衰不同肾功能分期与面色参数变化有一定相关性，因此可以通过面色检测对慢性肾衰分期判断提供一定参考。沈邹影等（2016）应用SmartTCM－Ⅰ型中医生命信息分析系统检测129例支气管哮喘儿童患者面象参数，分析探讨哮喘患者（急性期和缓解期）的面色特征，结果发现急性期组热哮证患儿以面色红患者多见，缓解期组患儿以面色黄患者多见，两组患者均以面色少光泽多见；哮喘患儿面色特征参数H值、S值明显高于正常组的H值和S值，V值在哮喘患儿中明显低于正常组；哮喘儿童面色的H值和V值在缓解期明显高于发作期，以上的面色特征参数可为哮喘患儿疾病转归提供客观依据。崔龙涛（2012）筛选气虚型、血虚型、阴虚型、气郁型亚健康状态大学生，分别予以四君子汤、四物汤、六味地黄汤、柴胡疏肝散干预，并检测中药干预前后面色图像指标变化，结果发现中药干预后，气虚型亚健康状态学生额头、右颊、左颊、鼻头、下颌各部L、I值明显升高，b、H值明显降低，阴虚型下颌部b值明显降低，气郁型额头S值、鼻头和下颌的a与S值明显升高，以上面色图像指标可一定程度上反映亚健康状态的变化，可适用于亚健康的辨证和疗效评价。许家佗（2011）对207名大学生进行健康状态评估、舌象与面色图像、脉搏波图采集分析、四诊信息采集与辨证，观察大学生健康状态和亚健康状态及其各证型在舌象、脉象、面色方面的指标差异，结果发现与健康组比较：亚健康组面色L、a、S值差异显著，气血虚组L值增高，肝郁气滞组a值降低，肾虚组、阳虚组S值降低，而阳虚组H值增大，以上为亚健康状态评估和分类提供了客观依据。以上面诊客观化证据为提高疾病证候诊断和辨证水平提供了重要的技术手段。

望诊是中医四诊中最重要的诊法之一，其中望面色又是望诊中的重中之重。传统的望诊方法单一、主观，限制了中医诊断辨证的规范化和标准化研究以及中医的进一步推广应用，因此望诊特别是面色的客观化研究成为中医诊断客观化研究的重要内容之一，经过多年研究，望诊的客观化已经取得了一定的进展，推动了中医望诊客观化的发展。但是，在研究过程中尚存在自身技术普遍不高、行业甚或国家标准缺乏、与中医特征相关联的有效量化或分级方法关系不大、缺乏四诊合参等明显缺陷，以上影响了望诊客观化研究以及临床应用。因此，进一步提高技术、完善行业标准、注重四诊合参以及中医特征等问题仍然是今后的面色诊断客观化研究中的重要课题。

望诊中，除了面色诊断之外，还有全身望诊、局部望诊中的望神、望形态、望五官、望舌等望诊资料的收集，其中“望舌”是目前研究技术手段最多且成果丰硕的望诊客观化研究，相关研究详见本章第三节“舌诊研究进展”。

第二节 望小儿食指络脉研究进展

一、望小儿食指络脉基本理论

望小儿食指络脉又称为望小儿指纹诊法。小儿指纹诊法是临床观察3岁以内的小儿指纹形色变化以诊查病情的方法。通过观察小儿指纹可以弥补小儿脉诊及问诊的不足，因此小儿指纹诊法是中医儿科学的特色内容之一。

萧正安（1988）认为：不少学者认为小儿指纹诊法起源于北宋钱乙的《小儿药证直诀》，但考究全书并无指纹记载。尚有认为最早出自南宋《幼幼新书》或许叔微《普济本事方》，而经推断认为现存医书有指纹记载的仍以《幼幼新书》为最早。《中医诊断学》教材中归纳小儿食指络脉诊法始见于唐代王超《水镜图诀》，是由《灵枢》“诊鱼际络脉法”发展而来，后世医家如宋代钱乙的《小儿药正直诀》、清代陈复正《幼幼集成》、林之翰的《四诊抉微》等，对此均有详细的记载和论述，在儿科临床有较为广泛的应用，对于诊断儿科疾病具有重要的意义。而对小儿指纹较为全面的论述则是清代陈复正所著的《幼幼集成》，该书阐述了小儿指纹诊法的精髓，突出了指纹的表里寒热虚实辨证，对儿科指纹辨证有重要价值及深远意义。

（一）小儿食指络脉诊病原理

小儿食指络脉诊病的原理可概括为以下两点：① 因为小儿的食指掌侧前缘的络脉，为寸口脉的分支，与寸口脉同属于手太阴肺经，所以小儿的指纹可以与寸口脉的意义相同。陈复正在《幼幼集成》中明确指出小儿指纹观察部位为太渊脉之旁支，与寸关尺同属一脉，纹之变易，亦即太渊之变易。《难经》中有“独取寸口脉”的观点，“寸口者，脉之大会，手太阴之脉动也……寸口者五脏六腑之所终始”。寸口脉属手太阴肺经，肺经起于中焦，为气血发源之处，又因肺朝百脉，为气之主，故寸口可察人体脏腑气血阴阳变化。小儿指纹为太渊脉之旁支，亦为同理。《幼幼集成》中明确指出手太阴肺脉其支者从腕后出次指之端，而交于手阳明支者，即此指纹，“其迟数代促与太渊一毫无异，但脉体差小，由旁支也”。因其与寸口脉同属于手太阴肺经，因此其形色变化一定程度上反映了寸口脉的变化，因此望小儿指纹与诊寸口脉意义有异曲同工之妙。② 3岁以内的小儿寸口脉位较短，切脉时只能以“一指定三关”的方法来诊病，诊脉时，小儿容易哭闹，气血先乱，因此切脉不方便，脉象容易失真。南宋陈文中的《小儿病源方论》指出“小儿三岁以前，血气未定，呼吸至数太过，难以准候。若有疾，必须看其虎口纹脉，辨验形色可察其病之的要”。《幼幼集成》中也提到：“小儿每怯生人，初见不无啼叫，呼吸先乱，神志仓忙，而迟数大小已失本来之象矣，诊之何益?”由此可见，诊小儿指纹是临床诊察儿科疾病的较易操作的手段方法。

（二）小儿食指络脉观察方法

《幼幼集成》中也详细记述了小儿指诊的方法，“令人抱儿对立于向光之处，以左手握儿食指，以我右手拇指推儿三关，察其形色，细心体认，亦惟辨其表里寒热虚实足之矣”“凡看指纹，以我之大拇指侧面，推儿食指三关，切不可覆指而推……只可从命关推上风关，切不可从风关推出命关”。以上的小儿指诊方法仍沿用至今。目前临床对小儿指纹的诊断操作为：诊察小儿指纹时，应抱小儿向光，医生用自己的左手拇指和食指固定小儿的食指，以医生的右手拇指从小儿的食指指尖根部以轻柔适中的力度轻推几次小儿食指，观察络脉的形色变化。

（三）小儿食指络脉内容

正常的小儿指纹表现为浅红微黄的颜色，隐现于风关以内，既不明显浮露，也不会超过风关，多是斜行，呈单支、粗细适中。异常的小儿指纹主要从指纹的纹位、纹态、纹色和纹形 4 个方面来观察。陈复正在《幼幼集成》以歌赋夹图的方式对病理状态下小儿指纹进行阐述，概括为“三关测轻重、浮沉分表里、红紫辨寒热、淡滞定虚实”。

（1）三关测轻重。首先三关的位置：第一节掌指横纹至第二节横纹之间为风关，第二节横纹至第三节横纹之间为气关，第三节横纹至指端为命关。根据脉络在食指三关出现的部位，可以测定邪气的浅深、病情的轻重。一般来讲，指纹仅显露于风关，表示邪气入络，一般见于外感初起，病情最轻；指纹达于气关，是邪气入经，邪深病重；如果指纹达于命关，是邪入脏腑，病情严重。需要注意的是，当指纹直达指端，又称透关射甲，通常提示病情凶险，预后多不良。

（2）浮沉分表里。浮与沉相对而言，脉轻取即得，浮如水漂木，多见于表证沉脉轻取不应，重按使得，多见于里证。如小儿指纹浮而显露，为病邪在表；若指纹沉稳不显，为病邪在里。

（3）红紫辨寒热。望小儿指纹颜色可以判断疾病的性质及病情的轻重，小儿指纹的颜色变化，主要也会有红、紫、青、黑、白五种颜色的变化。通常来讲，当指纹颜色鲜红时，见于外感风寒表证，这与诊面色不同；小儿指纹颜色紫红为实热证；指纹青色为疼痛和惊风；小儿指纹淡白通常是属于脾虚，或是疳积、营养不良；小儿指纹紫黑，通常是血脉瘀阻，病情危重的表现。

（4）淡滞定虚实。“淡”有稀薄、色浅之意，“滞”为凝积、不流通、不灵活，淡与滞相对。指纹浅淡多属虚证，因气血不足，脉络不充所致；指纹浓滞多属实证，因邪正相争、气血壅滞所致。综上所述，临床诊断中通过望小儿指纹诊法，不仅可以了解患儿病情的主要信息，同时弥补了小儿脉诊的不足，是中医儿科学的重要且特色内容之一。

二、望小儿食指络脉现代研究

对于小儿指纹的现代化研究从 20 世纪起，科学家就进行了不断的探索和尝试，一些研究弥补了小儿指纹察看时主观性较强的问题，一定程度上提升了小儿指纹诊断的标准化水平。

早期的研究集中在证实小儿指纹的解剖学结构和意义，例如张湘屏（1994）等采用计量医学方法，观察小儿指纹与甲皱微循环的关系，结果发现热病患儿体温升高时，皮温降低，小儿指纹浮露下降，部位延伸和颜色加深，同时甲皱微循环发生相关变化，其中管襻开放数减少，管襻长度变短对指纹影响最明显。叶培（1986）等发现小儿肺炎与甲皱微循环改变有密切的关系，发现肺炎患儿的甲皱微循环血管内红细胞聚集，管襻模糊数量减少，管襻动脉臂长度和口径减小，肺炎合并脑病时常伴有静脉迂曲粗大，并进一步确认肺炎的发生和发展的整个过程贯穿着微循环的改变，为小儿肺炎发生、发展及急重症并发症的预防和治疗提供了指导。

近些年来，随着数字信息技术的快速发展，小儿指纹的现代研究多倾向于图像采集、处理和信息提取分析等方面。例如，获得高品质的小儿指纹图像是指纹望诊客观化的第一步，也是关键的一步。目前图像采集时可使用彩色数字摄像机，其具有高分辨率、高精度、高清晰度、色彩还原好、低噪声等特点，可通过外部信号触发采集或连续采集，计算机有可编程控制曝光时间、亮度、增益等参数的优势。研究者也试图研发专门运用于小儿指纹的图像采集装置，如张魁星（2012）针对目前国内外小儿指纹图像数字化采集研究的空缺，提出了一种基于 DSP 的小儿指纹图像采集装置，设计了小儿指纹图像取样机械结构、光学单元以及采集图像的硬件电路，实现了小儿指纹诊法的客观化、数字化，通过采集实验验证，该装置有采集一幅指纹图像速度快且准确率高的优势，为小儿指纹图像的标准化采集与自动识别以及增强中医临床信息采集的规范化和准确性提供参考。小儿指纹图像采集后，需要对图像进行处理，以便得到清晰的指纹图像，如可运用图像分析系统对所采集图像的 *RGB* 值进行分析，在此基础上进一步对指纹的三关分布进行分析处理，通过采用 Sobel 滤波器对图像进行线性滤波后，采用 Canny 算子对图像进行边缘检测，并用水平集算法进行分割，得到小儿指纹图像与三关分布的位置关系。小儿食指络脉图像经采集、处理和信息提取分析后得到的客观化参数可用于儿科众多疾病的诊断辨证中。例如，黄剑英等（2014）研究中医望小儿食指络脉与新生儿窒息 Apgar 评分的相关性方法，通过观察并分析新生儿食指脉络的表里、颜色和三关情况，结果发现窒息新生儿食指络脉到达气关的比例最高，其次是命关，最低的是风关；窒息新生儿食指络脉色鲜红占比最高，其次为青紫；窒息新生儿食指络脉浮者占比最高，沉和不浮不沉占比相当。以上提示新生儿食指络脉“三关辨轻重”的诊断方法可用于新生儿窒息 Apgar 评分的辅助诊断。张永政（2010）利用索尼 DSC－W300 数码照相机采集静息状态下符合纳入标准的肺炎患儿和正常儿童的指纹图像并记录患儿的中医证候、临床症状及体征，应用 BI－2000 图像分析系统对指纹图像进行处理，结果发现肺炎患儿指纹颜色、浮沉和三关分布情况与中医证候及病情变化符合“三关测轻重，浮沉分表里，红紫辨寒热”的观点，以上促进了肺炎患儿小儿指纹诊断辨证的客观化研究。李吉宗（2010）等采用数码摄像机微距拍摄小儿指纹，观察并分析食指指纹的颜色客观指标，发现风热咳嗽患儿中指纹颜色呈紫红色者最多，其次是淡红色者，而淡青紫色者最少。而在风寒咳嗽患儿中指纹颜色呈青紫色者最多，其次为淡青紫色，淡红色最少。以上研究对外感病小儿指纹诊法的客观检测方法做了初步探讨。

上述有关利用标准化方式采集小儿指纹图像的探索，克服了临床数据采集主观性强的弊端，并采用可量化分析的技术和手段，所得参数为小儿指纹诊法客观化研究的发展提供了良好的借鉴和思路。

参考文献

［1］蔡轶珩，吕慧娟，郭松，等．中医望诊图像信息标准量化与显示复现［J］. 北京工业大学学报，2014，40（3）：466－472.

［2］曹燕亚，张瑞仪，张伟妃，等．慢性肾衰虚实兼证面诊特征信息与肾功能的关联研究［J］. 中华中医药学刊，2012，30（1）：54－56.

［3］沈邹影，郭睿，郝一鸣，等. 129 例支气管哮喘患儿面象特征分析［J］. 世界科学技术—中医药现代化，2016，18（7）：1108－1112.

［4］朱龙，刘霏，靳枫．面部望诊客观化研究进展［J］. 贵州中医药大学学报，2020，42（4）：76－81.

［5］陈梦竹，岑翼刚，许家佗，等．基于图像处理的望诊面色自动识别研究［J］. 中国中医药信息杂志，2018，25（12）：97－101.

［6］崔龙涛，邸智，于波，等．亚健康状态大学生中药干预前后面色图像分析［J］. 上海中医药大学学报，2012，26（2）：56－59.

[7] 郭文良，郑晓燕，李福凤，等．中医面诊检测仪在慢性肾衰不同肾功能分期面诊信息研究中的应用 [J]. 中华中医药学刊，2013，31 (8)：1632 – 1634.

[8] 胡建华，李秀惠，姚乃礼，等. 141 例慢性乙型重型肝炎色诊客观化研究 [J]. 北京中医药，2009，28 (5)：323 – 325.

[9] 黄剑英，周文豪，李晓萍．中医望小儿食指络脉与新生儿窒息 Apgar 评分的相关性研究 [J]. 中华中医药学刊，2014，32 (9)：2208 – 2210.

[10] 李福凤，邸丹，王忆勤，等．基于计算机技术的中医面色诊信息采集与识别研究 [J]. 世界科学技术—中医药现代化，2008，10 (6)：71 – 76.

[11] 李福凤，李国正，周睿，等．基于 PLS、LDA 的中医面诊光泽识别研究 [J]. 世界科学技术—中医药现代化，2011，13 (6)：977 – 981.

[12] 李吉宗，张乐平，顾星．基于微距摄影对小儿指纹颜色的研究 [J]. 湖南中医药大学学报，2010，30 (9)：152 – 154.

[13] 林锋，谭迎，周鹏，等．中医面诊系统调研报告 [J]. 中国体视学与图像分析，2019，25 (3)：225 – 240.

[14] 林怡，王斌，许家佗，等．基于面部图像特征融合的中医望诊面色分类研究 [J]. 实用临床医药杂志，2020，24 (14)：1 – 5.

[15] 刘明佳．基于人脸彩色图像的疾病诊断研究 [D]. 哈尔滨：哈尔滨工业大学，2008.

[16] 刘媛，赵鹏程，陆小左．一种面诊图像的分割算法 [J]. 电脑知识与技术，2017，13 (26)：183 – 185.

[17] 梅少杰．基于人脸关键点检测的中医舌面像特征提取研究 [D]. 武汉：华中科技大学，2021.

[18] 石强，汤伟昌，李福凤，等．舌象信息客观化研究中光源选择初探 [J]. 上海中医药大学学报，2004，18 (2)：39 – 41.

[19] 宋海贝，温川飙，程小恩，等．基于大数据分析的中医面色识别系统构建 [C] //中国中医药信息研究会．第五届中国中医药信息大会：大数据标准化与智慧中医药论文集，2018：271 – 273.

[20] 孙康宁，孙琦，李新霞，等．基于卷积神经网络的中医面色提取识别研究 [J]. 中华中医药杂志，2021，36 (7)：4286 – 4290.

[21] 王立娜，蔡轶珩．中医面诊中面部肤色特征基函数确定 [J]. 测控技术，2016，35 (2)：129 – 133.

[22] 吴暾华．面向中医面诊诊断信息提取的若干关键技术研究［D］．厦门：厦门大学，2008.

[23] 夏雨墨，高慧，王庆盛，等．颜色空间在中医望诊客观化研究中的应用进展［J］．中国中医药信息杂志，2021，28（4）：135－139.

[24] 萧正安．小儿指纹诊法的起源及临床应用［J］．山东中医学院学报，1988（1）：10－11，72.

[25] 许家佗，屠立平，邸智，等．亚健康状态的四诊信息分析与辨证分类研究［J］．北京中医药大学学报，2011，34（11）：741－745，750.

[26] 杨宏志，黄雪兰，王拥泽，等．慢性乙型肝炎肝硬化中医面部五色诊断与临床病理的相关性研究［J］．中华实验和临床感染病杂志（电子版），2007，1（2）：102－107.

[27] 杨云聪，张菁，卓力，等．应用于中医面诊的人脸区域分割方法［J］．测控技术，2012，31（5）：25－28.

[28] 叶培，郭植材，姚龙．肺炎患儿指纹与甲皱微循环及血气的关系［J］．广西医学院学报，1986，3（8）：30－34.

[29] 张红凯，李小雪，王祉，等．基于图像处理的五脏病面诊信息研究［J］．中华中医药杂志，2015，30（8）：2897－2902.

[30] 张魁星，魏本征，张孝龙，等．小儿指纹图像数字化采集方法研究［J］．山东中医药大学学报，2012，36（1）：7－9＋11.

[31] 张湘屏，邢向晖，董锡华，等．小儿外感热病 154 例指纹与甲皱微循环的相关分析［J］．中医杂志，1994（9）：551－552，516.

[32] 张永政．小儿指纹图像处理与肺炎中医辨证的相关性研究［D］．济南：山东中医药大学，2010.

[33] 赵艳坤．面部特征分析及其在疾病诊断中的应用［D］．哈尔滨：哈尔滨工业大学，2018.

[34] 赵紫娟，强彦，赵涓涓，等．图像智能处理方法在中医中的应用与挑战［J］．太原理工大学学报，2022，53（3）：405－419.

[35] 郑冬梅，郭东杰，戴振东，等．中医色诊图像采集系统的设计与实现及实验研究［J］．中国生物医学工程学报，2011，30（5）：731－737.

[36] 郑冬梅，宋文爱，戴振东，等．中医色诊客观化方法研究［J］．世界科学技术—中医药现代化，2014，16（12）：2616－2621.

[37] ZHAO C B, LI G Z, WANG F F, et al. Qualitative and quantitative analysis for facial complexion in traditional Chinese medicine [J]. Biomed research international, 2014 (2014): pp. 1 – 17.

（李晓娟）

第三节　舌诊研究进展

一、舌诊基本理论

舌诊是指通过观察舌象（舌质和舌苔）以诊察病情的方法，舌诊体现了中医诊断的特色，是望诊重要的组成部分。清代杨云峰在《临证验舌法》云："凡内外杂症，亦无一不呈其形、著其气于舌……据舌以分虚实，而虚实不爽焉；据舌以分阴阳，而阴阳不谬焉；据舌以分脏腑、配主方，而脏腑不差、主方不误焉。"可见舌诊是中医辨证不可缺少的客观依据，其准确易行、简明有效，是中医临床最可靠、最重要的诊断方法之一。

（一）舌的组织结构

舌为一肌性器官，由舌肌和黏膜组成，附着于口腔底部、舌骨、下颌骨，呈扁平而长形。其主要功能与味觉、发音、搅拌食物、协助吞咽有关。舌体的实质主要由肌肉和分布其中的脉络构成，故称为舌质；覆盖在舌面上的一层白色苔状物称为舌苔。

舌体的上下面分别称舌背和舌底。以人字沟为分界，习惯上将舌体的前端称为舌尖；人字形界沟之前，舌体偏后部，称为舌根；中部称为舌中；舌两边称为舌边。舌体的正中有一条纵形沟纹，称为舌正中沟。当舌上卷时，可看到舌底及其正中一条纵行皱褶，称为舌系带。

舌面覆盖一层半透明的黏膜，黏膜皱褶成许多细小突起，称为舌乳头。根据舌乳头形态不同，分为丝状乳头、轮廓乳头、蕈状乳头和叶状乳头四种。其中，丝状乳头数目最多，分布在舌尖、舌体和舌边，结合脱落细胞、食物残渣、细菌、黏液等，形成白色苔状物，构成舌苔。蕈状乳头主要分布在舌尖和舌边，数目较少，其形态和色泽改变是影响舌质变化的主要因素。

（二）舌与脏腑经络的关系

中医传统理论认为舌与气血、津液、脏腑、经络都有着密切的联系。"舌为心之苗"，通过观察舌色，可以了解人体脏腑功能及气血的运行情况。此外，“心藏神”，因此语言是否清晰，舌体运动是否灵活自如也可以反映心的功能；舌为脾之外候，足太阴脾经连舌本，散舌下。舌司味觉，脾开窍于口。中医学认为，舌苔是由胃气蒸化谷气上承于舌面而生成，与脾胃运化功能相应；舌体赖气血充养；肾藏精，足少阴肾经挟舌本；肝藏血、主筋，其经脉络于舌本；肺系上达咽喉，与舌根相连。其他脏腑组织，通过经络直接或间接同舌产生联系。

舌有赖脏腑气血、津液的濡养和滋润。舌色和舌体与脏腑气血的盈亏及其运行状态有关；舌体和舌苔的润燥与津液盛衰及输布有关。因此，通过观察舌的颜色、形质及润燥，可以判断体内气血津液的盈亏及病邪性质的寒热。

（三）舌分候脏腑

脏腑病变反映于舌面，有一定的分布规律，如《笔花医镜》云：“舌尖属心肺，舌边属肝胆，舌中属脾胃，舌根属肾。”亦有按胃经划分，舌尖属上脘，舌中属中脘，舌根属下脘，此法适用于胃病的诊断；还有以三焦来划分的，如以舌尖诊察上焦（心肺），舌中诊察中焦（脾胃），舌根诊察下焦（肝肾），此法适用于温热病的诊断。以上脏腑分候皆需在临证时综合判断，不可生搬硬套。

（四）舌诊的方法和注意事项

患者可选坐位或仰卧位，将舌自然伸出口外，舌体放松，舌尖微向下，使舌体充分暴露。医生先望舌质，再望舌苔，最后观察舌下络脉；按照舌尖、舌中、舌边、舌根的顺序依次观察。除观察之外，还可以通过询问患者舌上味觉的情况，舌体的冷热、疼痛、麻木等异常感觉来辅助诊断。

值得注意的是，口腔因素、某些饮食和药物可以使舌象发生变化。如牙齿残缺可造成同侧舌苔偏厚；口腔咀嚼的摩擦和自洁作用可使舌苔由厚变薄；牛奶、中药汤剂等可染苔等。如发现疑问，可询问病人饮食过程、服药情况，或用揩舌的方法予以鉴别。

（五）常见舌象

1. 望舌质

望舌质，主要观察舌的神、色、形、态，以及舌下络脉等方面。

(1) 舌神。察舌神是整体望神的一部分，舌之有神与否，主要表现在舌质的荣枯与灵动方面。

第一，荣舌。

【舌象特征】舌质润泽、红活鲜明，舌体运动自如，故谓舌之有神。

【临床意义】主气血充盈，常见于健康人；虽病亦属善候，主病吉。

【机理分析】舌体颜色反映人体气血盛衰，舌之润泽反映津液盈亏，舌体运动情况反映脏腑虚实。因此，荣舌说明气血津精皆足，生机旺盛，虽病亦善，预后较好。

第二，枯舌。

【舌象特征】舌质干枯死板、色泽晦暗无光，毫无生气，运动失灵，故谓舌之无神。

【临床意义】主气血衰败，属恶候，主病凶。

【机理分析】脏腑气血衰败，不能荣润舌体，故而晦暗干枯死板。因此，枯舌说明生机已微，预后不良。

舌贵有神，正如《辨舌指南》说："荣润则津足，干枯则津乏。荣者谓有神……凡舌质有光有体，不论黄白灰黑，刮之里面红润，神气荣华者，诸病皆吉。若舌质无光无体，不拘有苔无苔，视之里面枯晦，神气全无者，诸病皆凶。"

（2）舌色，即舌质的颜色，主要有淡白、淡红、红、绛、青紫等。

第一，淡白舌。

【舌象特征】比正常舌色浅淡，白多红少。若舌色淡白，毫无血色，枯涸少津者，称"枯白舌"。

【临床意义】主气血两虚、阳虚。枯白舌主脱血夺气。

【机理分析】气血不足，血不荣于舌面；或阳气虚衰，不能温运血液，舌体不荣则舌色浅淡。若淡白舌兼舌体瘦薄，则为气血两虚；若兼舌体胖嫩，舌面湿润，则多属阳虚水湿内停；若见枯白舌，则脱血夺气，病情危重。

第二，淡红舌。

【舌象特征】舌色淡红润泽。

【临床意义】常见于健康人，气血调和之象，或病情轻浅。

【机理分析】心血充足、胃气旺盛，上荣于舌。红为血之色，润泽为胃气之征。《舌鉴辨正·红舌总论》曰："全舌淡红，不浅不深者，平人也。"

病情轻浅尚未伤及脏腑气血时，舌色可呈现淡红，因此舌色淡红明润，仍可提示阴平阳秘，气血尚充盈，病情轻，是疾病转愈之佳兆。

第三，红舌。

【舌象特征】较正常舌色红，甚至呈鲜红色。

【临床意义】主热证。

【机理分析】由于血热则血流加速，舌体脉络充盈则色红；或因阴液不足，虚火上炎，也可见舌色鲜红。

若仅舌边尖略红，多属表证初起，外感风热之邪；舌鲜红起芒刺，兼苔黄厚，则多属实热证；舌红少苔，有裂纹，或甚红光无苔，多为虚热证；舌尖红多为心火；舌边红多为肝经有热。

第四，绛舌。

【舌象特征】较红舌颜色更深，或略带暗红色。

【临床意义】主里热亢盛，阴虚火旺。

【机理分析】多由红舌进一步发展而成。《辨舌指南》曰："绛，深红色也。心主营、主血，舌苔绛燥，邪已入营中。"热入营血，耗伤营阴，或阴虚火旺，血液浓缩，故舌呈绛色。一般而言，绛色愈深，热邪愈甚。

舌绛有苔，多属脏腑内热炽盛，或热入营阴；舌绛少苔或无苔，兼有裂纹，多属久病虚火上炎，或热病后期阴液虚损。《辨舌指南》有云："舌虽绛而不鲜，干枯而萎者，肾阴涸也。""若舌绛而光亮者，胃阴涸也。"

第五，青紫舌。

【舌象特征】全舌淡紫而无红色，称为"青舌"，有古籍谓之"水牛舌"；舌深绛而色暗，或局部出现斑点，称为"紫舌"。

【临床意义】主气血运行不畅。

【机理分析】由于机体气血运行不畅，血脉阻滞，故舌见青紫，多是在淡白舌或红绛舌的基础上，出现气血不运的变化。全舌青紫，瘀血程度较重，全身性血行瘀滞；若仅舌有紫色斑点，提示瘀血程度较轻，多是局部脏腑或血络受损。

（3）舌形，是指舌质的形状，包括老嫩、胖瘦、齿痕、点刺、裂纹等方面特征。

第一，老、嫩舌。

【舌象特征】舌质纹理粗糙，坚敛苍老，颜色晦暗者为"老舌"；舌质纹理细腻，娇嫩浮胖，颜色浅淡者为"嫩舌"。

【临床意义】老舌主实证；嫩舌主虚证。

【机理分析】舌质老、嫩可辨别疾病虚实。《辨舌指南》曰："凡舌质坚敛苍老，不论苔色黄、白、灰、黑，病多属实；舌质浮胖娇嫩，不拘苔色灰、黑、黄、白，病多属虚。"

邪气亢盛，充斥体内，而正气尚未衰，邪正交争，邪气壅滞于舌上，则舌质苍老。气血亏虚，舌体脉络不充，或阳虚运血无力，则舌娇嫩而色淡白。

第二，胖、瘦舌。

【舌象特征】胖舌有胖大、肿胀之分：舌体比正常舌大而厚，伸舌满口，称为"胖大舌"；舌体肿大满嘴，甚至不能闭口缩回，称为"肿胀舌"。舌体比正常舌瘦小而薄，称为"瘦薄舌"。

【临床意义】胖大舌主水湿内停，肿胀舌多为酒毒、热毒上泛；瘦薄舌主气血不足或阴虚火旺。

【机理分析】胖大舌多因脾肾阳虚，气化失司，影响津液输布而导致水湿内停。舌肿胀色红绛，其成因主要有：心脾热盛，热毒上壅；或素嗜饮酒，又病温热，邪热夹酒毒上壅；或因中毒导致血液瘀滞。瘦薄舌多由气血不足或阴液亏虚，不能充盈舌体，舌失濡养所致。

第三，齿痕舌。

【舌象特征】舌体边缘有牙齿压迫的痕迹。

【临床意义】主脾虚、水湿内盛。

【机理分析】舌边有齿痕，多因舌体胖大而受牙齿挤压所致，故多与胖大舌同见。舌体胖大而润，边有齿痕者，多为阳虚水湿内停；舌淡红而边有齿痕者，多为脾气虚；舌肿胀满口而兼色红，有齿痕者，为体内有湿热或痰浊壅滞。舌淡红而嫩，舌体不大而有轻微齿痕，无其他临床症状，可见于先天性齿痕舌。

第四，点、刺舌。

【舌象特征】点，指突起于舌面的红色或紫红色星点，一般大者称为“星”，小者称为“点”。刺，指舌乳头增大高突，形如尖锋，抚之棘手，称为“芒刺舌”。

【临床意义】主脏腑热极，或血分实热。

【机理分析】是由蕈状乳头数目增多，充血肿大而形成。点刺舌，是邪热内蕴，充斥舌络所致。一般而言，颜色愈深，点刺愈多则邪热愈甚。若点刺于舌尖，多为心火亢盛；点刺于舌边，多为肝胆火盛；点刺于舌中，多为胃肠热盛。若点刺兼黄燥苔，多为气分热盛；点刺兼红绛无苔，为热入营血。

第五，裂纹舌。

【舌象特征】指舌面上出现深浅不一、多少不等、形状各异的裂纹。

【临床意义】主热盛伤津，或阴虚火旺，或脾虚湿侵，或血虚不润。

【机理分析】舌红绛有裂纹，多为热盛伤津。因邪热内盛，阴虚液损，舌体失于濡润，舌面萎缩所致；舌色淡白有裂纹，多为血虚不润；舌淡白齿痕胖嫩兼有裂纹，多为脾虚湿侵。

若生来舌面上就有较浅的裂沟、裂纹，裂纹中一般有苔覆盖，且无不适感觉者，称先天性裂纹舌，应与病理性裂纹舌加以鉴别。

（4）舌态，指舌体的动态，常见痿软、强硬、歪斜、颤动、吐弄、短缩等异常表现。

第一，痿软舌。

【舌象特征】舌体软弱，不能随意伸缩。

【临床意义】主气血两伤，热灼津伤，阴亏已极。

【机理分析】痿软舌多因气血亏虚，阴液亏损，舌肌筋脉失养所致。

舌淡白而痿软多属于气血两虚；舌红绛少苔而痿软多见于外感病后期，热灼津伤；舌红绛干枯而痿软为肝肾阴亏，舌肌筋脉失养所致。

第二，强硬舌。

【舌象特征】舌板硬强直，屈伸、转动不利。

【临床意义】主热入心包，高热伤津，风痰阻络。

【机理分析】强硬舌多因外感热病，邪陷心包，扰乱神明，舌体失于主宰；或中风入脏，肝风夹痰，风痰阻滞；或热盛伤津，筋脉失养等所致。

舌色红绛而强硬多因邪热炽盛；舌体强硬、胖大，苔厚腻者，多因风痰阻络所致；舌强硬，语言謇涩，伴肢体麻木眩晕者，多为中风先兆。

第三，歪斜舌。

【舌象特征】伸舌时舌体偏向一侧。

【临床意义】主中风或中风先兆。

【机理分析】多因肝风内动，夹痰或夹瘀，经络受阻，一侧舌肌弛缓，伸缩乏力，故伸舌时偏斜。《辨舌指南》曰："若色紫红势急者，由肝风发痉，宜熄风镇痉；色淡红势缓者，由中风偏枯；若舌偏歪语蹇，口眼㖞斜，半身不遂者，偏风也。"

第四，颤动舌。

【舌象特征】舌体震颤抖动，不能自主。

【临床意义】主肝风内动。

【机理分析】阴液亏损，或气血亏虚，舌失于濡养；或因热极生风，或因肝阳化风导致舌体颤动。

久病舌淡白而颤动者，多为血虚动风；新病舌绛而颤动者，多为热极生风；舌红少津而颤动者，多为阴虚动风，或肝阳化风。另外，酒毒内蕴，湿邪阻络也可见舌体颤动。

第五，吐弄舌。

【舌象特征】舌伸于口外，不即回缩者，称为"吐舌"；反复伸舌即回，或反复舐弄口唇四周者，称为"弄舌"。

【临床意义】主心脾有热。

【机理分析】心开窍于舌，脾开窍于口，故舌常吐弄不宁责之于心脾两经有热。吐舌可见于疫毒攻心；病危急见吐舌为正气已绝；弄舌多见于热甚动风先兆。小儿智力发育不全亦可见吐弄舌。

第六，短缩舌。

【舌象特征】舌体卷短、紧缩，无法伸长，甚至舌不抵齿。

【临床意义】主寒凝筋脉，热极动风，气血亏虚，肝风夹痰。

【机理分析】为病情危重之征象。舌色淡白或青紫湿润而短缩，多属寒凝筋脉或气血俱虚；舌短缩而胖，苔滑腻者，多属脾虚痰浊内蕴，或风痰阻络所致；舌红绛干燥而短缩，多因热盛伤津，筋脉挛急。

此外，先天性舌系带过短，亦可见舌短缩，称为“绊舌”，但无辨证意义。

（5）舌下络脉，指舌下系带两侧各有一条纵行的大络脉。

第一，观察方法：让病人张口，将舌体向上翘起，舌尖轻抵上腭，使舌下络脉充分显露，注意舌体自然放松，切勿用力太过。

第二，正常舌络：隐现于舌下，其管径不超过2.7mm，长度不超过舌尖至舌下肉阜连线的3/5，颜色暗红。脉络无紧束、怒张、增生、弯曲，且多数为单支。

第三，异常舌络：舌下络脉怒张，或呈青紫、绛紫，甚至紫黑色，或舌下细小络脉呈暗红或紫色，多为血瘀的征象；若舌下络脉短而细，小络脉不显，舌色淡多为气血不足，脉络不充。

2. 望舌苔

望舌苔包括观察苔质和苔色两方面的变化。

（1）苔质，指舌苔的质地、形态，常见厚薄、润燥、腻腐、剥落、偏全、真假等变化。

第一，薄、厚苔。

【舌象特征】舌苔的薄、厚以“见底”或“不见底”作为标准。透过舌苔能隐隐见到舌质者，称为“薄苔”；不能透过舌苔见到舌质者，称为“厚苔”。

【临床意义】舌苔厚薄可反映邪正的盛衰和邪气的深浅。薄苔主表证，亦主平人；厚苔主里证，痰湿，食积。

【机理分析】薄苔可见健康者，提示胃有生发之气；若出现在病中也提示胃气未伤，病情轻浅。厚苔是由胃气夹痰浊、湿浊、热邪等，上熏蒸于舌面所致。舌苔由薄转厚，为病进，多提示邪气渐盛，或病邪由表入里；舌苔由厚转薄，或舌上新生薄白苔，为病退，多提示正胜邪退。

舌苔厚薄转化，多为渐变。如舌苔骤然增厚，提示邪气极盛，迅速入里；苔突然消退，且无新生舌苔，为正不胜邪，或胃气暴绝。

第二，润、燥苔。

【舌象特征】舌苔润泽有津，不滑不燥，干湿适中，为“润苔”。舌面水分过多，扪之湿滑，伸舌欲滴，为“滑苔”。舌苔干燥，甚至苔干裂，为“燥苔”。苔质干燥粗糙，扪之碍手，为“糙苔”。

【临床意义】舌苔润燥可反映津液盛衰和输布情况。润苔主津液未伤，亦可见于健康者；燥苔主热盛津伤，或阴虚液亏，或阳虚气不化津。滑苔主水湿内停之征；糙苔主热盛伤津之重证。

【机理分析】润苔是津液上承于舌的征象，提示体内津液未伤，可见于正常人，也可见于风寒表证、湿证、瘀血、食滞等证；滑苔多为阳气虚衰，或感受寒湿之邪，运化水液无力，聚于舌面而成；燥苔见于高热、吐泻后、大汗，或过服温燥药物，提示津液已伤；糙苔可由燥苔进一步发展而成，多见于热盛伤津之重证。

舌苔由润变燥，表示热重津伤，或津失输布；舌苔由燥转润，主热退津复，或饮邪始化。

第三，腻、腐苔。

【舌象特征】苔质颗粒细腻致密，紧贴舌面，如涂油腻之状，揩之不去，刮之不脱，称“腻苔”。苔质颗粒粗大疏松，如豆腐渣堆积舌面，边中皆厚，揩之易去，根底松浮，称“腐苔”。

【临床意义】腻苔主痰饮，湿浊或食积。腐苔主痰湿蕴热，或食积胃肠。

【机理分析】腻苔多由湿浊内蕴，阻遏阳气，湿浊痰饮停聚于舌面所致。舌苔白滑而腻者，为痰浊或寒湿内阻，阳气被遏，不能化阴；舌苔黏腻而厚，口中发甜，是脾胃湿热；舌苔黄腻而厚，为湿热、痰热内蕴。

腐苔主痰湿蕴，或热食积胃肠，多因阳热有余，胃中秽浊之邪蒸腾上泛所致，若腐苔脱落，难以续生新苔者，属于无根苔，为病久胃气衰败之象。

第四，剥落苔。

【舌象特征】舌苔部分或全部脱落，脱落处可见舌底称“剥落苔”；舌苔多处剥脱，舌面仅斑驳残称“花剥苔”；舌苔全部剥脱，舌面光滑如镜称“镜面舌”；舌苔不规则剥脱，界限清楚，形似地图，边缘凸起，部位时有转移者，称“地图舌”；舌苔剥脱处不光滑，仍有新生苔质颗粒称“类剥苔”。

【临床意义】主胃阴亏损，胃气不足，或气血两虚。

【机理分析】舌淡苔剥或类剥苔，多为气血两虚；舌红苔剥多主阴虚；镜面舌为胃阴枯竭，属阴虚重证。舌苔部分脱落，未剥脱处仍有腻苔者，多为正气亏虚，痰浊未化。舌苔剥脱部位，多与舌面脏腑分候相应。

观察舌苔消长及剥脱变化，能得知胃气、胃阴的存亡，从而判断疾病的预后。舌苔从全到剥，是胃气阴损耗，正气渐衰的表现；舌苔剥脱后，复生薄白之苔，为邪去正胜，胃气渐复之佳兆。

第五，偏、全苔。

【舌象特征】舌苔遍布舌面，称“全苔”。舌苔仅布于某一局部，称“偏苔”。

【临床意义】病中见全苔，多为湿痰阻滞、邪气弥漫之征。舌苔偏于某处，提示邪气停聚舌所分候的脏腑。

【机理分析】舌苔偏于舌尖部，提示邪气客于上脘以上；舌苔仅见于舌中部，是邪气聚于胃脘附近，多为食浊、痰饮停滞中焦；舌苔偏于舌根部，多为外邪虽退，但胃滞依然，是邪气滞留于下脘部以下；舌苔偏于舌两侧，提示是肝胆疾患。

第六，真、假苔。

【舌象特征】舌苔紧贴于舌面，刮之难去，或刮后留有苔迹，称“有根苔”，此属真苔。若舌苔不紧贴舌面，刮之易去，刮后无垢，称“无根苔”，即为假苔。

【临床意义】舌苔真假可用于辨别疾病轻重及预后。真苔是有胃气的征象，预后良好；假苔提示胃气衰败，预后不良。

【机理分析】判断舌苔真假，以有根、无根为标准。真苔是脾胃之气熏蒸食浊等邪气上潮于舌面而成，苔有根蒂，故舌苔与舌体不可分离。假苔是因胃气匮乏，不能续生新苔，而已生之旧苔逐渐脱离舌体，浮于舌面，故苔无根蒂，刮后无垢。

（2）苔色，主要有白苔、黄苔、灰黑苔三类，临床既可单独出现，亦可相兼出现。

第一，白苔。

【舌象特征】舌面所附着的苔呈白色，有厚薄之分。

【临床意义】主健康者，亦主表证、寒证、湿证。

【机理分析】苔薄白而润，可为正常舌象，或为表证初起，或是阳虚内寒。苔薄白而滑，多为寒湿外感，或阳虚水湿内停。苔薄白而干，多由外感风热所致。

苔白而厚腻，多为湿浊、痰饮、食积内停；苔白厚而干，主痰浊湿热内蕴；苔白如积粉，扪之不燥者，称“积粉苔”，秽浊湿邪与热毒相结而成，多见于外感湿热病；苔白而燥裂，糙如砂石，为燥热伤津，阴液亏损之象。

第二，黄苔。

【舌象特征】舌苔呈现黄色，有淡黄、深黄和焦黄之分。

【临床意义】主热证、里证。

【机理分析】邪热熏灼于舌，故苔呈黄色。一般而言苔色愈黄，热邪愈甚。

舌苔由白转黄，或呈黄白相兼，为外感表证处于入里化热，表里相兼阶段。薄黄苔提示热势轻浅，多见于风热表证，或风寒入里化热。

苔淡黄而润滑多津者，多因阳虚寒湿之体，痰饮聚而化热；或为气血本亏虚，复感湿热之邪所致；苔黄而燥，颗粒粗大，扪之糙手者，称黄糙苔；苔黄而干涩，中有裂纹称黄瓣苔；黄黑相兼为焦黄苔。以上均主邪热伤津，燥结腑实。

黄苔而质腻者，称黄腻苔，主湿热或痰热内蕴，或为食积化腐。

第三，灰黑苔。

【舌象特征】苔色黑为“黑苔”，苔色浅黑为“灰苔”，临床常并称“灰黑苔”。

【临床意义】主热极或寒盛。

【机理分析】灰黑苔多由白苔或黄苔转化而成。灰黑苔可见于寒湿病里寒之重证，亦可见于热性病里热之重证，黑色越深，病情越重。

苔质的润燥是辨别灰黑苔寒热属性的重要指征。苔灰黑湿润，多为阳虚寒湿内盛，或痰饮内停。苔焦黑干燥，舌质干裂起刺者，无论是外感还是内伤，均为热极津枯之证。

二、中医舌诊现代研究

（一）舌象形成机制研究

舌诊作为中医望诊中的一个重要组成部分，历代医家都非常重视其形成的机制研究，并且取得了一定的进展，现将相关研究介绍如下。

舌为肌性器官，由横纹肌组成，分为黏膜和舌肌，它附着于口腔底部、下颌骨和舌骨，长而扁平，其主要功能是搅拌食物、辨别滋味、辅助发音以及协助吞咽。《灵枢·忧恚无言》云：“舌者，音声之机也。……横骨者，神气所使，主发舌者也。”《中藏经·论小肠虚实寒热生死逆顺脉证之法》云：“舌之官也，和则能言而机关利健，善别其味也。”现代研究发现，正常舌的组织切片可分为以下几层结构：

（1）黏膜层，为复层扁平上皮，其更新较快，在正常情况下每三天更新一次，因此较容易反映细胞代谢情况。复层扁平上皮又分为如下四层：①角化层，位于上皮的最表层，由角化或不全角化上皮细胞组成；②颗粒层，细胞扁平呈梭形，胞浆中含有角化颗粒，通常只有 2～3 层细胞；③棘细胞层，是舌黏膜最主要的一层，由多角形细胞构成，并具有细胞间桥；④基底层，又称生发层。细胞呈柱状，细胞核染色深，常有核分裂。其细胞呈单层排列，位于上皮的最底层，整齐致密，使固有层与黏膜上皮层之间形成明显的分界线。

（2）固有层，为结缔组织，位于黏膜下，其间有神经、淋巴管、血管、舌腺管等穿行，可有少量淋巴细胞浸润，尤以舌根部为多见。在舌背部有许多大小不等的真皮乳头，由固有膜向上皮伸入而成。

（3）肌层，由横纹肌组成，结缔组织很少，其间可见血管和神经等。

舌面上覆盖有一层薄黏膜，皱褶处形成许多突起，称舌乳头。因形状不同，舌乳头可分四种，分别为丝状乳头、蕈状乳头、轮廓乳头和叶状乳头。研究表明，舌象的形成与丝状乳头、蕈状乳头有关，味觉与轮廓乳头、叶状乳头有关。

（1）丝状乳头，是舌上最小、最多的乳头，在轮廓乳头的前面，遮盖了舌背的前三分之二。乳头由固有膜和复层鳞状上皮组成，乳头上皮浅层的扁平细胞轻度角化，因此舌面呈微白色，角化物质对舌黏膜有一定的保护作用。每个乳头内有一个由固有膜突起形成的轴心，叫初级乳头。自初级乳头的顶部，固有膜继续向上皮伸入，形成次级乳头。次级乳头的高矮对黏膜表面光滑度具有重要影响。丝状乳头具有持续生长能力，故在病理状态下可变长从而形成厚苔等。青年期丝状乳头最为发达，到老年渐变平滑。

（2）蕈状乳头，又称菌状乳头。此种乳头数量少于丝状乳头，但体积较大，在舌背部呈不规则分布，分散在丝状乳头之间，主要位于舌尖及舌边。乳头高约0.5～1.5mm，其上皮的表面未形成突起，因此次级乳头固有膜内的毛细血管接近上皮表面；而上皮不角化，故隐约可见分布于次级乳头固膜内的毛细血管，因此，肉眼看蕈状乳头呈红色。蕈状乳头含有味觉神经末梢。

（3）轮廓乳头，是体积最大、数量最少的一种乳头，直径1～3mm，高约1～1.5mm，一般7～9个。这些乳头排列于人字形界沟，以之来区分舌体与舌根。轮廓乳头的外形很像蕈状乳头，但其上呈扁平，周围有一条狭窄深沟，沟外壁的黏膜有嵴状隆起，沟内壁有味蕾，每个轮廓乳头中的味蕾大约有250个。

（4）叶状乳头，约有3～6个，主要位于舌后部两侧边缘，是众多互相平行的皱襞，以深沟分界。成人叶状乳头区的腺体退化，由脂肪组织及淋巴组织取而代之。

（5）味蕾，即味觉感受器，是味觉分析器的外围部，呈椭圆形，是由特殊上皮构成的细胞团块，包埋于上皮内，状似花蕾。味蕾分布在舌周围的乳头中，也散在于会厌后面、腭舌弓、咽后壁等处的上皮内。成年人较少，新生儿较多。

舌的各部分对于味觉刺激的灵敏度不同：如舌尖部分对甜、酸、苦、咸较敏感，对甜、咸两味尤甚；舌根部分对苦味较敏感；舌的两侧周围对酸味较灵敏。在中医辨证时，病人的味觉也可作为参考，然其病理性味觉改变的机制尚未能阐明。

（二）舌质的现代研究

1. 舌的微循环特征研究

微循环是指微静脉和微动脉之间的血液循环，其功能是进行血液和组织液之间的物质交换，以保证组织器官的血液灌流量，是循环系统最基础的结构功能单位。舌微循环与甲襞微循环是目前微循环研究的重要内容。现代研究对于舌的微循环观察指标包括微血管形态（血管数、输出支管径、输入支管径）、管襻形态（管襻清晰度、襻周异常）、乳头状态（上皮层厚度、菌状乳头直径）、血流状态（断线状、虚线状）与微血管状态（出血状态与有无出血）五个部分。作为人体生理病理重要的客观化指标，其在疾病诊断、中医证候辨证分型、临床疗效观察与疾病预后方面发挥着重要作用。

（1）舌微循环对疾病诊断作用的研究。

舌微循环是人体正常生理功能的体现，微循环指标的异常提示人体生理功能的紊乱，可以作为疾病诊断的临床参考。周俊琴等（2014）将140例原发性支气管肺癌患者舌尖微循环的变化情况与30名健康人进行对照研究，研究表明与正常组比较，肺癌组患者的微血管数、上皮层厚度、襻周异常、血流状态、管襻清晰度、微血管状态均有显著性差异（$P<0.01$）。其中，肺癌患者微血管数明显减少，上皮层厚度变薄，管襻模糊且襻周痉挛和模糊，血流呈断线状，微血管以出血和渗出为主；与之相比，健康人群舌体微循环则正常，这可能是肺癌影响了血流压力所致。陈想贵等（2020）探究了轻症慢性高原病（Chronic Mountain Sickness，CMS）汉族成年男性患者舌下微循环变化。研究人员通过随机选择生活在青海高海拔地区（>3 000m）汉族成年男性CMS轻症患者和同地区汉族非轻症CMS健康成年男性各50例进行观察，发现CMS患者舌下微循环总血管密度（Total Density of Vessels，TVD）、灌注血管密度（Perfused Density of Vessels，PVD）、灌注血管比例（Proportion of Perfused Vessels，PPV）明显高于健康人群，而微血管流动指数（Mean Flow Index of Vessels，MFI）显著低于正常人群（$P<0.01$），表明CMS轻症患者即可出现微循环障碍。此外，石建国等（2021）在急性高原病（Acute Mountain Sickness，AMS）中也验证了类似结果，其研究提示AMS会产生应激反应和相应的神经—体液改变，最终导致微循环和血流动力学一系列病理性变化。

研究者在动物模型上也证实了舌微循环对于疾病诊断的参考意义。陈清光等（2019）观察了2型糖尿病大鼠与正常大鼠的舌色变化、舌微循环血流及黏附因子ICAM－1的改变，发现与正常组比较，糖尿病大鼠舌局部微循环血流平均灌注面积均明显减小（$P<0.05$），舌组织黏附因子ICAM－1浓度明显升高（$P<0.01$），提示2型糖尿病大鼠舌色的变化可能与舌局部微循环障碍、黏附因子ICAM－1升高有关，可以成为早期诊断的依据。

（2）舌微循环对中医证候辨证分型作用的研究。

随着中医客观化规范化研究的深入，舌微循环指标作为中医微观辨证的重要依据被逐步揭示。张晨等（2009）基于46例系统性红斑狼疮患者辨证分型的舌微循环研究，发现血虚型患者以舌尖乳头横径缩小，微血管变细，乳头扁平作为舌微循环特点，而瘀热型患者舌微循环特征表现为舌尖乳头增大，微血管管襻数量增多、增粗，微血管粗，周围渗出及出血，从而揭示了系统性红斑狼疮不同中医证型不同舌体的微观特征。魏艾红等（2006）通过1000例不同体质的健康人舌微循环进行检测，结果发现阴阳平衡型体质舌乳头及微血管清晰，乳头无渗出现象；阳盛体质者舌乳头上皮层薄、微血管细静脉增粗；阴盛体质者以舌乳头上皮层厚、丝状乳头较多、微血管稍短，且周围有渗出为特点。综上所述，舌微循环作为中医微观辨证的重要指标，不仅有助于中医证候辨证分型的研究，还进一步揭示了中医证候的本质。

（3）舌微循环对临床疗效观察及疾病预后作用的研究。

除了作为早期疾病诊断与中医证型分类的临床参考外，舌微循环对于临床疗效的观察以及疾病的预后也具有积极意义。魏艾红等（2008）观察了45例慢性粒细胞白血病患者使用复方黄黛片治疗前后舌微循环的改变，结果发现随着用药时间延长，患者舌菌状乳头大小逐渐恢复正常，丝状乳头增多，呈棉桃、佛手、菜花状等形状，上皮层增厚，可见外层水肿现象。与初治患者比较微血管明显减少，管径增宽，边缘模糊不清，乳头内微血管形态呈菜花、点钩、短发夹状。可见，观察慢性粒细胞白血病患者的舌微循环改变，可以作为评价药物疗效的有效手段之一。夏志成等（2020）对60例脓毒症患者与30例健康人群的舌下微循环进行研究，结果表明PVD、PPV、MFI可用于评价脓毒症的严重程度，且病情严重程度与预后明显相关，提示舌微循环有作为疾病预后指标的潜力。

2. *舌的脱落细胞研究*

舌苔是附于舌面上的苔状物，是由丝状乳头、脱落细胞、真菌、细菌、唾液、食物残渣及渗出白细胞等混合而成。研究表明，舌上皮细胞的生长、角化和脱落都受到机体生物节律的调控，反映人体正常生理功能与病理状态。因此，通过舌苔脱落细胞学检测可以了解人体的生理及病理变化，为诊断疾病提供一定科学依据（郭志玲等，2022）。现阶段舌苔脱落细胞学的研究被普遍认为是舌诊客观化和定量化的主要研究方法之一，是细胞理化检测的重要内容。近年来诸多研究探讨了舌苔脱落细胞与疾病以及中医的关联，提示舌苔脱落细胞对疾病诊断具有重要价值。

海日等（2020）对60例大肠癌脾胃虚弱证患者与20例非癌患者的舌象特征及舌苔脱落细胞凋亡的相关性进行研究，结果表明大肠癌患者舌象特征为舌淡白苔腻，且当大肠癌发生时，舌苔细胞凋亡受抑制，增殖的舌上皮细胞覆于舌面，处于中层的细胞增多，舌苔变厚，成熟价值变小。兰丹丹等（2021）研究发现大肠癌湿热蕴结证患者的舌象以紫舌、黄厚腻苔为主，舌苔脱落细胞成熟度表层细胞的数量最少，中层细胞数量最多。结果显示，当中层细胞数量明显增加、表层数量明显减少时，大肠癌发生的可能性大。赵洁等（2018）探究了慢性肾脏病患者舌象与舌苔脱落细胞成熟指数（*MI*）与成熟价值（*MV*）的关系，研究表明厚苔患者中层舌苔脱落细胞低于薄苔患者（$P<0.05$），提示舌苔脱落细胞与慢性肾脏病患者的苔质有关，黄苔、厚苔的表层脱落细胞数量最高，中层最低，提示舌苔脱落细胞特征可用来判定舌象，从而对疾病证型进行辅助诊断。

在妇科疾病中，舌的脱落细胞也被证实是疾病诊断与预后的重要指标之一。沈建英等（2015）对102例围绝经期综合征患者进行舌苔脱落细胞研究，表明绝经组舌苔、阴道脱落细胞 *MV* 水平较未绝经组显著下降（$P<0.01$）；舌苔、阴道脱落细胞 *MV* 与性激素水平呈显著相关（$P<0.01$），舌苔脱落细胞 *MV* 与阴道脱落细胞 *MV* 呈正相关（$P<0.01$）。这说明围绝经期综合征肝郁证候与舌苔脱落细胞相关。此外，陈以君（2011）、李红（2012）、林晴（2012）等通过观察子宫肌瘤患者、围绝经期综合征患者的舌苔脱落细胞并分析与患者体质的相关性，发现舌苔脱落细胞 *MI*、*MV* 与体质相关，其中血瘀质与气郁质子宫肌瘤患者舌苔脱落细胞成熟度明显高于其他体质患者，而围绝经期综合征患者气郁质与 *MI*、*MV* 呈负相关性，说明舌苔脱落细胞作为子宫肌瘤和围绝经期综合征患者证型的早期判定参考指标具有一定意义。

3. 舌的组织结构研究

舌的组织结构由表及里分为固有层、黏膜层和肌层，研究表明黏膜层是中医舌苔辨证论治的主要依据，其中舌色主要通过固有层的毛细血管结构、充盈程度以及循环状态反映，舌形和舌态则可反映支配舌肌的神经是否正常。

（三）舌苔的现代研究

现代医学认为，舌苔是舌背的一层薄白而润的苔状物，其形成主要与舌丝状乳头分化有关，丝状乳头的复层扁平状上皮分化角化树，在角化树分支的空隙中填有脱落的角化上皮细胞，并与细菌、真菌、唾液、食物碎屑及渗出的白细胞等混合而形成舌苔。在正常状态下，舌黏膜上皮细胞的生长、增殖、分化、衰老、死亡都会保持动态平衡，舌苔上皮细胞从基底层规律性地转化为角化脱落细胞，该过程周期约为3～7日，以维持正常人的薄白舌苔；而患病时，舌黏膜上皮细胞就会出现异常增殖、分化、衰老和死亡，从而产生病理性舌苔。近年来，国内外学者利用细胞凋亡、蛋白质组学及代谢组学等多方面成果对舌苔进行了大量的研究，并取得了一定的进展。

1. 细胞凋亡与舌苔的关系研究

细胞凋亡是指维持内环境稳定过程中由基因控制细胞的自主有序的死亡。作为生理调控的主动过程，细胞凋亡涉及一系列基因的激活、表达以及信号转导机制。舌苔变化与细胞凋亡密切相关，特别是舌苔脱落细胞与多种促凋亡基因相关。兰丹丹等（2019）研究发现，当细胞凋亡处于抑制状态，舌苔的复鳞状上皮细胞就会处于相对增殖的状态，从而改变固有层的正常生理代谢，形成厚腻苔等病理苔象。目前，诸多研究探索了细胞凋亡与舌苔之间的关系，阐述其作为证候诊断依据以及病理机制的作用。

（1）细胞凋亡与舌苔形成相关。

表皮生长因子（Epidermal Growth Factor，EGF）与转化生长因子（Transforming Growth Factor，TGF）皆和舌苔形成密切相关。刘桃丽等（2018）发现浓度升高的 EGF 可促进舌上皮细胞的增殖、分裂，并认为 TGF 基因的表达水平可能是黄厚苔、黄薄苔和剥苔形成的重要因子。刘新华等（2008）发现黄腻苔与白厚苔患者血清 EGF 含量明显高于正常对照组和其他组，而该组舌上皮细胞凋亡指数却最低，说明 EGF 和细胞凋亡具有一定相关性。许冬青等（2011）通过对不同时间、不同浓度 EGF 的 Tca－8113 细胞膜上 Fas、c－myc蛋白表达进行研究，表明 EGF 介导的细胞凋亡一方面可通过增加 Fas 蛋白表达，从而促使舌黏膜上皮细胞凋亡；另一方面，又可以促使 c－myc 的表达持续增高，而持续刺激舌上皮细胞增殖，由此形成病理性厚苔。海日等（2021）研究表明 Bcl－2、Bax、Fas 在大肠癌脾胃虚弱证病人舌苔脱落细胞中的表达与证型舌象呈现相关性，特别是 Bcl－2 蛋白高表达抑制细胞凋亡；而 Bax 蛋白低表达可使细胞凋亡能力减弱，二者共同作用可延长舌苔细胞的生存期，使细胞凋亡速度减慢，从而导致肿瘤细胞增殖与凋亡失衡，引发细胞恶性增殖而进展为癌症，并且表现为厚苔。肖婷婷（2013）也证实了中晚期肺癌患者Bcl－2及 EGFR 细胞凋亡情况与肺部肿瘤的发生和发展相关，也为阐述中晚期肺癌患者形成厚腻苔机理及鉴别提供了参考。

（2）细胞凋亡与不同证型舌苔特征相关。

细胞凋亡不仅在舌苔形成过程中发挥重要作用，而且不同的凋亡情况可以反映疾病不同证型的舌苔特征，具有作为诊断参考的潜力。邵岩峰等（2020）探究了消化性溃疡不同分期中医证型与舌苔脱落细胞凋亡以及胃蛋白酶原的关系。研究表明消化性溃疡发病年龄与分期和中医证型分布有关；舌苔脱落细胞晚期总凋亡指数可作为中医舌诊客观微观指标。兰丹丹等（2019）研究发现大肠癌湿热蕴结证黄腻苔的舌象特征形成与舌苔脱落细胞中细胞凋亡相关蛋白 casepase－3 的表达降低、促进细胞增殖的 EGFR、c－Jun 蛋白逐渐升高的表达趋势相关。海日等（2020）通过对大肠癌脾胃虚弱证患者舌象特征以及舌苔脱落细胞成熟度相关性进行探究，发现大肠癌舌象特征为舌淡白、苔腻，其舌苔细胞凋亡受抑制，增殖的舌上皮细胞覆于舌面，舌苔变厚，进一步提示细胞凋亡在不同证型的舌苔形成过程中发挥重要作用。

2. *舌苔的蛋白质组学研究*

舌苔的蛋白质组学检测是舌象客观化、规范化的重要手段。蛋白质组学研究不仅可以全景式地揭示舌苔形成过程中的分子本质，还能阐明舌苔在生理或病理条件下的变化机制，了解不同舌苔的蛋白质表达差异，从微观角度反映中医证型变化的特点。

（1）基于蛋白质组学的苔质研究。

张晓丽等（2008）通过对于正常舌苔以及病理薄苔、厚苔、剥苔共四组舌苔进行蛋白质组学测定，发现病理薄苔组与正常组相比有 6 个蛋白质点表达上调，8 个表达下调；厚苔组与正常组相比有 6 个蛋白质点表达上调，7 个表达下调，提示舌苔的蛋白质组学研究可以为中医临床辨证、疗效评价、中药药效学研究及中药新药筛选研究提供一定科学依据。此外，该研究团队（2011）还利用蛋白质组学与生物信息学分析结合的方式首次鉴定出 cystatin B、cytokeratin 13 和 GAL7 protein 为舌苔变化相关蛋白，丰富了国际蛋白质数据库。

（2）基于蛋白质组学的苔色研究。

曹美群等（2011）基于蛋白质组学筛选了乳腺癌白苔和黄苔患者，与健康对照组的唾液表达蛋白进行比较研究，在健康对照组与乳腺癌白苔组和黄苔组共筛选出 9 个唾液差异表达蛋白；在乳腺癌白苔组和黄苔组之间筛选出 16 个差异蛋白，提示组学筛选蛋白可能与乳腺癌发生，以及舌苔形成机制相关，可以作为中医诊断客观化的依据。刘晓谷等（2012）采用蛋白质组学技术比较了慢性胃炎脾虚湿热证患者与正常者舌苔蛋白质谱的差异，筛选出慢性胃炎脾虚湿热证的特征性舌苔蛋白标志物，并建立特征性舌苔的诊断模型，提示基于蛋白质组学的特征性舌苔诊断模型能对慢性胃炎脾虚湿热证做出较为准确的判断，可为慢性胃炎脾虚湿热证的临床诊断提供一定的客观依据。郝一鸣等（2010）基于蛋白质组学探究慢性肾病患者舌苔相关蛋白变化与中医湿证之间的相关性，筛选出 43 个舌苔差异蛋白并且建立舌苔蛋白决策树模型，明确了 5 个差异蛋白可以作为生物诊断标记物。韦虹等（2014）探讨了胃癌患者无根舌苔和有根舌苔与差异蛋白标志物，鉴定出两组胃癌患者间存在 12 个差异表达的蛋白质。张永锋等（2017）也验证了相关结果，提示有根苔与无根苔存在的差异蛋白有 7 个上调，5 个下调，表明蛋白差异与舌苔形成相关。

（3）血清、唾液等组织蛋白质组学研究。

除了对于舌苔本身进行蛋白质组学研究之外，基于血清、唾液等样本组织的蛋白质组学检测也阐明了舌苔特征本质。曹美群等（2011）应用同位素标记相对和绝对定量（iTRAQ）技术筛选乳腺癌患者白苔、黄苔和正常组之间的血清差异表达蛋白，结果发现与健康对照组比较，乳腺癌白苔组和黄苔组共筛选出 9 个唾液差异表达蛋白，白苔组和黄苔组之间共筛选出 16 个差异表达蛋白，证实了 iTRAQ 结合液相色谱串联质谱联用技术能够快速、有效地进行差异蛋白质组学研究，从而也证实某些蛋白与乳腺癌的发生以及舌苔形成机制相关。

王济国（2009）应用蛋白质组学进行唾液检测，探究其与疾病以及舌苔特征的联系，对于正常薄白苔、病理薄苔、病理厚苔、病理剥苔四组唾液样本的分析，发现存在差异蛋白峰，提示舌苔蛋白质组学鉴定可作为诊断标记物以及中医证候基础研究的参考。综上所述，舌苔蛋白质组学的研究有助于在中医临床辨证过程中根据具体分子蛋白的动态变化实现对于疾病及疾病证型内涵的探究，有助于舌苔生理病理机制的研究。

3. 舌苔的代谢组学研究

代谢组学是基于高通量测序手段对某一生物或细胞在一特定生理时期内所有低分子量代谢产物同时进行定性和定量分析的分析测序技术。近年来，随着中医现代化规范化的不断发展，代谢组学以及微生物组学等检测方法逐渐扩展到中医证候内涵研究领域，有望逐步揭示舌苔形成的科学内涵和分子机理，进一步揭示其对疾病及证型诊断的作用。

（1）苔质的代谢组学研究。

Sun 等（2013）基于舌苔微生态与代谢组学的联合检测技术研究发现了胃炎患者具有独特的舌苔菌群，并鉴定了舌苔菌群潜在的代谢标志分子。李福凤等（2012）采用高效液相色谱质谱联用技术检测慢性胃炎患者腻苔、非腻苔及正常人淡红舌薄白苔中的代谢成分，发现三者代谢物质有明显差异，这些物质主要参与能量代谢，以糖代谢为主，提示糖代谢的变化可能是腻苔形成的物质基础之一。李菲（2021）进行了湿疹患者湿证人群舌苔微生态相关的探索性研究，发现湿疹各组证型患者与健康人的舌苔代谢物存在显著差异。其中湿疹组较健康人群上调的差异代谢物主要为氨基酸及其代谢物、苯及其衍生物和有机酸及其衍生物，主要富集的通路有 ABC 转运蛋白通路、嘌呤代谢通路、嘧啶代谢通路、半乳糖代谢通路、色氨酸代谢通路，表明舌苔微生态环境中代谢异常可能是疾病不同证型的病理本质。

（2）唾液组织的代谢组学研究。

除了对于舌苔本身进行代谢组学研究之外，基于唾液样本组织的代谢组学检测也阐明了舌苔特征本质。穆希岩（2018）采用了 UHPLC - QTOF - MS 技术对舌苔和唾液进行代谢组学检测，探究了慢性胃炎患者和正常人舌苔以及唾液中的差异代谢物，阐释了慢性胃炎疾病的分子机制，发现了潜在的辅助慢性胃炎诊断的生物标志物。秦媛媛等（2020）通过对于胃癌气阴两虚证患者与健康人的舌苔菌群以及血清进行微生态及代谢组学分析，发现舌苔菌群与代谢分子相关，为阐明气阴两虚证的形成机制提供了新的切入点。由此可见，舌苔代谢组学的研究有助于在中医临床辨证过程中，根据代谢组的变化结合舌诊辨证与舌苔的变化，分析机体的病位及病情转化，从而实现对于疾病及疾病证型的鉴别，有助于舌苔生理病理机制的探究，从而成为疾病证型较好的诊断标志物。

4. 异常舌苔的研究

（1）淡白舌。

中医学认为淡白舌是病后舌象的常态，其形成的原因是人体气血不足。现代研究发现，其形成与红细胞数减少、蛋白缺失、组织水肿、舌面微循环充盈不足等有关，且在冠心病、慢性肾功能衰竭、慢性肾病、慢性胃炎等临床各系统疾病中均可出现，对疾病的诊断、治疗和预后有重要意义。

孙悦等（2016）研究证实舌蕈状乳头数量、血浆 6－酮前列腺素、血栓素 B_2 水平、T 淋巴细胞亚群 CD4＋、CD4＋/CDS 比值等指标可作为诊断淡白舌的依据而用于临床。梁嵘等（2014）研究了 2218 例体检者的 7 项红细胞参数，发现与淡红舌组比较，女性淡白舌组的 *RBC*、*HGB*、*HCT* 降低，*RDW* 增加（$P<0.05$ 或 $P<0.01$），表明舌色的浅深与 *HGB*、*HCT* 成正相关，低红细胞计数与低血红蛋白值与淡白舌形成密切相关。张清仲等（2010）则对 609 例艾滋病患者进行舌象分析及 CD4、CD8T 淋巴细胞检测，发现淡白舌患者 CD4、CD4/CD8 比值均低于其他舌色（$P<0.05$），提示 CD4、CD4/CD8 比值降低与淡白舌形成的相关性。

（2）青紫舌。

青紫舌是指舌体局部或全部呈青紫色，伴有扭曲、扩张、瘀血等现象。目前关于青紫舌形成的研究主要集中在血流动力学、微循环、凝血功能等方面。孙丽敏等（2006）基于 100 例青紫舌患者的脑血流量观察结果表明脑血流量减少，脑血流速度减慢是青紫舌相较于淡紫舌患者最为显著的表现，提示血流量的减少与速度的减慢是青紫舌形成的原因。冯麟等（2011）在“血虚寒凝血瘀证”理论指导下进行动物研究，发现血小板增加（$P<0.01$），血液黏度和血细胞比容增高（$P<0.05\sim0.001$），凝血酶原时间、凝血酶时间、激活部分凝血激酶时间延长（$P<0.05\sim0.001$）与青紫舌出现相一致，提示凝血功能障碍是青紫舌形成的病理基础。李廷廷等（2014）通过探究 PT、APTT、FIB、DD 等凝血指标与胃癌患者舌色的相关性发现胃癌患者的舌色分布由深到浅依次为青紫舌、淡红舌、淡白舌、红绛舌，且青紫舌组的血浆 D－二聚体值明显高于其他三组，提示高水平的 D－二聚体与青紫舌的形成相关。此外，田丁等（2015）发现，青紫舌与疲劳后果呈显著负相关，表明青紫舌的形成与疲劳具有相关性，运动劳累等因素也是青紫舌形成的可能因素。

（3）绛红舌。

绛红舌是以舌色深红为主要特征的舌象，其中红舌主实热或阴虚；绛舌主热入营血。目前认为绛红舌形成的主要原因包括炎性因子水平的升高、激素水平的紊乱以及舌微循环障碍等机制。

林沛颖等（2014）则发现舌质红与 C 反应蛋白升高有显著关系，提示炎性因子是热证与绛红舌产生的机制。高利等（2012）发现舌尖微循环障碍也是绛红舌产生的重要原因。蕈状乳头增多、横径粗大、微血管丛中的血管襻数目增多会导致舌色呈鲜红；同时，微循环障碍会导致血浆黏度及纤维蛋白原明显升高，使血液处于高凝状态，可能是红绛舌形成机理之一。耿冲等（2015）认为激素是维持机体内外平衡的重要调节因素，其变化会影响舌象的相关变化。钟爱萍等（2017）研究表明，过量的甲状腺素以及雌激素会促进血液循环，扩充血管，导致红舌或绛舌出现，且血清锌、铜、钾离子的含量失衡，特别是高铜与低钾水平与红绛舌的形成相关。

（4）胖嫩（齿痕）舌。

舌体胖嫩有齿痕常与淡白舌兼见，一般认为贫血、血浆蛋白下降引起的组织水肿有关，亦见于舌的结缔组织增生，血管淋巴回流障碍。舌部血管的平滑肌细胞、舌肌细胞内水钠潴留，细胞水肿、肥大，因而舌体增大，弹性降低，亦为齿痕舌的形成原因。

（5）光剥舌、裂纹舌。

光剥舌、裂纹舌往往与红绛舌同时出现，多见于阴虚内热之证。有人对舌苔脱落细胞观察后指出，阴虚光剥舌时，中层细胞大量出现，尤其是小多角形细胞，其数量与病情的轻重成正比。阴虚光剥舌的细胞总数显著增加，细胞坏死普遍存在和背景白细胞堆积等，说明有上皮细胞脱落过快、营养不良和炎症的存在。

裂纹舌的形成与舌黏膜萎缩有关，研究表明：裂纹舌的超微结构特点是舌上皮脚向下延长、增宽、角化障碍导致次级乳缺乏，以及真皮乳头泡沫细胞减少或消失。

（6）白苔。

白苔可见于表证、寒证及多种虚证，或者患者有主诉却无器质性病变的情况，如亚健康、神经衰弱等；也可见于表证初起，体内有湿或痰饮等多种临床表现。白苔常出现丝状乳头的变化，如白厚苔的丝状乳头角质突起增多而致密。通过荧光舌象观察白苔，可发现病理白苔与正常白苔在红色荧光发生率及白色荧光发生率上有显著差异，为辨别病理性白苔提供了客观依据。

（7）黄苔。

黄苔多见于炎症感染与发热。当白细胞 $>15\times10^9/L$ 时，黄苔的出现率可达72.9%。溃疡病活动期、浅表性胃炎、胃癌等病症表现为胃黏膜充血、水肿或糜烂出血时，亦多见黄苔。研究发现，黄苔的丝状乳头增生，角化增剧，舌黏膜表面聚集有大量细菌及炎症渗出物。黄苔苔色的形成与优势菌群产生的色素及霉菌生长有关。肝炎或胆管炎呈黄或黄腻苔时，患者舌腺黏液腺内的黏多糖与肝内肝管上皮细胞内的黏多糖均有变化，表明了黄苔与内脏某些病理变化之间的一致性。

（8）灰黑苔。

灰苔为黑苔之浅色，多见于危重病，又以属热证者居多。其形成与高热、脱水、毒素刺激、中枢神经系统及胃肠功能失调、霉菌与产色微生物的增殖、慢性炎症及肾虚等诸种因素有关。病理切片可见黏膜上皮增厚、乳头延长、基底细胞增生。棘细胞层中，上部细胞间桥消失，伴有明显空泡和角化。丝状乳头及蕈状乳头表面被覆有角化和角化不全物质及成堆球菌、霉菌的菌丝、芽孢、少量红细胞等。黏膜下的固有膜轻度水肿，毛细血管扩张。内皮细胞肿胀肥大，周围有少数圆形细胞浸润。固有膜深层及肌层无重要改变。

（9）腻苔、厚苔。

腻苔与厚苔常并见。一般认为，厚腻苔与消化功能紊乱密切相关，如厚苔时的酸刺激后唾液淀粉酶明显降低。除此之外，厚腻苔出现往往表明病情加重，恶化或迁延难愈，多见于急、重病证或某些疾病的恢复期。腻苔的形成与上皮细胞角化不全，表面附有大量细菌，被膜的颗粒增多有关。厚苔的舌涂片可见上皮细胞过度角化，并有大量细菌及成堆的白细胞出现。厚腻苔的扫描电镜检查除见乳头表面、乳头之间粘有大量黏附物之外，丝状乳头有明显的增粗、延长和倒伏，同时乳头增粗使乳头间隙变小，加上大量的黏附物，从而构成了临床所见厚腻苔。

（四）舌诊的客观化研究

1. 舌诊仪的研制现状

舌诊是中医望诊不可或缺的传统特色诊法之一，然而传统中医舌诊以肉眼描述为主，一定程度上缺乏客观化，且会受到不同因素的影响而出现结果的差异性，如操作者的主观感受或操作环境的差异而造成一定程度的主观化和不准确性。近年来，中医舌诊也开启了客观化、定量化的研究。

舌诊仪具有标准、客观、定量的优势，成为中医舌诊客观化研究的重要手段。舌诊仪主要由数字图舌采集系统和舌象特征处理系统两个部分所组成。第一部分包括光源、照明、环境和数码相机等所组成的舌图采集系统，第二部分则是由色彩校正，以及舌体分割、舌质舌苔分离等舌象特征提取与识别分析软件组成，近年来学者们多从这两个部分进行研究，使舌诊仪在采集图像及舌图分析上都有不小的突破。

（1）舌体采集与识别的研究。

舌诊采集目的是将舌象采集图片化，随着科技进步，采集设备也逐渐先进精准。马超等（2008）多以数码卡片相机、数码摄像机等作为图像采集设备，采集的机箱多为长方箱及一些局部暗箱、光源多数来自自然光、荧光光源、卤钨灯、相机闪光灯等；丁然等（2015）使用数码单反相机、高清摄像机，采集机箱为附有吸光材料的机箱体，光源环境转为氙灯、发光二极管等。潘晓琼等（2020）采集设备以手机、数字摄像头为主，采集的箱体多转为镜面玻璃外壳，光源环境多用自然光、发光二极管。由此可见，在科技的进步下，舌图采集的硬件由最初的数码相机变为数字摄像头，表示标准的舌象不仅要包含着舌体的整体图像，也理应具备清晰度高，色彩真实，成像质量高的优点。

对于舌诊拍摄光线的选择上，诸位研究者要求也有所不同。许家佗等（2007）比较了自然光和人工光源下以及不同的 CCD 相机设备对舌体成像效果的影响，认为自然光源相对人工光源，拥有着连续光谱、光照均匀、简捷实用的特性，是临床上最适合的光源，但受限于自然条件、地域及采集时间，自然光的色温和照度变化相对较大，不利于作为采集图像的光源；人工光源具备稳定、不受限于自然环境的巨大优势，但也存在光谱不连续等问题。

严文娟等（2014）发现在 620～950nm 和 1000～1150nm 的光波段之间舌体内部组织对光谱的漫反射的强度较大，能更好去除环境的影响和干扰，反映舌体的组织构成、微循环状态等信息。

（2）舌象特征处理系统的研究。

许家佗等（2009）提出一种自然光条件下基于色差矫正的舌象采集分析方法。以在光线良好的室内自然光条件下，使用统一的数码单反相机采集舌象，再以色卡矫正后通过统一的图像处理软件进行初步的色温矫正。丁明全（2011）提出了在采集舌象的系统中，加上自动采集对焦技术，通过自动对焦算法，可以解决由于采集环境、人为因素和拍摄角度所带来的舌象拍摄质量问题，提高舌象采集的稳定性和准确性。

刘齐等（2016）、马燕（2020）等基于等效圆的偏色检测方法，综合考虑了舌诊图像的色度分布特性，通过 Lab 颜色空间进行偏色检测，采用灰度世界法及镜面法进行舌象颜色矫正，证实该法相比传统算法具备更好的颜色矫正效果。姜永超等（2018）通过框选各个区域定位到噪声点，使用高斯和双边滤波器滤波，使用白平衡均衡化扩大了图像局部的灰度区间，使得舌象的细节更加完整。赵晓梅等（2019）利用布谷巢寄生性以及 levy 飞行机制优化校正舌图的颜色，都取得了一定成绩。

（3）舌诊仪的研制研究。

在采集设备的研究上，许多单位都已经研发出多种型号的舌象仪，北京工业大学蔡轶珩团队（2007）设计了以计算机为核心的标准舌象分析仪，采用人工光源，通过图像技术和聚类的算法，实现了舌诊的采集、舌象图片的处理到颜色的分析与定量化的标准化；上海中医药大学王忆勤团队（2008）研制的 ZBOX－1 型舌脉象数字化分析仪，具备一定的临床及研究价值。

2. 舌色客观化研究

舌色客观化研究主要表现在如何客观地表现中医对于颜色的认知。现代色度学认为颜色的基本要素包括了色调、饱和度和亮度。目前使用比较多的几种颜色模型有：RGB 模式、YUV 模式、HLS 模式、Lab 模式、Oh ta 模式、Hue 模式、YCrCb 模式等，众多模式都有着各自的原理和解析。

Lab 模式、WZX 中医舌色分析系统和 Hue 颜色模型都是应用较早的模型。如徐顺潮等（1993）使用 Lab 模式，制造出展开智能光电积分的舌色仪。王鸿谟等（2006）采用了 Lab 色度系统，用全自动色差对广州市、北京市部分女性的面舌色进行了实测，结果表明面色变化可以用色度学的方法进行探索并实现数字化的表达。

张志枫等（2005）研制了 WZX 中医舌色分析系统，采用 HLS 颜色模型，主要功能有舌体图像提取、舌象区域分割、色度测量等。该团队（2004）应用该套舌色分析系统，对 343 例胃病患者的舌象进行了信息处理，得出了不同证型、不同病种的中医舌色特征，以及现代西医胃病不同病种舌色特征；应用（2005）WZX 舌象颜色计算机分析系统，进行了中成药疗效的评估，在治疗前后进行舌色 H、L、S 值的测定，结果治疗后 H、L、S 值渐趋正常，认为可以应用该系统进行舌色视觉计算并作为中药疗效客观评价的方法。

龚一萍等（2007）采用 Hue 颜色模型进行 6 种常见病理舌色的定量分析及与高血压和其证候的相关性研究，认为采用该颜色模型更符合人眼对颜色的心理感知，各舌色可以用数值来量化，其定量值能反映不同的舌色，具有特异性。不同舌色在高血压病中出现的频率说明肝火与肝阳上亢是高血压病的基本病理机制，高血压病各证型其舌色的定量值不同。

RGB 是应用较为广泛的颜色模式。王爱民等（2000）基于矢量量化（LVO）神经网络分类器，提出了用 *RGB* 色度空间去进行舌色的自动分类。刘峰等（2007）将 k – means 聚类分析方法用于分割舌质和舌苔，将图像 *RGB* 值作为分类对象，根据 R 值占 *RGB* 值的比例判定属于舌苔还是舌质。该方法可以完整提取舌体的舌质，可以更详细地分辨舌质的颜色。陈松鹤（2007）采用 *RGB* 颜色模型对青紫舌色进行量化研究，用 R、G、B 即红、绿、蓝计算各个分量值与其综合的比值作为指标，结果得出了青紫类舌色和其他舌色的不同特征，表象为 B 比值最高、G 比值较高、R 比值最低。

纵观上述研究报道，研究中医舌色、面色客观化所采用的色度学模型发展快，种类多，但具体用哪一种更为合适，目前仍未形成统一的标准，还未见有更多关于各种颜色模型在中医色诊客观化方面应用比较的研究报道，还需要从临床和科研两方面进一步探索。

3. 舌诊计算自动识别系统的研究

传统的舌诊主要靠医生主观性观察并进行判断分析，但由于光线、温度等外部的影响因素，常导致舌诊的诊断有失客观性或统一性的评价，使舌诊在应用、发展以及交流方面都有所制约。早在 20 世纪 80 年代后期便有众多学者以舌诊计算机自动识别系统作为研究及尝试对象。如郭振球等（1986）利用计算机对舌诊显微仪采集的图像进行处理，再结合中医辨证方法进行计算机微观辨证研究。该研究利用显微仪配以适合的光源，将舌象转换为数字图像然后输入电子计算机，再使用相应的图像处理与分析技术把数字图像转换为连续图像显示出来。从而可在人体舌乳头看到微循环、血管襻、血流等的瞬间变化。通过对舌乳头的显微观察、测量以及图像的处理和识别，分析其微观变化与疾病证候的关系，从而为舌象辨证带来新的客观指标。

随着多学科不断交叉和融合，舌诊客观化研究者开始进行计算机舌象分析仪的探索。如卫保国等（2003）联合北京工业大学信息与信息处理研究室、北京市中医院，在舌质与舌苔精确分割的基础上，定量化舌苔的见底程度，以之作为舌苔的厚度，并研制了计算机舌象分析仪，对各种舌象指标进行分类与定量化。而该舌象分析科研样机经过多家医院临床应用，证明效果良好。蒋依吾等（2000）以舌色为主要研究内容进行“电脑化中医舌诊系统”研究，运用增强影像对比、影像二值化、边界检测等方法对舌苔厚度、面积进行研究，实现舌质与舌苔的分离。该研究充分利用计算机图像技术，为舌象的自动识别提出更多的研究方向。

有学者利用计算机技术对舌体图像实现舌质和舌苔的分离，再根据位置信息判别舌质和舌苔模板，并分别获取舌质区和舌苔区颜色信息，最后通过神经网络实现舌色和苔色的自动分类。如张康等（2020）先利用 FCM 聚类算法将原始舌体图像中的舌质和舌苔分离，再根据位置特征，自动识别舌质和舌苔模板，最后获取舌质区和舌苔区的颜色信息，并通过 BP 神经网络实现舌色和苔色的自动分类，为舌诊客观化提供了新的思路。

从以上各项研究中可见，舌象算法分析与传统的肉眼辨别较具有可区分性、统一性，在日后临床上使用亦更方便与病人解释病情以及做更详尽的科学研究分析。

4. 舌诊客观化在临床的应用

舌诊是中医望诊的重要组成部分，是中医辨证论治的依据之一。随着计算机信息处理技术的不断发展，机器图像处理和模式识别等特征识别技术已广泛地应用于中医客观化和标准化研究，为中医诊断提供定量化依据，并逐步应用于临床研究中。

（1）舌诊客观化在心病辨证中的应用。

“心主血脉，开窍于舌”，心与舌有密切的联系，舌诊是心系疾病临床辨证的重要依据之一。许世强等（2017）观察 60 例射血分数正常心力衰竭患者的舌色、舌形、苔色、苔质特点，发现患者舌下络脉紫暗、暗淡舌、紫暗舌、瘀斑瘀点、红舌；舌形中以胖大舌、齿痕舌所占比例均较大；而苔质以厚苔、腻苔为主；苔色以黄苔、白苔为主。谢晓柳等（2017）观察 80 例冠心病患者合并不同疾病时舌底络脉的情况，发现冠心病合并疾病不同时，其舌底脉络长短、粗细、颜色、迂曲程度均有不同程度的差异。王忆勤等（2016）研究100例冠心病患者中医治疗前后的舌象参数，发现治疗前后舌象差异明显，如心气虚组治疗前舌体多胖厚有齿痕，治疗后舌苔厚薄指数、齿痕指数皆下降；心阴虚组治疗前津亏之象明显，舌质有裂纹，治疗后整体舌色由深红到淡红，裂纹指数下降；痰浊组患者治疗前以腻苔为多见，治疗后舌苔腐腻指数下降。

（2）舌诊客观化在肝病辨证中的应用。

足厥阴肝经络舌本，肝经病变可导致舌象变化。许岚等（2014）使用中医智能舌象仪收集慢性乙型肝炎治疗前后舌象及中医证候指标的变化，发现治疗前后舌边齿痕面积及数量的变化差异有统计学意义。丁然等（2015）研究了慢性乙型肝炎患者中医证候及舌象客观量化指标的变化与中医病理因素的关系，结果显示舌苔面积、颜色，舌质颜色，齿痕数量、面积，点刺数量、面积，裂纹数量、面积等数值与患者临床症状的变化相关。赵研等（2014）探讨舌诊客观化图像识别与肝炎患者肝脏病理分型的相关性，患者不同肝脏病理炎症纤维化舌象（*RGB* 值）之间差异有统计学意义；肝脏纤维化程度与舌质颜色，肝脏炎症与舌质颜色之间存在差异。赵丽红等（2014）发现肝炎肝硬化患者的舌象表现与终末期肝病模型评分间存在着一定关联，其中舌下络脉迂曲、舌下络脉紫黑及厚苔的出现与胆红素水平及在国际标准化比率水平间有一定关联，舌象可以反映其病情的严重程度。

（3）舌诊客观化在胃病辨证中的应用。

舌为脾之外候，脾胃相表里，且舌苔由胃气熏蒸谷气上潮于舌面而成，故胃的病变能体现在舌的变化上。付晶晶等（2015）研究慢性胃炎中医证候相关的舌象参数，结果显示脾胃湿热型及肝胃郁热型舌色、苔色指数显著低于脾虚湿阻型、湿浊中阻型、脾胃气虚型及正常组；脾胃湿热型与脾胃气虚型胖瘦指数显著高于肝胃郁热型及肝郁气滞型；脾胃湿热型舌苔薄厚指数显著高于脾胃气虚型、肝胃郁热型及正常组；脾胃湿热型、湿浊中阻型及脾虚湿阻型腻苔指数显著高于脾胃气虚型及肝胃郁热型。张志明等（2013）探讨舌诊客观化图像识别与慢性胃炎内镜分类的关系，在150例患者中发现不同胃镜象患者的舌象具有差异性。

（五）舌诊现代研究展望

“辨证论治”是中医诊断的精髓，而舌诊作为望诊的一部分，是中医辨证的依据和手段之一。但是由于传统中医舌诊主要是通过医生目测观察来判断，结果受医生治疗经验和诊疗水平及就诊环境中光线、温度等外部环境条件的影响，以致其客观性、准确性及可重复性较差。因此，中医舌诊客观化研究应运而生，舌象研究从肉眼观察到舌诊仪的发明，进展到微观领域，如舌尖微循环、舌苔脱落细胞、舌苔微生态等综合指标分析，不仅有利于阐明舌象形成机制，还可为中医辨证提供重要的客观化指标。随着舌诊新技术的发展，数字化处理后的舌象参数已经为越来越多的研究者接受，不断发现其与不同疾病的相互联系，并逐步应用于临床。

从舌诊客观化研究的临床应用现状来看，仍存在一些问题亟待解决：①现有研究大多数样本量不足，很难说明共性问题；②在进行证候与舌诊相关研究时，证候诊断标准不够统一；③研究所用的仪器不统一，缺乏统一标准；④现有舌象客观化研究设计主要集中在舌象数据与临床数据的简单关联，没有引入人工智能计算方法，难以实现舌诊信息的智能分析；⑤舌象的形成机制，以及舌诊与各类疾病的相关性研究尚存在诸多空白。

今后舌诊客观化研究应该注意以下几点：①采用多中心、网络化收集大样本的舌象图片，建立统一的舌象图片数据库，开展多单位间合作，应用大数据技术，引入人工智能解决样本量及数据处理问题；②建立一系列舌诊采集与分析标准，或统一现有中医舌诊仪器的采集条件及其他所需标准，形成行业或国家标准；③将采集的海量舌诊数据，结合系列算法与深度学习相关技术，实现舌诊信息的智能分析，减少人为主观因素干扰；④舌诊研究应带动面诊、脉诊等四诊相关研究，为互联网医疗时代的应用场景做准备，实现中医四诊信息的远程共享、多平台交互、数字化储存等功能。

综上所述，舌诊客观化过程中的某些不足阻碍着客观化研究进程及中医四诊统一平台的建设与推广，因此需要中医与相关各界科研工作者共同协助，在发展中行进，从而发挥其在辨证论治过程中的特色和优势。

参考文献

[1] 陈家旭，邹晓娟．中医诊断学［M］.4 版．北京：人民卫生出版社，2021.

[2] 周俊琴，周亚丝，金辉．肺癌患者的舌尖微循环变化研究［J］.中华中医药杂志，2014，29（10）：3322－3323.

[3] 陈想贵，石建国，季华庆，等．汉族男性慢性高原病轻症患者舌下微循环变化［J］.微循环学杂志，2020，30（3）：30－32.

[4] 石建国，陈想贵，季华庆，等．急进高原后对人群舌下微循环的影响［J］.包头医学院学报，2021，37（12）：14－19.

[5] 陈清光，许家佗，陆灏，等．糖尿病大鼠舌色、舌微循环及 ICAM－1 的改变［J］.上海中医药杂志，2019，53（8）：72－76.

[6] 张晨，魏艾红．系统性红斑狼疮的舌尖微循环观察［J］.临床军医杂志，2009，37（3）：368－369.

[7] 魏艾红，肖景文．中医辩证及体质学说与舌尖微循环［J］.微循环学杂志，2006，16（3）：4－6.

[8] 魏艾红，常晓慧，黄世林. 复方黄黛片治疗慢性粒细胞白血病前后舌微循环观察 [J]. 世界科学技术—中医药现代化，2008，10 (3)：135 - 138，134.

[9] 夏志成. 脓毒症患者舌下微循环变化及预后的关系分析 [J]. 当代医学，2020，26 (26)：99 - 101.

[10] 郭志玲，屠立平，周昌乐，等. 中医舌诊信息化技术在妇科疾病诊断中的应用进展 [J]. 中华中医药杂志，2022，37 (3)：1560 - 1563.

[11] 海日，师建平，张锁，等. 大肠癌脾胃虚弱证患者舌象特征及舌苔脱落细胞凋亡相关性研究 [J]. 内蒙古中医药，2020，39 (6)：137 - 139.

[12] 兰丹丹，党赢，焦雨琦，等. 大肠癌湿热蕴结证的舌象特征与舌苔脱落细胞成熟度的相关性研究 [J]. 内蒙古中医药，2021，40 (6)：140 - 143.

[13] 赵洁，莫超，孟立锋，等. 慢性肾脏病患者舌象与舌苔脱落细胞成熟指数、成熟价值的关系 [J]. 中医杂志，2018，59 (17)：1485 - 1488.

[14] 沈建英，杨敏，李红，等. 围绝经期综合征患者舌苔、阴道脱落细胞与性激素相关研究 [J]. 福建中医药，2015，46 (4)：7 - 8.

[15] 陈以君. 围绝经期气郁体质与舌苔脱落细胞 MI、MV 及性激素、AMH、InhB 关联性研究 [D]. 福州：福建中医药大学，2011.

[16] 李红，陈以君，任林，等. 围绝经期气郁质性激素与舌苔脱落细胞成熟指数、成熟价值的相关性 [J]. 中医杂志，2012，53 (12)：1042 - 1045.

[17] 林岚，高碧珍. 子宫肌瘤患者舌苔脱落细胞成熟度与体质的相关性研究 [J]. 中国中医药科技，2012，19 (5)：385 - 386，422.

[18] 兰丹丹. 大肠癌湿热蕴结证舌象特征、肠镜象特征及舌苔脱落细胞凋亡与 EGFR、Caspase - 3、c - Jun 蛋白表达的相关性研究 [D]. 呼和浩特：内蒙古医科大学，2019.

[19] 刘桃丽，赖纪才，李辉，等. 厚腻苔的研究进展 [J]. 内蒙古中医药，2018，37 (12)：114 - 116.

[20] 刘新华，周小青，罗尧岳. 慢乙肝患者舌苔与舌苔细胞凋亡、唾液、血清 EGF 含量变化及血清 HBV DNA 的关系 [J]. 赣南医学院学报，2008，28 (6)：812 - 814，817.

[21] 许冬青，王明艳，詹臻. 表皮生长因子影响肿瘤患者舌苔变化分子机制探讨 [J]. 南京中医药大学学报，2011，27 (2)：134 - 136.

[22] 海日，师建平，赵敏，等. Bcl - 2、Bax、Fas 在大肠癌脾胃虚弱证病人舌苔脱落细胞表达及其相关性研究 [J]. 内蒙古医科大学学报，2021，43 (1)：34 - 36，40.

[23] 肖婷婷. 中晚期肺癌厚腻苔与舌苔脱落细胞 bcl - 2、EGFR 表达的相关性研究 [D]. 石家庄：河北医科大学，2013.

[24] 邵岩峰，郑关毅. 不同分期消化性溃疡患者证型分布特点与舌苔脱落细胞凋亡及胃蛋白酶原关系 [J]. 中国中西医结合杂志，2020，40（5）：540－544.

[25] 张晓丽，王济国，吴正治. 几种常见舌苔蛋白质组学的初步研究 [J]. 中国中医药科技，2008，15（4）：241－243.

[26] 吴正治，张晓丽，王济国，等. 常见舌苔蛋白质组学与生物信息学研究 [J]. 世界中西医结合杂志，2011，6（3）：195－198，202.

[27] 曹美群，吴正治，吴伟康. 应用同位素标记相对和绝对定量技术筛选白厚苔和黄厚苔乳腺癌患者唾液差异表达蛋白 [J]. 中西医结合学报，2011，9（3）：275－280.

[28] 刘晓谷，蔡淦，何磊，等. 慢性胃炎脾虚湿热证患者的舌苔蛋白质组学初探 [J]. 上海中医药大学学报，2012，26（1）：31－35.

[29] 郝一鸣，洪名超，王忆勤. 慢性肾衰中医湿证舌苔、尿液中相关蛋白研究 [C] //中华中医药学会. 全国第十一次中医诊断学术年会论文集，2010：269－276.

[30] 韦虹，张永锋，谭永港，等. 胃癌患者有根舌苔与无根舌苔差异蛋白标志物的筛选研究 [J]. 中国中西医结合消化杂志，2014，22（4）：210－212.

[31] 张永锋，韦虹，谭永港，等. 胃癌患者有根舌苔差异蛋白筛选的初步研究 [C] //中国中西医结合学会. 第十四次中国中西医结合实验医学学术研讨会论文汇编，2017：182－185.

[32] 曹美群，吴正治，吴伟康. 应用 iTRAQ 技术筛选乳腺癌白苔和黄苔患者血清差异表达蛋白 [J]. 世界中西医结合杂志，2011，6（7）：557－559，564.

[33] 王济国. 消化系疾病病证结合唾液蛋白质组学初步研究 [D]. 广州：南方医科大学，2009.

[34] 张莉，张军峰，詹瑧. 舌苔形成机理的“组学”研究 [J]. 时珍国医国药，2016，27（6）：1464－1466.

[35] SUN Z M，ZHAO J，QIAN P，et al. Metabolic markers and microecological characteristics of tongue coating in patients with chronic gastritis [J]. BMC complementary and alternative medicine，2013，13（1）：pp. 1－10.

[36] 李福凤，赵洁，钱鹏，等. 慢性胃炎患者腻苔的代谢指纹图谱研究 [J]. 中西医结合学报，2012，10（7）：757－765.

[37] 李菲. 湿疹患者湿证人群舌苔微生态的探索性研究 [D]. 广州：广州中医药大学，2021.

[38] 穆希岩. 慢性胃炎患者舌苔和唾液的非靶向代谢组学研究 [D]. 石家庄：河北医科大学，2018.

［39］秦媛媛，徐硕，向春婕，等．胃癌气阴两虚证患者舌苔菌群与血清炎症代谢的相关性分析［J］．北京中医药大学学报，2020，43（4）：334－342.

［40］孙悦，丁成华，王河宝，等．淡白舌成因及临床价值研究概述［J］．中医杂志，2016，57（18）：1611－1613.

［41］梁嵘，任玉杰，崔晶，等．体检者的舌色与外周血 7 项红细胞参数的相关性研究［J］．世界中医药，2014，9（12）：1675－1678.

［42］张清仲，符林春，岑玉文，等．广东 HIV/AIDS 患者舌象分析及其与 CD4、CD8、CD4/CD8 计数的相关性研究［J］．免疫学杂志，2010，26（4）：325－328.

［43］孙丽敏，马士田，耿满．青紫舌患者血浆 β－TG、PF_4水平与脑血流量等改变分析［J］．实用中医内科杂志，2006，20（6）：670－671.

［44］冯麟，吴大梅，杨志蓉，等．寒凝血虚血瘀证贵州小型猪模型的建立［J］．贵阳中医学院学报，2011，33（5）：15－19.

［45］李廷廷．胃癌的舌色特点与其相关因素的分析［D］．济南：山东中医药大学，2014.

［46］田丁，梁嵘，李峰，等．海军职业潜水员的疲劳状况指数及舌象的研究［C］//中国中西医结合学会．第九次全国中西医结合诊断学术研讨会论文集，2015：91－97.

［47］林沛颖，李秀亮．舌像与 C 反应蛋白在小儿感染性疾病中的相关性［J］．成都中医药大学学报，2014，37（4）：44－47.

［48］高利，刘萍，罗玉敏，等．舌质的研究进展［J］．中西医结合心脑血管病杂志，2012，10（1）：93－94.

［49］耿冲，安冬青，马文慧，等．甲状腺激素水平的变化与血脂异常患者中医证型的相关性分析［J］．当代医药论丛，2015，13（3）：50－52.

［50］钟爱萍，王河宝，孙悦，等．红绛舌理化检测与临床研究进展概述［J］．江西中医药，2017，48（2）：65－67.

［51］马超，唐治德，唐林．图像分割技术在中医舌诊中的应用［J］．计算机仿真，2008，25（2）：215－218.

［52］丁然，陆小左．慢性乙型肝炎中医证候与舌象客观量化指标相关性的临床研究［J］．西部中医药，2015，28（1）：56－59.

［53］潘晓琼，胡臻．64 例新型冠状病毒肺炎普通型患者中医临床特征分析［J］．温州医科大学学报，2020，50（3）：187－190.

［54］许家佗，张志枫，费兆馥，等．舌象数字图像采集条件的实验观测［J］．中国中医基础医学杂志，2007，13（1）：23－27.

[55] 严文娟，贺国权，谭勇，等. 基于漫反射舌体光谱信息的实验方法研究 [J]. 实验技术与管理，2014，31 (3)：40 -42.

[56] 许家佗，张志枫，严竹娟，等. 自然光条件下基于色差校正方法的舌象颜色分析 [J]. 中西医结合学报，2009，7 (5)：422 -427.

[57] 丁明全. 自动对焦技术在舌像采集系统中的应用研究 [D]. 广州：广东工业大学，2011.

[58] 刘齐，黄晓阳，王博亮，等. 自然环境下舌诊图像偏色检测及其颜色校正方法 [J]. 厦门大学学报（自然科学版），2016，55 (2)：278 -284.

[59] 马燕. 基于舌诊偏色与去干扰的计算机应用研究 [D]. 长沙：长沙理工大学，2020.

[60] 赵静，刘明，陆小左，等. 人体舌苔的反射光谱特征分析 [J]. 光谱学与光谱分析，2014，34 (8)：2208 -2211.

[61] 姜永超，樊春玲，明星，等. 一体式中医舌象采集分析系统设计 [J]. 计算机测量与控制，2018，26 (1)：222 -225.

[62] 赵晓梅，张正平，余颖聪，等. 基于 CS - BP 神经网络的舌诊图像颜色校正算法 [J]. 贵州大学学报（自然科学版），2019，36 (5)：82 -87.

[63] 蔡轶珩，曹美玲，张新峰，等. 基于有限维模型的舌图像颜色校正方法可行性研究 [J]. 世界科学技术—中医药现代化，2007，9 (5)：116 -121.

[64] 王忆勤，汤伟昌，李福凤，等. ZBOX - Ⅰ型舌脉象数字化分析仪的研制与临床应用 [J]. 上海中医药大学学报，2008，22 (6)：26 -28.

[65] 陈群，张书河. 舌色 面色诊断客观化关键问题研究 [J]. 中华中医药学刊，2008，26 (7)：1372 -1374.

[66] 徐顺潮，李月南，韩铁庄，等. 光谱光度法舌色仪 [J]. 中国医疗器械杂志，1993，17 (3)：129 -132.

[67] 王鸿谟，金观昌，李江城. PVDF 复合式传感器脉象检测系统研究 [C] //中国中西医结合学会. 第一届全国中西医结合诊断学术会议论文选集，2006：134 -142.

[68] 张志枫，王志国，周昌乐，等. WZX 中医舌色分析系统的设计与实现 [J]. 医学信息，2005，18 (6)：550 -553.

[69] 张志枫，顾超，王志国，等. WZX 舌色分析系统在胃病患者舌像信息处理中的应用 [J]. 上海中医药大学学报，2004，18 (3)：52 -55，65.

[70] 张志枫，周昌乐，许家佗，等. 舌色视觉计算方法在中成药疗效评估中的应用 [J]. 上海中医药大学学报，2005，19 (3)：47 -50.

[71] 龚一萍，倪美文．图像处理技术对舌诊客观化研究的进展 [J]．浙江中医药大学学报，2007，31（2）：242－244.

[72] 王爱民，赵忠旭，沈兰荪．中医舌象自动分析中舌色、苔色分类方法的研究 [J]．北京生物医学工程，2000，19（3）：136－142.

[73] 刘峰，王博亮，黄晓阳．聚类分析在舌苔舌质分离中的运用 [J]．漳州师范学院学报（自然科学版），2007，20（3）：30－34.

[74] 陈松鹤．数字舌图的舌色分析方法研究 [D]．北京：北京中医药大学，2007.

[75] 郭振球．微观辨证与微型电脑——察舌辨证和平脉辨证微型计算机自动分析系统之研究 [J]．辽宁中医杂志，1986（11）：6－8.

[76] 卫保国，沈兰荪，蔡轶珩，等．中医舌苔腐腻分析算法的研究 [J]．电子学报，2003，31（S1）：2083－2086.

[77] 蒋依吾，陈建仲，张恒鸿，等．电脑化中医舌诊系统 [J]．中国中西医结合杂志，2000，20（2）：66－68，80.

[78] 张康．基于 BP 神经网络的舌色和苔色自动分类研究 [J]．时珍国医国药，2020，31（10）：2550－2552.

[79] 许世强．60 例射血分数正常心力衰竭患者舌象观察及其形成机制探讨 [J]．亚太传统医药，2017，13（8）：112－114.

[80] 谢晓柳，汪建萍，安冬青．运用中医舌诊理论比较冠心病合并不同疾病病人舌底脉络征象的临床观察 [J]．中西医结合心脑血管病杂志，2017，15（4）：385－386.

[81] 王忆勤，郭睿，许朝霞，等．中医四诊客观化研究在冠心病诊断中的应用 [J]．中医杂志，2016，57（3）：199－203.

[82] 许岚，陈暐，张云静，等．从中医舌诊客观化分析慢性乙型肝炎常见证型 [J]．辽宁中医杂志，2014，41（9）：1817－1819.

[83] 赵研，陆小左．肝脏病理炎症纤维化分级分期与舌象的相关性 [J]．吉林中医药，2014，34（4）：382－384.

[84] 赵丽红，王天芳，薛晓琳，等．肝炎肝硬化患者舌象表现与 MELD 评分及其相关指标水平间相关性的探讨 [J]．中华中医药杂志，2014，29（5）：1554－1557.

[85] 付晶晶，李福凤，陆雄，等．慢性胃炎中医证候舌象信息特征研究 [J]．中国中医基础医学杂志，2015，21（9）：1107－1108.

[86] 张志明，梁建庆，陈嘉屿，等．舌诊客观化图像识别与慢性胃炎内镜分类的相关性研究 [J]．中医药学报，2013，41（2）：119－121.

（薛飞飞）

第二章　闻诊研究进展

闻诊自古以来就是中医诊察疾病的重要方法。“闻”字义为闻声音，在日常使用中也有鼻闻之意。直至明清时期伴随温病学说的发展，作为诊法之一的嗅诊才逐渐受到重视。

据甲骨文记载，在商代已经有了“疾言”一词，意为说话、声音方面的疾病，这类疾病运用闻诊即可诊断。《周礼·天官》中言：“以五气、五声、五色眡其死生，两之以九窍之变，参之以九藏之动。”《黄帝内经》初步构建了闻诊理论体系，闻诊的内容日渐丰富。如《素问·阴阳应象大论》曰：“善诊者，察色按脉，先别阴阳，审清浊而知部分，视喘息，听音声而知所苦。”意思就是闻诊主要是“视喘息、听音声”，而通过听声音，可以推知病变的部位，病邪的盛衰，正气的盈亏。《难经》又进一步明确了闻诊的地位。《难经·六十一难》曰：“望而知之谓之神，闻而知之谓之圣，问而知之谓之工，切而知之谓之巧。”从《难经》时期开始，闻诊已明确地与其他三诊相提并论，确立了其在四诊中的位置，形成了以四诊为基础的中医诊法理论体系，一直沿用至今。此外，《难经》中虽然并未将嗅气味作为闻诊的内容，但是提到了闻气味也可以诊病。闻气味诊病的理论基础主要是根据五脏与气味的相应关系来推断。如《难经·十三难》曰：“五脏各有声色臭味，当与寸口尺内相应，其不应者病也。”东汉张仲景在《伤寒论》和《金匮要略》两部著作中都提及了闻诊的一些方法，如闻呼吸、语言、咳嗽、喘息、喷嚏、悲哭、呵欠、呕吐、嗳气、肠鸣、阴吹、腥臭等声音和气味等，内容非常丰富。如《伤寒论》第二百一十五条曰：“夫实则谵语，虚则郑声。”这是通过诊察病人说话的异常变化，从而辨别病证的虚实。

晋代王叔和在《脉经》中记载了嗅诊结合望诊的示例。如《脉经·卷七·热病生死期日证》：“热病身面尽黄而肿，心热口干，舌卷焦黄黑，身麻臭，伏毒伤肺中脾者死。”认为黄疸病人出身麻臭、身热、舌焦黑，是伏毒极盛、肺脾两脏气绝的死候。隋代巢元方在《诸病源候论》中言：“噫醋者，由上焦有停痰，脾胃有宿冷，故不能消谷，谷不消则胀满而气逆，所以好噫而吞酸，气息醋臭。”对嗅诊做了论述，此外还有关于腋臭、体臭、尸臭等的记载。唐宋时期，闻诊内容进一步丰富。唐代孙思邈《千金要方·论诊候第四》中有“上医听声，中医察色，下医诊脉”的论述，强调闻诊与望诊一样，“乃圣道之大要”。并且论述了“角、徵、宫、商、羽”五音人，丰富了闻诊的内容。

明清时期，闻诊有了更加全面的发展，并且在一些医籍中列有专篇。随着温病学的兴起和不断发展，嗅诊得到了更多的重视。王秉衡《重庆堂随笔》中记载了“辨气”，以臭气的有无来鉴别瘟疫与风寒外感等。《重庆堂随笔·读〈全体新论〉》：“故闻字虽从耳，而四诊之闻，不专主于听声也。”认为闻诊应包括听声和嗅气味两部分。民国时期，至少有20余种诊法著作把闻诊列入了专题或专刊。随着西方医学的传入，通过听声音来诊病的方法也被列入其中，也叫“脏腑听诊法”。中华人民共和国成立之后的教材《中医诊断学讲义》中，也沿用了“闻诊”，并且明确指出：“闻诊，包括闻声音和嗅气味两方面。前者凭听觉以诊察病人的语声、语言、太息、呵欠，胃肠系统的呕吐、呃逆、嗳气、肠鸣，呼吸系统相关的呼吸、咳嗽、喷嚏等；后者凭嗅觉诊察病室与病人的气味以及病人的排泄物等以鉴别疾病。”在后来出版的国家规划教材中，名称和含义也基本沿用此版。比如《中医诊断学》（邓铁涛主编）、《中医诊断学》（朱文峰主编）等。

“闻诊”作为中医诊法的规范名词已成为共识。我国2005年出版的全国科学技术名词审定委员会审定公布的《中医药学名词》以及辞书类著作《中医大辞典》等均把“闻诊”作为规范用名。《中国中医药学主题词表》中也把“闻诊”作为正式主题词，广泛应用于中医药学文献的标引和检索中。

第一节　闻诊基本理论

闻诊包括听声音和嗅气味两个方面，是医生通过听觉和嗅觉了解患者的异常声音和气味，以诊察病情的方法。闻诊是医生获得患者客观体征的一个重要途径。

一、听声音

听声音，主要是听患者言语气息的高低、强弱、清浊、缓急等变化，以及咳嗽、呕吐、呃逆、嗳气等声响的异常，以分辨病情的寒热虚实。

（一）正常声音

健康人发出的声音，虽有个体差异，但发声自然、音调和畅。一般来说，男性多声低而浊，女性多声高而清，儿童声音尖利清脆，老人声音浑厚低沉。另外，正常人的声音也会根据情志的变化而略有不同，如生气时发声忿厉而急，哀伤时发声悲惨而断续等。

（二）病变声音

1. 声音异常

在患病时，实证和热证可见语声高亢洪亮，多言躁动。虚证、寒证可见语声低微无力，少言而沉静。若有风、寒、湿等证时，语声常兼重浊。

（1）音哑、失音。

语声低而清楚为音哑，完全不能发音为失音。临床中往往先见音哑，随后可见失音，因此二者病机基本相同。音哑与失音有虚实之分，实证多因外感风寒或风热，或因痰浊壅肺，肺失清肃所致。虚证多因精气内伤，肺肾阴虚，虚火灼肺而发。

（2）鼻鼾。

鼻鼾是气道不利时发出的异常呼吸声。正常人在熟睡时也会发出轻微鼻鼾声。高热神昏或中风入脏时可见鼾声不绝，甚至昏睡不醒。

（3）呻吟、惊呼。

呻吟常因痛苦而发。突然发出喊叫声称为惊呼，多是因为受到出乎意料的刺激或疼痛而引发。小儿惊风证可见阵发惊呼，声尖惊恐。

2. 语言异常

“言为心声”，一般来说语言的异常多属心之病变。虚证、寒证多见沉默寡言；实证、热证多见烦躁多言。虚证时语声低微，时断时续；实证时语声高亢有力。

（1）狂言癫语。

狂言和癫语都是患者神志错乱、意识思维障碍所出现的语无伦次之言。狂言主要见于阳证、热证、狂证，表现为胡言乱语、烦躁不安、骂詈歌笑无常等。多因痰火扰心、肝胆郁火所致。癫语主要见于癫证，属阴证，表现为自言自语或默默不语，语无伦次，哭笑无常，精神恍惚。多因痰浊郁闭或心脾两虚所致。

（2）独语与错语。

独语表现为独自说话，喃喃不休，见人即止。错语表现为语言颠倒错乱，言后自知说错，不能自主。独语多因心之气血不足，心神失养，或因痰浊内盛，上蒙心窍，神明被扰。错语多因肝郁气滞，痰浊内阻，心脾两虚。独语和错语是患者在意识清醒时出现的语言异常，为心之气血亏虚，心神失养，思维迟钝所致，多见于虚证患者，老年人或久病之人。

（3）谵语与郑声。

谵语与郑声均是病人在神志昏迷或蒙眬时出现的语言异常，为病情垂危的表现。谵语多属实证、热证，因邪气太盛，扰动心神所致，以急性外感热病多见，表现为神志不清，胡言乱语，声高有力，常常伴有身热烦躁。郑声多属虚证，因正气不足，心神失养所致，表现为神志昏沉，语言重复，低微无力，时断时续。

3. 呼吸异常与咳嗽

呼吸异常和咳嗽是肺系疾病常见症状。“五脏六腑皆令人咳，非独肺也”，当外邪侵袭或他脏病变影响肺，都会使肺气不利而出现呼吸异常和咳嗽。

（1）呼吸异常主要表现为哮、喘、气微、气粗等。

哮，以呼吸急促，喉中痰鸣为特征。往往在季节转换、天气变化时突然发作，多反复发作，不易痊愈。哮证要注意区别寒热。寒哮多遇冷而发，因阳虚痰饮内停，或寒饮阻肺所致。热哮常在气候燥热时发，因阴虚火旺或热痰阻肺所致。

喘，也称“气喘”，是指呼吸急促困难，甚至张口抬肩，鼻翼翕动，端坐呼吸，不能平卧。喘证要注意区别虚实。实喘声高息涌气粗，发病急骤，以呼出为快，甚则仰首目突，多因外邪袭肺或痰浊阻肺所致。虚喘呼吸短促，发病缓慢，得引一长息为快，活动后喘更甚，多因肺之气阴两虚，或肾不纳气所致。

气粗、气微是指患者呼吸时鼻中气息粗糙或微弱。气粗为外感六淫之邪或痰浊内盛，气机不利所致，多属实证；气微为肺肾气虚所致，多属虚证。

（2）咳嗽是肺系疾病中最常见的症状，是肺气上逆的表现。

有声无痰谓之“咳”，有痰无声谓之“嗽”，有声有痰为“咳嗽”。咳嗽首先应区分外感与内伤。外感咳嗽常兼表证多属实证，常起病较急，病程短；内伤咳嗽以虚证为多，起病较缓，病程长，易反复发作。咳声紧闷多属寒湿，咳声清脆多属燥热，咳声低微多属肺气虚。咳嗽昼甚夜轻者，常为热为燥；夜甚昼轻者，多为肺肾阴亏。

4. 呕吐、嗳气与呃逆

呕吐、嗳气与呃逆均为胃气上逆的表现。因病邪影响的部位不同，而见呕吐、嗳气与呃逆等不同表现。

（1）呕吐。

有声有物称为呕；有物无声称为吐。多见于食滞胃脘、肝气犯胃、外邪犯胃、痰饮内阻等证。吐势徐缓，声音微弱的，多属虚寒呕吐。虚证呕吐多因脾胃阳虚或胃阴不足所致。吐势较急，声音响亮者，多属实热呕吐。实证呕吐多是邪气犯胃或浊气上逆所致。

（2）嗳气。

嗳气是气从胃中上逆出咽喉时发出的声音。嗳气分虚实。虚证嗳气声多低弱无力，多因脾胃虚弱所致。实证嗳气声多高亢有力，多为食滞胃脘，肝气犯胃、寒邪客胃而致。

（3）呃逆。

呃逆是胃气上逆，冲击咽部发出的一种声音，为横膈拘挛所致。呃逆有虚、实、寒、热之分。呃声高亢，音响有力的多属实证、热证。实证往往发病较急。呃声低沉，气弱无力的多属虚证、寒证。虚证多因脾肾阳衰或胃阴不足所致。

5. 叹息

叹息又称“太息”，是指病人自觉胸中憋闷而发出的嘘气声，叹息往往是自感胸中憋闷缓解的一种表现，多因气机不畅所致，以肝郁和肝气虚多见。

二、嗅气味

嗅气味主要是嗅患者病体、分泌物、排出物等的异常气味。嗅气味可判断疾病的寒热虚实。

（一）病体气味

1. 口臭

口臭是患者口中发出臭秽之气。多见于口腔病变或胃肠有热。口腔疾病致口臭的，可见于牙疳、龋齿或口腔不洁等。胃肠有热致口臭的，多见胃火上炎，宿食内停或脾胃湿热等。

2. 汗气

汗液的气味可用来判断病情。气分实热壅盛，或久病阴虚火旺的患者，出汗会有酸腐之气。风热痹证患者可汗出色黄而带有特殊的臭气。阴水患者若出汗伴有“尿臊气”则是病情转危的险候。

3. 鼻臭

鼻臭是指鼻腔呼气时有臭秽气味。如鼻渊可见鼻流黄浊黏稠腥臭之涕、缠绵难愈、反复发作。梅毒、疠风或癌肿可见鼻部溃烂伴有鼻臭。消渴病可见呼出之气带有“烂苹果味”。

4. 身臭

身体有疮疡溃烂流脓水或有狐臭、漏液等均可致身臭。

（二）排出物气味

一般而言，湿热或热邪致病，其排出物多混浊而有臭秽等难闻的气味。呕吐物气味臭秽，多因胃热炽盛。呕吐物气味酸腐，常为宿食内停。呕吐物腥臭，可见于胃痈。嗳气酸腐，多因胃脘热盛或宿食停滞于胃而化热。小便臊臭，色黄混浊，多属实热证。大便恶臭，多为大肠湿热内盛。小儿大便酸臭，为食积内停。矢气败卵味，多因暴饮暴食，食滞中焦或肠中有宿屎内停所致。月经或产后恶露臭秽，因热邪侵袭胞宫。带下气臭秽，色黄，为湿热下注。带下气腥，色白，为寒湿下注。

（三）居室气味

病人居室的气味多由病人本身及其排出物等发出。瘟疫病开始即有臭气触人。室内有血腥味，多是失血证。室内有腐臭气味，多有浊腐疮疡。室内有尸臭气味，是脏腑败坏。室内有尿臊气，多见于水肿病晚期。室内有烂苹果气味，多见于消渴病。

第二节　声诊现代研究

声诊是中医辨证论治的独特诊法之一，有着丰富的理论基础和临床经验。随着计算机技术、声音采集技术及信息处理技术的发展，不少应用于中医闻诊的诊断设备相继研发，实现了声诊的数字化、客观化，为中医声诊的研究及应用提供了技术和方法。

一、声诊研究的主要技术和方法

声诊客观化研究需要先提取语音。常见的提取方式有选择元音与选择字句两种，主要考虑两个因素：一是国际音标能够精确区分语音特征，并且元音可以较好地反映声带振动的实质。因此以语音作为研究对象时，常将国际音标的元音作为发声标准以供研究。根据现代科学理论，音高、音强、音长、音质是反映语音特点最基础的要素，通过这些要素能客观地反映语音特征。二是元音与辅音结合形成了意义丰富多样的语言。辅音是声带发出的语音受到声腔阻碍所形成的，字句中包含辅音，并且字句中声调变化使语音特征更加难以客观量化。

目前，“中医闻诊采集系统”是闻诊研究的重要成果，该系统可经小波包变换结合近似熵的非线性方法分析处理各种声音样本，通过支持向量机得到分类结果。如陈春凤等（2010）应用该系统对308例受试者进行观测，结果发现，该系统所识别的正常与非健康、气虚与阴虚、实证与虚证各组的识别准确率均达到较高水平。小波包技术能够提取此类信息，通过支持向量机等分析方式则可以区分疾病不同证型的语音特征。沈庆韡等（2012）根据“宫、商、角、徵、羽”各选取两个汉字的发音作为样本并进行特征提取，在支持向量机的基础上附加聚类算法及神经网络方法对声音特征进行分类识别，发现该方法的识别准确率达75%以上。

20 世纪 80 年代张迺华曾提出 5 种声诊的现代诊断方法，在此基础上，王忆勤等（2008）总结了声诊研究中的几种主要技术和方法：离体喉方法，空气动力学方法，声图仪方法，频谱分析方法，声音传感器和微计算机声音采集分析系统。胡赣等（2014）收集了疾病患者与正常人的声音样本并进行特征参数分析，发现不同声音的特征参数值之间存在较大差异，说明正常人与虚证患者的语音信号特征参数存在着显著差异。林馨等（2010）收集了肺气虚证患者及健康人的声音信息并对其声音信号特征进行分析，结果发现通过声音信号特征分析，可有效区分肺气虚证患者与健康人。

二、声诊在中医辨证研究中的应用

不少学者将声诊客观化研究用于虚实辨证，如王勇等（2007）收集了 120 例不同年龄段人群的声音信息，以基频、振幅、噪声能量等参数为观察指标，结果发现，随年龄增大气虚程度增加，基频下降，直至老年降至最低，印证了“气虚”是导致老年人声嘶的主要原因，这与中医基础理论非常吻合。马天才等（2009）通过小波包技术分析和处理健康人和经中医辨证为虚证或实证患者语音信号的变异信息参数，使用计算机声音分析系统来识别声压随时间迅速起伏变化的差异。结果显示，各实验组之间共有 8 个频段点具有统计学差异，得出的结论为变异信息参数对中医辨虚实证具有临床意义。鄢彬等（2014）以元音 α 为研究对象，利用小波包技术分析不同证型患者与正常人之间语音扩展能量特征，发现心脾两虚证患者扩展能量比例较高，正常人扩展能量梯度则较低，差异集中频段也不尽相同。宋雪阳等（2019）运用 Smart TCM－1 型中医生命信息分析系统的声诊模块，采集肺结节患者及正常人的语音信号，通过 Praat 6.0.34 语音分析软件，提取语音共振峰频率参数，分析肺结节患者及其不同中医证型的声诊特征。结果显示肺结节患者及其不同中医证型的语音共振峰频率参数存在差异，提示语音共振峰能为肺结节的诊断提供客观依据。

江娟娟等（2007）运用计算机声学测试系统，采集了慢喉喑患者和正常人各 120 例进行对照，患者的中医辨证分别属肺肾阴虚、肺脾气虚、气滞血瘀、痰浊凝滞型，研究结果表明：实验组与对照组声学参数基频值与标准化噪声能量值有统计学意义，各证型之间的标准化噪声能量值比较均有显著性差异。因此，他们认为通过对所测声学参数的分析，可为慢喉喑的早期诊断提供参考，也能为慢喉喑的中医四个证型分型提供客观指标。谢强等（2008）招募了 60 例正常女性和 60 例慢性咽炎女性患者（其中肺肾阴虚、肺脾气虚、痰浊凝滞证各 20 例），提取她们的声音特征进行研究，与正常嗓音对比，三组证型的声学参数均有显著差异，为慢性咽炎的中医证型分类提供了客观声学数据和指标。董伟等（2015）分析慢性咽炎患者语音信号第 3 层小波包能量特征与熵值特征，发现实证患者能量值特征与熵值特征均高于虚证患者，结论表明可以通过能量特征与熵值特征区别证型虚实。李学良等（2014）基于中医声诊信息，整合中医四诊信息对支气管哮喘缓解期患者进行临床疗效评价，分析治疗前后中医声诊参数变化规律，结果显示患者声诊参数在治疗前后均有显著性差异，该研究为支气管哮喘中医证候诊断、病情演变观察以及临床疗效评价提供了有效依据。以上报道结果说明通过客观化闻诊研究，可有效区分疾病虚实，为闻诊在临床中的应用提供了有力依据。

三、声诊运用于中医体质辨识的研究

体质是人体相对稳定的固有特质，受先后天因素的共同影响形成。目前中医体质辨识主要依赖医生临床经验，缺乏客观、规范的标准。

近年来，诸多学者针对声音与体质之间的关系进行了研究，如穆怀喜等（2012）选取能反映五音的成对汉字作为跟读样本，招募九大体质的大学生收集其声象信息，并通过支持向量机和神经网络等方法对声音信息进行分类并分析。结果发现：不同体质学生线性预测倒谱系数（*LPCC*）、美尔倒谱系数（*MFCC*）参数存在差异，此研究可为闻诊在体质分类中的应用提供量化依据。孙乡等（2012）利用现代声学技术，通过 34 个语音参数的线性回归模型预测了 39 名女性受试者的体质，结果显示语音特征与体质的关系符合九种体质理论。雍小嘉等（2018）根据《中医体质量表》筛选出气虚体质及平和体质的青年 40 例，老年 35 例。采集其声音数据后运用基音周期、基音的抖动、振幅微扰、共振峰变异、过零率比例、语音时间长度、语音包络面积等方法进行声学参数分析。结果显示，与平和体质的人群比较，气虚体质人群的语音时间长度和语音包络面积差异具有统计学意义，说明以声学参数来界定气虚体质与平和体质是可行的。雍小嘉等（2016）在青年大学生中筛选出平和体质 20 名，气虚体质 16 名，通过声音扰动分析法中的基音抖动、幅度微扰两个参数进行声音特征分析，从而观察气虚体质人群与平和体质人群在发出气流的量及速度上的差异。结果发现平和体质相对于气虚体质声音稳定性更好，与中医理论中气虚则运气无力、气行不畅观念相符。该研究说明声音扰动参数可作为闻诊中体质判断的客观依据。高延杰等（2015）借鉴德尔菲法专家调查问卷，对阳虚证四诊各症状条目进行专家问卷调查。结果从 73 条中医症状中初步筛选出 46 条阳虚证的诊断指标，其中闻诊的条目是：语声低怯、气短、呼吸怯弱、咳嗽声低。张尚尚等（2015）收集抑郁症患者及健康人各 30 例，通过 praat 软件提取他们语音的频谱、音强、音高、共振峰等参数并进行分析，发现抑郁症患者较易出现火性体质。

以上研究结果说明，现代闻诊研究能够更加客观地区分不同体质人群，为中医体质辨识提供新方法。

四、声诊运用于五脏相音理论的研究

五脏相音理论最早出现在《黄帝内经》,《素问·五脏生成》曰:“五脏相音,可以意识。”《素问·阴阳应象大论》曰:“肝……在音为角,在声为呼,心……在音为徵,在声为笑,脾……在音为宫,在声为歌,肺……在音为商,在声为哭,肾……在音为羽,在声为呻。”以上条文把五脏与五音、五声对应联系在一起,说明可以通过了解五音、五声的变化来判别脏腑精气的盛衰。《灵枢·阴阳二十五人》中,更是把人的体质禀赋按照五行理论分为五种,分别对应于五音,再从五音中各分为五,五五共二十五音,再对应分成了二十五种体质之人。《四诊抉微》记载“脾应宫”“肺应商”“肝应角”“心应徵”“肾应羽”,认为声音的变化可反映病位。

沈勇等(2011)使用小波包算法对中医五脏病患者和健康人元音信号进行分析,结果发现不同元音频段五脏病患者和健康人的声音特征存在显著差异。余菲等(2016)通过数学积分法对音频信号进行组合,发现人体发出的声音是五音按一定比例构成的,五音能够与具体的五脏对应起来。郑贤月(2008)收集了20~35和36~50岁体检结果为寒性、热性及平和质女性人群的五音特征,并进行比较,发现不同年龄段、不同体质女性人群声音频率呈线性分布,且寒性体质、热性体质者在羽音、角音区的差异具有统计学意义。在此基础上,梁嵘等(2011)对此结论做了进一步研究,结果显示,寒性体质女性“角”音出现频率高,热性体质女性“羽”音出现频率高,说明声音特征可作为女性人群寒热体质辨识的有力依据。陈春凤等(2012)收集五脏病患者和健康人群的声音信息,并将其分割成6段,分析嵌入维数为2的样本熵特征,结果显示各时域段的总样本熵大小排列为:肺系组>脾系组>心系组>肝系组>肾系组>正常组。潘慧巍等(2005)对老年胆结石患者的声音信息进行分析,发现胆结石患者的声音特征为角音增加,与“五脏相音”理论中角音对应肝脏的理论相符。

高也陶等(2007)结合古代“五脏相音”理论和现代物理声学理论技术,研制出二十五音分析仪,为声诊研究提供了技术及设备上的支持,也为中医声诊理论提供了客观依据。通过对健康人的二十五音规律进行研究结果发现:男性以羽音为主,女性以角音为主,且随年龄变化而趋多,证实古代中医认为“男子以肾为先天之本”“女子以肝为先天之本”的理论。同时对老年胆结石患者进行研究发现,老年胆结石患者以角音为多,符合肝主角音的理论。郭锐等(2007)应用二十五音分析仪,对152名老年男性尘肺患者进行了检测,所有患者均明确诊断为尘肺0、Ⅰ和Ⅱ期。结果尘肺0期患者与健康老年男性相比,无明显声音频率改变,而Ⅰ期和Ⅱ期的患者,均有发音以商音为多的情况,具有统计学意义。

王忆勤等（2009）选取符合五音的10个汉字和唐诗《登黄鹤楼》作为跟读字句，针对单字和复合语句研究“五脏—五音”的关系，发现熵值能够更加精准地区别哮喘患者与健康人。林源等（2008）运用电脑音频分析仪，分析哮喘病灸疗前后发音改变的规律，研究发现：哮喘患者以商音为主，经灸疗后病情痊愈或好转，其相应的商音也发生变化，这变化与疗效之间存在着相关性，这些研究结果与《黄帝内经》五脏相音的理论是吻合的。

以上研究结果说明不同脏腑疾病患者声音信号存在差异，可进一步针对闻诊与五脏病之间的关系进行研究，为中医闻诊在疾病诊断中的应用提供新的依据。

五、非语音的声诊研究进展

声诊研究对象除语音外，还有其他人体发出的声音如咳嗽、呼吸、啼哭、呻吟等，寻找具有共性与特性的非语音声音特征参数也是声诊客观化研究的重要方向。

（一）闻咳嗽声

咳嗽声是最为常见的声诊非语音研究对象。传统中医对咳嗽声音的评估依靠主观的听觉，这就不可避免地存在以下弊端：每个人的听觉有差异，其诊断不够客观；测听信息的有效提取识别往往只限于临床经验丰富的中医师，临床经验缺乏的医生则很难识别；人的听觉与生理有关，如年纪大了，听力会衰退；测听时间较长容易疲劳，说话人多又容易发生混淆等，均给声诊带来了困难，容易造成误诊。临床通过判别咳声大小、性质、长短、深浅等特点确定病因病机，判断咳嗽类型，这些因素可以用音色、音质、响度等物理特征客观地进行描述。如鲁法庭等（2010）将咳嗽声时间、频率与强度制成三维声谱图，通过测定声音属性的物理量探索不同证型咳嗽声音的共性与特性。

（二）闻呼吸声

常峥等（2021）建立了呼吸声信号处理算法，采集相关疾病的呼吸声信号并利用实验平台验证其有效性。结果表明：所建立的算法能有效识别健康、慢性阻塞性肺病以及肺炎呼吸声信号，基本实现利用呼吸声信号诊断肺部疾病的目标。

（三）闻肠鸣声

田在善等（1979）采用MSC－IT心音拾音器，通过放大器将拾得的信号用磁带机存储后，放入医用数据处理机进行分析并绘出肠鸣音曲线图，针对几种急腹症常用中药对正常人肠运动的影响做观察，结果表明大承气汤有兴奋小肠肠管运动的功能，其客观、定量地显示了药物对肠道的作用，从而代替了“肠中辘辘有声”“腹中雷鸣”等模糊描述。

第三节 嗅诊现代研究

嗅气味是中医诊断中闻诊的方法之一，人体罹患疾病所散发出的气味与中医证候之间存在密切关系。人体发生病变时，会在体表表现出来，如口腔气味、躯体气味、排泄物气味等都出现异常。当代医家对嗅气味的标准化、客观化研究目前较少，多限于口腔气味中口臭的分析，还存在较大研究空间，已经成为中医闻诊研究的发展方向之一。

一、嗅诊研究的主要技术和方法

嗅诊虽与声诊同属闻诊范畴，却需要通过气味信号得到诊断依据。嗅气味即通过嗅觉器官感受气味特点，气味的本质是气体所含分子作用于受体产生物理振动或化学刺激的过程。

（一）电子鼻技术

嗅气味是靠医生的嗅觉获取的，对气味进行识别时会存在一定主观性与易疲劳的缺点，加上人对腥臊恶臭等不良异味有一定的厌恶与排斥心理，一些特殊的异常气味还可能超出人类的嗅觉范围。因此，传统嗅气味诊法在临床应用上具有一定的局限性。而将电子鼻技术引进中医诊断学领域，可以克服传统嗅气味的缺点，促进嗅诊的发展。

电子鼻技术作为一种无创、快速的诊断技术，其临床诊断研究与应用，已经涉及呼吸系统、泌尿系统、消化系统、代谢系统、感染性疾病等的检测与诊断（郑哲洲等，2012）。此外，研究表明电子鼻对气味的检测结果能够反映寒热病性，可以为中医病证诊断提供新的工具和手段。

目前，第3代薄膜型气体传感器阵列的气味智能探测电子鼻，具高灵敏度和高稳定性，有研究者将其应用于探索外感病寒热两种证型与气味图谱之间的关系，显示在健康状态下，同一个体不同时段的气味图谱特征几乎一致，不同个体间差异显著，同一个体在健康和患外感病状态下的气味图谱存在差异。同样是外感病，其寒证和热证的气味图谱也存在差异。表证患者口腔呼气的气味图谱响应曲线的振幅和上升斜率均显著高于健康人，提示表证患者口腔气味较健康人发生了变化，且比健康人气味浓烈。肺主皮毛，皮毛受邪，内应于肺，肺气失宣，鼻咽不利，呼吸之气也必然会有变化。因此，表证患者口腔呼气的气味与健康人存在差异。外感表证时，由于外邪侵扰，肺卫失宣，秽浊排除不利，因此呼出气味较正常浓烈，或有臭秽。其中表热证患者气味变化较表寒证患者更加明显。进一步深入研究此类疾病气味图谱的特异性指标，可以将其应用于外感病及其不同证型的诊断（林雪娟等，2013），也可以不断探索不同疾病不同证型与其气味图谱的关系。

（二）其他技术和方法

除电子鼻技术以外，嗅诊的客观化研究还可通过一些其他的技术方法进行，这些方法可以直接判别其中所含物质，体现气味信号的特征。

王忆勤等（2008）总结了中医嗅诊研究的主要技术与方法有：红外光谱法；气相色谱分析；直接顶空分析。这是嗅气味客观化研究的技术背景。这些技术和方法在现代医学中的成功应用，成为中医嗅诊客观化研究的理论基础和技术背景。气体传感器阵列电子鼻检测的气味“指纹”图谱包含了气味的整体信息，与传统中医的整体观念思想相符。研究气味图谱与病证之间的关系，不仅提高了对病证的诊断率，同时也能为实现中医嗅诊的客观化、规范化、标准化提供手段和方法。

二、嗅诊在中医辨证研究中的应用

宋镇贵等（2010）通过电子鼻技术获取气味信号，运用小波分析气味在频率空间的特征，提高获取气味信号特征的稳定性，增加气味信号获取的效率。林雪娟等（2015）运用电子鼻技术研究 2 型糖尿病虚、实证患者口腔气味，发现气味图谱中实证患者响应曲线振幅、斜率较大，虚证患者响应曲线斜率较高，以口腔气味特征初步判断 2 型糖尿病虚实病性。嗅诊较声诊更难量化，尚无太多临床运用研究报道，但随着科技进步，气味识别与富集手段进步，研究者可构建不同疾病、不同证型气味特征的数据库，形成完整气味图谱，客观量化分析气味特征。

黎渊等（2021）将 150 例脾胃功能异常患者作为观察对象，通过专家进行会诊确诊患者病情，同时采集所有患者呼出的气体，用气相色谱—声表面波传感器联用技术分析采集到的呼出气，分析后发现：该系统对脾胃异常症状诊断的准确率均超过 80%。这说明通过气相色谱—声表面波传感器联用技术，探索出一种能够通过对患者的呼出气进行分析处理，来辨别患者脾胃证候的新型临床闻诊手段是可行的，具有应用价值和实际意义。陈星等（2020）通过气相色谱—声表面波传感器联用的方法建立中医闻诊系统，采用气袋收集 112 例临床脾胃异常与 162 例脾胃无异常的受试者的呼出气，利用该中医嗅诊系统对所收集的呼出气进行检测分析，并通过 116 例受试者进行模型验证，建立呼出气与脾胃证候的关系模型，结果该模型的 *ROC* 曲线下面积达到了 0. 930，对脾气虚、脾胃湿热和脾胃虚寒等证候的辨识准确率均达 84% 以上。

第四节　人工智能在闻诊中的应用及展望

一、人工智能在闻诊中的应用

随着现代技术的飞速发展，使用计算机科学和信息技术对患者声音进行数字化数据采集和分析成为可能。这极大推动和促进了人工智能辅助听诊的研究，并实现了闻诊的客观化、准确化和定量化。智能听诊的理想状态是实现自动化、标准化和规范化，但是和舌诊、脉诊相比较，声音信号易受噪声及环境干扰，且缺乏定量指标。若要以声音信号作为重要指标来区分不同类型的人群以及不同证候类型的声学特征，则需要建立标准化的声音信号采集流程和音频数据库。2004 年，科学杂志刊登了有关纳米技术开创细胞声学（Sonocytology）的研究，这无疑为中医闻诊客观化提供了重要的技术手段。

目前，机器学习的方法也被中医学者用来做问诊客观化的研究。传统机器学习方法主要用于人工智能辅助听诊，包括 k – NN、朴素贝叶斯、DT、SVM、ICA、神经网络和图模型等。如利用二十五音分析仪对患者声学特征进行分析，或使用数字超声仪对患者发出的声音进行频谱分析，从而为临床中医辨证提供依据。该类方法由 3 步组成：①收集语音数据。让受试者在带有回声抑制的安静房间中持续发出稳定的元音以提供语音数据。②音频数据处理，即对捕获信号的降噪、滤波、变换及特征提取等，包括从分解后的信号中计算各类特征函数，如近似熵（Approximate Entropy，ApEn）、小波包能量熵（Wavelet Packet Energy Entropy，WPEE）等。③上述特征经过处理后作为机器学习分类器的输入特征，为辨别患者声学特性提供依据。听诊领域常用的机器学习分类器是 SVM，能在性别先验的情况下以超过 85% 的准确率区分肺气虚、肺阴虚、健康这 3 类人群。

目前，深度学习在自然语言处理领域取得了惊人的研究进展，其对音频的识别能力已达到甚至超越人类的平均水平。目前对深度学习辅助听诊的相关研究尚处在初级阶段，但深度学习已逐步展现出超过传统算法的性能，如江益靓等（2019）利用 CNN 数据增强技术区分实证和虚证，其精度超过 95%。患者声学信号由一系列时域上的波形组成，传统算法关注声学特征在时域、频域等的量化指标，而实际上医生进行听诊时并不会关注量化指标，而是关心波形整体的结构特征，如音色、咳嗽咳喘、说话力气、呼吸节律等。深度学习算法如 CNN 或长短时记忆网络则在分析局部波形的同时也具备全局的感受野，这与医生听诊时的流程不谋而合。

尽管人工智能在中医领域的应用前景十分广阔，但也面临着很多挑战。由于中医学本身的专业壁垒及古文阅读的方式，人工智能所需要的大量规范、全面、准确的原始数据获取存在困难，仅仅依靠孤立地收集数据将会阻碍人工智能在中医领域中的运用。中医四诊数据的收集目前还缺乏一个受业内认可的范式，不同学者收集数据、建立数据库的方式各不相同，这造成了不同数据库之间缺乏可迁移性和复用性。此外，中医的辨证原理相较于数理原理而言是模糊的、高度非线性的，如何将艰深晦涩的辨证原理转化为易于计算机理解的语义符号也有待进一步研究。

二、闻诊研究展望

闻诊的现代研究从侧面使我们加深了对中医诊法科学性、实用性的认识。“上医听声，中医察色，下医诊脉”，近年来的医学研究中，利用声音的特性对其频率、振幅、持续时间进行分析，运用声谱仪、语声仪、喉声气流图仪、频谱分析仪等结合电子计算机对语声、咳嗽声、肠鸣声、呼吸声等进行了初步观察，为闻诊的客观化做出了巨大贡献。闻诊通过对音调、音色、强度的分析，可反映人体脏腑功能及气血的盛衰，在疾病诊断、体质辨识及证候判别方面有其独特的临床价值。

闻诊在临床运用中最常见的作用是可以判别疾病性质、疾病部位，还可以预测疾病的发展与转归。声诊语音分析以元音作为声音样本时，能客观准确地得到语音特征参数，通过语音参数分析相应生理特点以及对应中医证型、脏腑功能还有广阔空间。字句作为声音样本时与中医闻诊理论的契合度更高，能够更好地运用客观参数解释“宫、商、角、徵、羽”五音体现的语音特征。对含有实意的语句进行声诊研究最难达到客观化与标准化，但最贴近声诊在临床实际的运用。声诊语音的客观化研究要想长足发展则须由简到繁，克服实意语句客观化研究的难关，将参数逐步融入临床实际运用。综合语音、非语音和气味诊断，将声音、气味信号特征纳入多种算法中分析，构建客观化闻诊模型，以达到检测预后的目的，再结合问诊、面诊、切诊信息，则可进一步提升模型对预后检测的准确性。

闻诊的特点决定了其客观量化可以与多学科结合，声音分析需要借助声学、物理学仪器获取标准化的声音信号特征，数学、统计学等学科则帮助构建声音诊断模型，气味分析则与化学、电子技术密不可分。可以说，所有闻诊的现代化研究均离不开信息工程技术。此外，目前闻诊尚未开展与现代医学的叩诊、听诊相关的研究。叩诊可以认为是切诊与闻诊结合，可得到的声音信息较为客观，对于闻诊客观化、规范化研究会是一大助力。传统中医闻诊因受主观因素影响，尚未确立其量化诊断标准，因而难以得到国际认可。现今，随着声音采集技术、信息处理技术及物理声学等多学科交叉研究的进步，应用于音频、音调、音色及强度的客观量化指标提取方法越来越多，计算机辅助下的闻诊客观化、数字化研究已成为中医诊断学的重要研究方向，为闻诊与疾病之间的相关性及闻诊在临床诊病中的应用提供了依据。多学科交互、中西医结合对中医闻诊客观化有着重要意义，可以推进闻诊客观化进程，并能够更好地为临床诊断实际运用提供帮助。

另外值得思考的是，传统诊法是建立在中医理论基础之上的，那么它们是否适合于对现代疾病的诊断？其特异度、灵敏度又有多少？耐人寻味的是现代医学诊断已进入分子、基因水平，而传统诊法也有向微观发展的趋势。运用现代仪器对中医诊法研究的同时，还需要掌握现代医学的对应知识，否则中医诊法的现代研究将难以深入进行而陷入困惑的境地。当然，运用现代仪器检测必然会对中医传统诊法产生冲击。因此，应用现代科学仪器及方法来代替凭听觉、嗅觉诊断疾病的传统闻诊方法，客观地对闻诊的内容进行定性、定量分析，科学地做出判断，从中得出规律性认识，研究其诊断客观化，应该是我们开展闻诊客观化研究的新课题，是实现中医现代化的必然途径。

参考文献

［1］张华敏，刘寨华．“闻诊”命名源流考［J］. 中医药学报，2017，45（1）：6－8.

［2］商双，李赣，杨奕望．以声论证——中医声诊源流探析［J］. 中国中医基础医学杂志，2022，28（3）：326－328，411.

［3］关茜，周小芳，李福凤．闻诊中医理论基础及现代化研究进展［J］. 中华中医药杂志，2022，37（4）：2134－2136.

［4］鄢彬，王忆勤．中医闻诊客观化研究进展［J］. 中华中医药学刊，2014，32（2）：243－246.

［5］宋雪阳，许朝霞，王寺晶，等．中医闻诊客观化临床应用研究概述［J］. 中国中医药信息杂志，2019，26（3）：141－144.

［6］洪静，陈聪，许朝霞，等．中医声诊客观化研究进展［J］. 中华中医药杂志，2019，34（11）：5324－5326.

［7］陈春凤，王忆勤，颜建军，等．中医闻诊信号采集与分析在虚、实证型辨别中的应用［J］. 结合医学学报（英文版），2010，8（10）：944－948.

［8］CHEN C F，WANG Y Q，YAN J J，et al. Application of voice signal collection and analysis in traditional Chinese medicine syndrome differentiation of deficiency and excess［J］. Journal of Chinese integrative medicine，2010，8（10）：pp. 944－948.

［9］沈庆鞲．数字化中医声诊五脏五音信息提取和识别研究［D］. 上海：华东理工大学，2012.

［10］王忆勤．中医诊断学研究思路与方法［M］. 上海：上海科学技术出版社，2008.

［11］胡赣．基于特征组合的中医声诊客观化研究［D］．上海：华东理工大学，2014.

［12］林馨，柴秀娟．肺气虚患者发声功能的声学分析［J］．中华中医药杂志，2010，25（7）：1133－1136.

［13］王勇．老年声嘶中医辨证“气虚为本”的临床研究［J］．辽宁中医药大学学报，2007，9（4）：102－104.

［14］马天才，庄燕鸿，颜建军，等．基于小波包声音信号分析技术的中医虚实证声诊特征分析［C］//中华中医药学会．中华中医药学会中医诊断学分会第十次学术研讨会论文集，2009：310－315.

［15］鄢彬，王忆勤，郭睿，等．231例中医3种常见证型患者语音客观化采集与分析［J］．世界科学技术：中医药现代化，2014，16（12）：2586－2592.

［16］宋雪阳，许朝霞，王寺晶，等．121例肺结节患者的语音共振峰初探［J］．世界科学技术—中医药现代化，2019，21（12）：2904－2908.

［17］江娟娟，谢强．慢喉喑声学检测及其参数与中医证型关系探讨［J］．浙江中医杂志，2007，42（10）：596－597.

［18］谢强，江娟娟，陶波，等．慢性喉炎声学检测参数与中医证型的关系［J］．中华中医药杂志，2008，23（12）：1119－1121.

［19］董伟，王忆勤，郑荣华，等．100例慢性咽炎患者语音信号的证型特征分析［J］．河北中医，2015，37（11）：1613－1615，1619.

［20］李学良，许朝霞，王忆勤，等．基于中医四诊信息的支气管哮喘缓解期患者临床疗效评价［J］．世界科学技术—中医药现代化，2014，16（6）：1294－1299.

［21］穆怀喜．基于中医体质的声象特征研究［D］．天津：天津大学，2012.

［22］孙乡，杨学智，李海燕，等．成人语音特征与9种体质的相关性研究［J］．中国中医基础医学杂志，2012，18（4）：447－449，454.

［23］雍小嘉，赵刚，郭佳．青年与老年气虚及平和体质人群声音特征对比分析［J］．河南中医，2018，38（3）：411－413.

［24］雍小嘉，赵刚，郭佳．声音扰动分析法对平和质与气虚质人群声音特征的研究［J］．山西中医，2016，32（1）：45－46.

［25］高延杰，苏同生，万兆新．基于德尔菲法的阳虚证中医四诊信息调查［J］．长春中医药大学学报，2015，31（3）：531－533.

［26］张尚尚，杨学智，张健，等．基于四诊合参辅助诊疗系统的抑郁症诊断研究［J］．中国中医药信息杂志，2015，22（5）：16－19.

［27］陈敏，马维骐．从“五脏相音”理论探音乐疗法的应用［J］．光明中医，2017，

32（10）：1401－1403.

［28］沈勇．基于非线性动力学的中医声诊信息的提取与识别的研究［D］．上海：华东理工大学，2011.

［29］沈小静．基于小波包变换和支持向量机的中医声诊客观化研究［D］．上海：华东理工大学，2011.

［30］余菲，金雷．五音分解法可作为中医诊断设备的新数学模型［J］．中华中医药杂志，2016，31（9）：3799－3802.

［31］郑贤月．女性寒热体质者的声音特征研究［D］．北京：北京中医药大学，2008.

［32］梁嵘，郑贤月，王召平，等．3 种不同体质女性的声音频率研究［J］．北京中医药大学学报，2011，34（6）：375－378.

［33］陈春凤，王忆勤，郭睿，等．803 例五脏病变患者语音的客观化采集与分析［J］．中华中医药杂志，2012，27（5）：1455－1457.

［34］潘慧巍，吴胜兵，时善全，等．老年人胆石症患者的五脏相音检测研究［C］//中国针灸学会针灸法分会，等．全国针法灸法临床与科研学术研讨会暨脊柱病研究新进展论文汇编，2005：174－177.

［35］高也陶．五脏相音［M］．北京：中医古籍出版社，2007.

［36］郭锐，杜平，陈先友，等．老年男性尘肺患者的五脏相音检测研究［J］．江西中医学院学报，2007，19（3）：41.

［37］王忆勤，许朝霞，李福凤，等．中医四诊客观化研究的思路与方法［J］．上海中医药大学学报，2009，23（6）：4－8.

［38］林源，林万庆，陈旭军．哮喘病的灸疗前后二十五音频率变化的研究［J］．中医药通报，2008，7（6）：29－30.

［39］邓青，黄利兴，裴力娇．黄利兴听辨咳声诊治咳嗽经验［J］．中华中医药杂志，2017，32（4）：1613－1615.

［40］钱锐，王清，杨文荣．周常昆主任医师辨声治咳经验［J］．中医药信息，2013，30（6）：88－90.

［41］鲁法庭，张学娅，杨梅，等．声诊研究现状及开展咳嗽中医声诊客观化研究新思路［J］．辽宁中医杂志，2010，37（7）：1231－1232.

［42］王光耀，王兴华，盛良，等．运用传感器技术促进中医药研究［J］．智慧健康，2015，1（1）：27－30.

［43］黎渊，湛顺秋．探究基于气相色谱－声表面波传感器联用技术的中医脾胃证候辨识［J］．中国医疗器械信息，2021，27（18）：61－62.

[44] 陈星，陈璟，陈超，等. 基于气相色谱－声表面波传感器联用技术的中医脾胃证候辨识［J］. 世界中医药，2020，15（11）：1540－1545.

[45] 郑哲洲，林雪娟. 电子鼻在医学诊断中的应用研究［J］. 世界科学技术—中医药现代化，2012，14（6）：2115－2119.

[46] 林雪娟，李灿东，吴青海，等. 基于电子鼻技术的表证患者气味图谱研究［J］. 中华中医药杂志，2013，28（1）：52－56.

[47] 宋镇贵. 基于小波分析的口腔气味病理特征提取与诊断方法研究［D］. 哈尔滨：哈尔滨工业大学，2010.

[48] 林雪娟，郑哲洲，吴青海，等. 基于电子鼻的 2 型糖尿病虚实病性间的气味识别分析［J］. 中华中医药杂志，2015，30（8）：2687－2691.

[49] 罗思言，王心舟，饶向荣. 人工智能在中医诊断中的应用进展［J］. 中国医学物理学杂志，2022，39（5）：647－654.

[50] 江益靓，张旭龙，邓晋，等. 数据增强基础上使用卷积神经网络进行闻诊［J］. 复旦学报（自然科学版），2019，58（3）：328－334.

[51] 常峥. 基于呼吸声特征分析的肺部疾病诊断方法研究［D］. 重庆：重庆邮电大学，2021.

[52] 田在善，刘英云，李东华，等. 几种急腹症常用中药对正常人肠运动（肠鸣音图）影响的观察［J］. 天津医药，1979（4）：170－175.

（马庆宇）

第三章　问诊研究进展

“问诊”为中医四诊之一。医生通过问诊可以了解患者过去病史、发病原因、治疗经过，以及现在自觉症状、用药情况、饮食喜恶等情况，结合其他三诊全面分析做出判断，从而辨证施治。

第一节　问诊基本理论

问诊的目的在于充分收集其他三诊无法取得的与辨证关系密切的资料。如疾病发生的时间、地点、原因或诱因，以及治疗的经过、自觉症状、既往健康情况等，掌握这些情况有利于对疾病做出正确的判断。

一、问一般项目

问一般项目，包括姓名、性别、年龄、民族、职业、婚否、籍贯、单位、现住址等。

询问和记录一般项目，有助于处理医患联系及追访病人，同时也可作为诊断疾病的参考。性别不同，则疾病不一。男子可能有遗精、早泄、阳痿等病；妇女可能有经、带、胎、产等病。年龄不同，发病亦多有不同，如儿科的麻疹、水痘、百日咳等。同一疾病，因年龄不同而有虚实差异。一般来说，青壮年气血充足，患病多实证；老年人气血衰，患病多虚证。问职业可帮助了解某些职业病，如铅中毒、硅中毒等。问婚否可有助于判断女子有无妊娠、男子有无男性机能衰退或亢进等病。问籍贯、住址可以了解是否患有地方病。

二、问主诉和病史

（一）主诉

主述是患者对最主要的症状和（或）体征的叙述。准确的主诉可以帮助医生判断疾病的大致类别，病情的轻重缓急，并为辨证论治提供重要线索。

（二）现病史

了解现病史，可以帮助医生分析病情，寻找疾病的规律，为辨证提供依据。问发病时间，可以判断目前疾病的性质及表里虚实。问发病原因或诱因，常可推测致病的病因与疾病的性质。有传染病接触史，可为某些传染病的诊断如白喉、麻疹、痢疾等提供依据。问疾病的演变过程，可以了解邪正斗争的情况。问疾病的诊察治疗过程，可为目前疾病诊断提供依据。

（三）既往史、生活史、家族病史

1. 既往史

既往史包括既往健康状况，曾患过何种主要疾病，其诊治的主要经过，现在是否痊愈，有无药物或其他过敏史等。既往的健康与患病情况往往与现患疾病有一定的联系，可作为诊断现有疾病的参考。

2. 生活史

生活史包括患者的生活习惯、经历、饮食嗜好、劳逸起居、工作情况等。生活史中的生活习惯、经历、工作情况等社会因素对病人的疾病都可能有一定的影响。饮食的偏嗜，可导致脏气的偏胜偏衰。情绪持久或剧烈的变化，是引起情志病的原因。过劳易伤肾，久逸易伤脾，起居失常，多扰动于心而出现疾病。

3. 家族病史

家族病史是指患者直系亲属的患病情况，是否有传染性疾病或遗传性疾病。

三、问现在症状

问现在症状是指询问患者就诊时的全部症状。医生掌握患者的现在症状，可以了解疾病目前的主要矛盾，并围绕主要矛盾进行辨证，从而揭示疾病的本质。

（一）问寒热

寒热的产生，主要取决于病邪的性质和机体的阴阳盛衰。

1. 但寒不热

患者只有怕冷的感觉而无发热者，即为但寒不热，可见于外感病初起尚未发热之时，或者寒邪直中脏腑经络，以及内伤虚证等。根据患者怕冷感觉的不同特点，临床又分别称为恶风、恶寒、寒战、畏寒等。恶风多为外感风邪所致。风邪在表，卫分受损，故遇风有冷感而避之可缓。此外，恶风还可见于素体肺卫气虚肌表不固者。恶寒多为外感病初起，卫气不能外达，肌表失其温煦而恶寒。可见于多种外感病的初期阶段，病性多属于实。寒战是恶寒之甚。其病机、病性与恶寒同。畏寒多为里寒证，机体内伤久病，阳气虚于内。或寒邪过盛，直中于里损伤阳气，温煦肌表无力而出现怕冷的感觉。

2. 但热不寒

但热不寒可见于里热证，临床上有壮热、潮热、微热之分。壮热属里实热证，为风寒之邪入里化热或温热之邪内传于里，邪盛正实，交争剧烈，里热炽盛所致。潮热有外感与内伤之分。阳明潮热多见于《伤寒论》中的阳明腑实证，病在阳明胃与大肠。湿温潮热多见于“温病”中的湿温病。阴虚潮热多见于阴虚证候之中，多见手足心发热，严重者称为“骨蒸潮热”，是由各种原因致阴液亏少，虚阳偏亢而生的内热。微热可见于温病后期及内伤气虚、阴虚、小儿夏季热等病证中。

3. 恶寒发热

恶寒发热是外感表证的主要症状之一。恶寒重，发热轻，多属外感风寒的表寒证。发热重，恶寒轻，多属外感风热的表热证。恶寒、发热，并有恶风、自汗、脉浮缓，多属外感表虚证。恶寒发热，兼有头痛、身痛、无汗、脉浮紧是外感表实证。

4. 寒热往来

寒热往来可见于少阳病、温病及疟疾。外邪侵人体机体，在由表入里的过程中，邪气停留于半表半里之间，既不能完全入里，正气又不能抗邪外出，此时邪气不太盛，正气亦未衰，正邪相争处于相持阶段，正胜邪弱则热，邪胜正衰则寒，一胜一负，一进一退，故见寒热往来。

（二）问汗

人体在发生疾病时，各种因素影响了汗的生成与调节，可引起异常出汗。

1. 无汗

外感内伤，新病久病都可见有全身无汗。外感病中，邪郁肌表，汗不能达，故无汗，属于卫气的调节功能失常。当邪气入里，耗伤营阴，亦无汗，属于津枯，为汗液生成障碍。内伤久病，无汗，为肺气失于宣达，为汗的调节功能障碍。

2. 有汗

凡营卫不密，内热壅盛，阴阳失调，皆可引起出汗的异常。如患者出汗病程短，伴有发热恶风等症状，属太阳中风表虚证，是外感风邪所致。患者若大汗不已，伴有蒸蒸发热，面赤，口渴饮冷，属实热证。若冷汗淋漓，或汗出如油，伴有呼吸喘促，面色苍白，四肢厥冷，脉微欲绝。这种汗出常称为“脱汗”“绝汗”。是久病重病正气大伤，阳气外脱，津液大泄，为正气已衰，阳亡阴竭的危候。白天经常汗出不止，活动后尤甚，称为自汗。常常伴有神疲乏力，气短懒言或畏寒肢冷等症状，多因阳虚或气虚不能固护肌表，腠理疏松，玄府不密，津液外泄所致。患者经常睡则汗出，醒则汗止，称为盗汗。多伴有潮热、颧红、五心烦热、舌红脉细数等症，属阴虚。患者先恶寒战栗，表情痛苦，辗转挣扎，继而汗出者，称为战汗。多见外感热病的过程中，邪正相争剧烈之时，是疾病发展的转折点。

3. 局部汗

局部出汗有头汗、半身汗、手足汗等情况。头汗多因上焦邪热或中焦湿热上蒸，逼津外泄，或病危虚阳浮越于上所致。半身汗可见于中风先兆、中风证、痿证、截瘫等病，多因患侧经络闭阻，气血运行不调所致。手足汗多因热邪郁于内或阴虚阳亢，逼津外出而达于四肢所致。

（三）问周身

问周身，就是询问患者周身有无疼痛与其他不适。

1. 问疼痛

疼痛的问诊时，应问清疼痛产生的原因、性质、部位、时间等。

（1）疼痛的原因。引起疼痛的原因很多，其病机有虚有实。不通则痛者，属实证，不荣则痛者属虚证。

（2）疼痛的性质。由于引起疼痛的病因病机不同，其疼痛的性质亦不同。如胀痛多因气机郁滞所致，刺痛多因瘀血所致，绞痛多为有形实邪突然阻塞经络、闭阻气机，或寒邪内侵，气机郁闭，导致血流不畅而成。窜痛多为风邪入侵机体的经络关节，阻滞气机，产生疼痛，可见于风湿痹证或气滞证。掣痛多由筋脉失养或经阻滞不通所致，可见于胸痹、肝经实热等证。灼痛多由火热之邪串入经络，或阴虚阳亢，虚热灼于经络所致。冷痛多因寒凝筋脉或阳气不足而致。重痛多因湿邪困阻气机而致，多见于湿证。空痛多为精血不足而致，可见于阳虚、阴虚、血虚或阴阳两虚等证。隐痛多因气血不足，或阳气虚弱，导致经脉气血运行滞涩所致。

（3）疼痛部位。询问疼痛的部位，可以判断病位及相应经络脏腑的变化情况。

2. 问周身其他不适

常见的周身其他不适有：头晕、目痛、目眩、目涩、雀目、耳鸣、耳聋、重听、胸闷、心悸怔忡、腹胀、麻木等。临床问诊时，要询问有无其他不适症状及症状产生有无明显诱因、持续时间长短、表现特点、主要兼症等。

（1）头晕。临床上头晕常见于风火上扰、阴虚阳亢、心脾血虚、中气不足、肾精不足和痰浊中阻等。多因外邪侵入或脏腑功能失调引起经络阻滞，清阳之气不升或风火上扰，造成邪干脑府或脑府失养而头晕。

（2）目痛、目眩、目涩、雀目。①目痛。目痛而赤，属肝火上炎；目赤肿痛，畏光多眵，多属风热；目痛较剧，伴头痛，恶心呕吐，瞳孔散大，多是青光眼；目隐隐痛，时作时止，多为阴虚火旺。②目眩。多因肝肾阴虚，肝阳上亢，肝血不足，或气血不足，目失所养而致。③目涩。伴有目赤，流泪，多属肝火上炎所致。若伴久视加重，闭目静养减轻，多属血虚阴亏。④雀目。多因肝血不足或肾阴损耗，目失所养而成。

（3）耳鸣、耳聋、重听。①耳鸣。临床有虚实之分，若暴起耳鸣声大，用手按而鸣声不减，多因肝胆火盛所致，属实证；若渐觉耳鸣，声音细小，以手按之，鸣声减轻，多由肾虚精亏，髓海不充，耳失所养而成，属虚证。②耳聋。新病突发耳聋多属实证，因邪气蒙蔽清窍，清窍失养所致；渐聋多属虚证，多因脏腑虚损而成。③重听。听声音不清楚，多因肾虚或风邪外入所致。

（4）胸闷。多因胸部气机不畅所致。

（5）心悸怔忡。心悸多为自发，惊悸多因惊而悸。怔忡是心悸与惊悸的进一步发展。心悸主要是心神浮动所致。如心阳亏虚，鼓动乏力；气血不足，心失所养；阴虚火旺，心神被扰；水饮内停，上犯凌心；痰浊阻滞，心气不调；气滞血瘀，扰动心神等皆可使心神不宁而出现心悸、惊悸或怔忡的症状。

（6）腹胀。引起腹胀的病因以气机不畅为主，虚则气不运，实则气郁滞。实证可见于寒湿犯胃，阳明腑实、食积胃肠、肝气郁滞、痰饮内停等证。

（7）麻木。多见于头面四肢部。可因气血不足或风痰湿邪阻络、气滞血瘀等引起。其主要病机为经脉失去气血濡养所致。

（四）问饮食与口味

问饮食与口味包括询问口渴、饮水、进食、口味等几个方面。

1. 问口渴与饮水

询问患者口渴与饮水的情况，可以了解患者津液的盛衰和输布情况以及病证的寒热虚实。口渴总由津液不足或输布障碍所致。口渴多饮多见于实热证，消渴病及汗吐下后。渴不多饮是津液轻度损伤或津液输布障碍的表现，可见于阴虚、湿热、痰饮、瘀血等证。

2. 问食欲与食量

询问患者的食欲与食量，可以判断患者脾胃功能的强弱，疾病的轻重及预后。

（1）食欲减退与厌食。食欲减退多见于脾胃气虚、湿邪困脾等证。厌食，多因伤食而致，若妇女妊娠初期，厌食呕吐者，为妊娠恶阻。饥不欲食，是患者感觉饥饿而又不想进食，或进食很少，亦属食欲减退范畴，可见于胃阴不足证。

（2）多食易饥。患者食欲亢进，食量较多，食后不久即感饥饿，可见于胃火亢盛、胃强脾弱等证。亦可见于消渴病。总由胃的腐熟太过而致。

（3）偏嗜。若小儿异嗜，喜吃泥土、生米等异物，多属虫积。若妇女已婚停经而嗜食酸味，多为妊娠。

3. 口味

口味，是指病人口中的异常味觉。口淡乏味，多因脾胃气虚而致。口甜，多见于脾胃湿热证。口黏腻，多属湿困脾胃。口中泛酸，可见于肝胆蕴热证。口中酸腐，多见于伤食证。口苦，可见于火邪为病和肝胆郁热之证。口咸，多属肾病及寒证。

（五）问二便

询问二便的情况可以判断机体消化功能的强弱，津液代谢的状况，同时也可以辨别疾病的寒热虚实。

1. 问大便

气血津液失调，脏腑功能失常，即可使排便次数和排便感觉等出现异常。

（1）便次异常。

便秘：可见于胃肠积热，气机郁滞、气血津亏、阴寒凝结等证。其病机总由大肠传导功能失常所致。

溏泻：可见于脾虚、肾阳虚、肝郁乘脾、伤食、湿热蕴结大肠，感受外邪等证。总由脾胃功能失调、大肠传导亢进所致。

（2）排便感觉异常。

肛门灼热：其病机由大肠湿热蕴结而致。可见于湿热泄泻、暑湿泄泻等证。

排便不爽：多由肠道气机不畅所致。可见于肝郁犯脾、伤食泄泻、湿热蕴结等证。

里急后重：是痢疾病证中的一个主证。多因湿热之邪内阻，肠道气滞所致。

滑泻失禁：可见于脾阳虚衰、肾阳虚衰，或脾肾阳衰等证。多因久病体虚，脾肾阳虚衰，肛门失约而致。

肛门气坠：多因脾气虚衰，气陷而致。多见于中气下陷证。

2. 问小便

受疾病的影响若机体的津液营血不足，气化功能失常，水饮停留等，即可使排尿次数、尿量及排尿时的感觉出现异常情况。

（1）尿量异常。

尿量增多：可见于虚寒证，肾阳虚证及消渴病中。多因水气不化，或肾阳虚衰，阳不化气，水液外泄而量多。

尿量减少：可见于实热证、汗吐下后、水肿病及癃闭、淋证等病证之中。可因机体津液亏乏，尿液化源不足或尿道阻滞或阳气虚衰，气化无权，水湿不能下入膀胱所致。

（2）排尿次数异常。

排尿次数增多：多见于下焦湿热、下焦虚寒、肾气不固等证。

排尿次数减少：可见于癃闭。

（3）排尿异常。

小便涩痛：多为湿热流入膀胱，灼伤经脉，气机不畅而致。可见于淋证。

癃闭：实者多为湿热蕴结、肝气郁结或瘀血、结石阻塞尿道而致。虚者多为年老气虚，肾阳虚衰，膀胱气化不利而致。

余沥不尽：多为肾气不固所致。

小便失禁：多为肾气不足，下元不固；下焦虚寒，膀胱失煦，不能制约水液而致。若患者神志昏迷，且小便自遗，则病情危重。

遗尿：多见于儿童。其基本病机为膀胱失于约束。可见于肾阴、肾阳不足、脾虚气陷等证。

（六）问睡眠

睡眠与人体卫气循行和阴阳盛衰有关。临床常见的睡眠失常有失眠、嗜睡。

失眠可见于心脾两虚、心肾不交、肝阳上亢、痰火扰心、食滞胃腑等证。嗜睡可见于湿邪困阻、脾气虚弱等证。

（七）问经带

妇女有月经、带下、妊娠、产育等生理特点，发生疾病时，常能引起上述方面的病理改变。

1. 问月经

应注意询问月经的周期，行经的天数，月经的量、色、质、崩漏、闭经或行经腹痛等表现。

（1）经期。经期异常主要包含月经先期、月经后期和月经先后不定期。月经先期多因血热妄行，或气虚不摄而致。月经后期多因血寒、血虚、血瘀而致。月经先后不定期多因情志不舒，肝气郁结，失于条达，气机逆乱，或者脾肾虚衰，气血不足，冲任失调，或瘀血内阻，气血不畅，经期错乱。

（2）经量。经量的异常主要表现为月经量过多和月经量过少。月经量过多多因血热妄行，瘀血内阻，气虚不摄而致。月经量过少多因寒凝，经血不至，或血虚，经血化源不足，或血瘀，经行不畅而致。

（3）崩漏。崩漏指妇女不规则的阴道出血。临床以血热、气虚最为多见。血得热则妄行，损伤冲任，经血不止，其势多急骤。脾虚，中气下陷，或气虚冲任不固，血失摄纳，经血不止，其势多缓和。此外，瘀血也可致崩漏。

（4）经闭。经闭得病机多为经血闭塞，或血虚血枯。可见于肝气郁结、瘀血、湿盛痰阻、阴虚、脾虚等证。

（5）经行腹痛。多因胞脉不利，气血运行不畅，或胞脉失养所致。可见于寒凝、气滞血瘀、气血亏虚等症。若行经腹痛，痛在经前者属实，痛在经后者属虚。按之痛甚为实，按之痛减为虚。得热痛减为寒，得热痛不减或益甚为热。绞痛为寒，刺痛、钝痛、闷痛为血瘀。隐隐作痛为血虚。持续作痛为血滞。时痛时止为气滞，胀痛为气滞血瘀。气滞为主则胀甚于痛，瘀血为主则痛甚于胀。

2. 问带下

应注意量的多少，色、质和气味等。凡带下色白而清稀、无臭，多属虚证、寒证。带下色黄或赤，稠黏臭秽，多属实证、热证。若带下色白量多，淋漓不绝，清稀如涕，多属寒湿下注。带下色黄，黏稠臭秽，多属湿热下注。若白带中混有血液，为赤白带，多属肝经郁热。

（八）问小儿

小儿科古称“哑科”，不仅问诊困难，而且不一定准确。问诊时，若小儿不能述说，可以询问其亲属。

第二节　中医问诊现代研究

问诊被视为“诊病之要领，临证之首务”。传统问诊是耳闻口述以获得患者信息，随着信息技术的发展，如何使中医问诊规范化、程序化和系统化，已经成为目前迫切需要解决的任务。

一、中医问诊症状规范化研究

中医问诊症状包括主观症状和他觉体征，是人体发生病变的客观反映及构成中医证型的基础和辨证论治的依据，在诊断中至关重要。症状的规范化是中医病证规范化的前提和基础，目前中医问诊症状的规范化研究包括症状描述及其内涵的规范、症状的量化分级等。

（一）中医问诊症状描述及其内涵的规范化

历代中医典籍都把症状作为医理阐述的重要内容。临床上使用的症状名称比较混乱，一症多名、多症一名以及证症混淆等现象比比皆是，应用起来无所适从，故问诊客观化研究首先是对症状的描述及其内涵界定的规范化。

1. 中医问诊症状规范化的原则

黄玮等（2019）认为，中医症状名称的规范化有5个原则：①正名或别名的临床概念要一致；②名称要利于反映诊疗、评价信息；③现实临床名称存在具有必要性；④名称使用应该具有普遍性；⑤名称需要具有明确性含义。同时，对于相关工作人员进行中医问诊客观化、规范化的培训很有必要。

2. 中医问诊症状规范化的方法

中医症状名称和术语规范化的主要方法有：①主症＋主要病机为主，规范模棱两可的中医诊断学术语，增加了更加详细的问诊内容，如问情绪等，取消了分科界限，以便于临床掌握运用的名称确认为正式可用名称。②重视中医症状的传统表述特征。特别是对待短语、句子形式表述的症状术语，需要在古代和现代语法学知识的基础上，综合临床运用来进行。③模式的改变。如：病位＋症状要素＋程度术语＝症状，病位＋体征要素＋程度术语＝体征，这种模式与规范的症状、体征术语清单相互补充、配合，以供建立数据库，实现信息化。

3. 中医问诊症状规范化的成果

根据王忆勤等（2009）统计，目前用以表达四诊信息的症状表词有817个。由发生部位和性质联合组成的复合症状有2317个。如果再考虑症状的发生原因、诱发、加重等因素，形成的复合症状达4500个之多。

各种中医药辞典及中医药专著中也涉及了很多症状方面的内容，如秦伯未编著的《中医临证备要》收集症状417条，赵金铎主编的《中医症状鉴别诊断学》收集症状500条，均对各症状的概念、鉴别和辨证辨病意义有较详细的阐述。这对症状的规范化研究大有裨益，但是其系统性、涉及范围也较为局限。现行的统编教材《中医诊断学》中对症状的描述内容也比较系统，国家标准《中医临床诊疗术语·证候部分》，在一定程度上比较规范地使用所涉及的症状。2000年6月出版的《中医症状鉴别诊断学》（第二版），在第一版的基础上新增条目123条，共涉及各科常见症状623条，每一症状条目，都按“概念”“鉴别”“文献别录”三项内容编写，其编写涉及专家众多、内容广泛，受到各方面的关注。梁建庆等（2014）通过对历代中医问诊文献的梳理和现代数据库文献的查新，共筛选出了约800个常见临床诊断标准症状。这些对中医症状的进一步规范研究起到较大的推动作用，但症状规范化的程度与国家《标准化法》《标准化工作导则》《确立术语的一般原则与方法》等的要求尚有一定的差距。

（二）中医问诊症状的量化分级

对症状在量化上的变化，文献中常以症状的有无（如口渴、口不渴等）、症状持续出现的时日（如热三日、热五日等）、症状涉及的机体范围（如腰以下肿、全身悉肿等）、类比的方法（如身重如带五千钱等）及在症状名称前后冠以“略”“微”“很”“甚”“大”“高”等程度词（如口微渴、口大渴、微热、高热等）方式进行有关症状的量化表达，后人也多沿用此类方法，但是这类量化描述比较简朴、模糊，也常因不同医者而异，在实际临床研究中的把握与操作方面存在一定困难。

为了满足临床科研的需求，研究者在传统中医症状量化方法的基础上，吸取了现代医学和心理学中的一些较为成熟的对主观症状的量化分级方法，在中医症状的表达量化方面进行了尝试，并运用于临床研究中，作为判断证的严重程度或疗效评价（根据干预前后症状积分的变化）的依据，促进了中医症状的量化研究。适当的症状量化，不但可以把主观化的感受转化为客观的定量描述，而且还可以更好地指导治疗和对临床治疗进行评价。

随着症状术语研究的开展，症状量化方法的研究也在不断地深入，目前常用的有100mm标尺法、分级赋分法、赋权值法、症状加权积分法等多种方法。但实际上，症状量化仍处于半定量的阶段。例如对可分级的症状体征，分为无、轻度、中度、重度四级，分别记为0、1、2、3；或者分为轻度、中度、重度、严重四级，分别记为1、2、3、4。难以分级的症状体征分为无、有，分别记为0、1。亦有学者提出五级计分法，例如患者主动诉出显著且持续存在计4分；问出显著或持续存在计3分；问出较轻或间断出现计2分；问出轻微或偶尔出现计1分；提问后否认计0分。

二、中医问诊量表及问卷技术与方法

量表是用来量化观察中所得印象的一种测量工具，与中医问诊的内容相似。近年来，中医界引进了不少国外的标准化调查问卷和量表，也自行设计了一批问卷及量表，用于症状的系统性收集。

（一）中医问诊专科量表

1. 高血压中医问诊系统量表

近年来随着研究的深入，越来越多的中医诊断量表被研制出来。其中原发性高血压病的中医证候诊断研究最多，在高血压病的中医诊断量表的研究中包含了肾阳虚证、肝气郁结证、肾气亏虚证、肝火上炎证、肝阳上亢证、肝肾亏虚证、痰湿壅盛证、痰瘀互结证、阴阳两虚证等中医辨证分型的诊断量表。杨雯晴等（2016）编制的原发性高血压病常见中医证候中医证型包含肝气郁结证、肝火上炎证、阴虚阳亢证、痰湿壅盛证、痰瘀互结证、肾阳虚证、肾阴阳两虚证、肝肾阴虚证 8 个诊断量表。虽然其中很多都是相同的证型诊断量表，但内容稍有差异，这个与量表的制作过程中条目池的建立、筛选、量化以及检验等有关。王凯等（2015）编制了高血压颈动脉粥样硬化证候要素的诊断量表，包括 3 个病位（肝、肾、脾）和 5 个病性（痰证、血瘀证、阴虚证、火热证、阳亢证）要素。

2. 2 型糖尿病中医问诊系统量表

赵灵燕等（2013）运用多种统计学方法进行条目筛选，赋分及各证候要素诊断阈值的确定，建立了糖尿病中医证候要素诊断量表，量表包括 9 个证候要素，研究结果表明该量表具有较好的信度、效度，能够较好地评价糖尿病患者所对应的中医证候。

牟新等（2011）参考世界中医药学会联合会糖尿病专业委员推荐的糖尿病（糖尿病肾病）中医证候初步量表中的相关内容，在此基础上按四诊排列条目，对量表条目进行初筛，制定了糖尿病肾病中医证候量表，并采用多种数理统计法对量表效度和信度进行检测，结果表明该量表信度与效度良好。

姜小帆等（2013）编制了糖尿病性视网膜病变中医证素评定量表，该量表包含 49 项条目，研究结果表明该量表具有较好的敏感性、独立性、代表性、内部一致性和稳定性，符合中医理论的原则。

张鹏等（2016）认为彩色多普勒部分指标的量化可以作为糖尿病肾病中医证候诊断量表的一部分，为糖尿病肾病中医证候的客观化研究提供了新的思路。

以上研究都是针对患有糖尿病特定并发症人群研制的，随着学者们研究范围的扩大，统计、分类等方法的丰富，糖尿病中医问诊量表也在逐步完善。

3. 抑郁症中医问诊系统量表

抑郁症是临床常见疾病，目前，抑郁症的诊断常依据各类评判量表，现在已有许多研究者提出了中医的抑郁症相关量表。如吴崇胜等（2009）通过流行病学调查收集门诊和住院抑郁症患者的临床资料共 398 例，用隐变量分析方法，对抑郁症相应症状对应关系初始模型进行修订，确定最终模型。结果确定了抑郁症患者肝郁证、脾气虚证、心血虚证、痰证、火证 5 个常见证候的临床症状对应关系，并分析了用隐变量分析方法得出的结果与传统理论认识上存在差异的原因，强调建立中医辨证标准应体现中医诊断四诊合参、病证结合的原则。同时，指出隐变量数学模型的优点是：有效地分析症状（显变量）与证候（隐变量）之间的关系；有效地分析证候与证候之间（即隐变量之间）组合关系。郭蓉娟等（2015）收集 434 例抑郁症患者的四诊资料，基于复杂系统熵聚堆方法提取证候要素，利用向前步进（条件）回归法进行条目筛选，运用二分类 Logistic 回归分析，确定各症状权重系数，再利用受试者工作特征 *ROC* 曲线确定各证候要素的诊断阈值。经条目筛选最后保留有效条目共 39 条，在此基础上建立了抑郁症中医证候要素辨证量表。王哲等（2005）通过全国范围内的流行病学调查和专家咨询，提出简明抑郁症中医证候自评量表。高秀飞等（2010）提出乳腺癌术后抑郁障碍中医量表。于森等（2010）提出抑郁症中医证候要素辨证量表。赵恒宇等（2018）采用文献研究与专家经验相结合，建立以肾阳不足作为共性病机的抑郁症中医证候要素辨病辨证量表。该量表可用于抑郁症中医病、证的临床诊断，是对抑郁症辨病辨证规范化的有益探索。

4. 痴呆证候分型量表

田金洲（2012）以血管性痴呆（VaD）中医辨证量表为基础，开发了痴呆证候分型量表（SDSD）。该量表考虑了 AD 和 VaD 的临床表现特征，包括髓海不足证、脾肾两虚证、气血亏虚证、痰浊蒙窍证、肝阳上亢证、瘀阻脑络证等证候分型，诊断性试验显示，其辨证准确性达 92%，评估者之间的一致性达 88%。倪敬年等（2017）在上述辨证量表的基础上，经过临床病例调查后，发表了痴呆证候要素量表 PES－D－11。该量表适用于 AD 或 VaD，量表内包括肾虚、脾虚、气虚、血虚、阴虚、阳虚、髓减、阳亢、热毒、痰浊、血瘀等 11 个相关证候要素。与专家辨证比较，痴呆证候要素量表的敏感性为 58.1%～94.7%，特异性为 71.2%～97.3%。临床试验中可提高辨证稳定性。在 2018 年发布的《中药新药用于痴呆的临床研究技术指导原则（征求意见稿）》中提出，痴呆证候要素量表 PES－D－11 可作为 AD 证候分型参考。因重度 AD 患者常出现复杂的临床表现，研究者也可根据实际需求开发出符合量表信度和效度评价要求的证候分型量表。

5. 中医心系问诊系统量表

王忆勤等（2009）在文献梳理及课题组专家讨论基础上初步形成中医心系量表的条目池，并对症状进行相应规范。在心内科病房及门诊采集 1000 余份病例样本，结合频次分析、Dephi 专家打分法、卡方检验及 Logistic 回归分析等统计学方法，最终确定心系问诊量表共包含 8 个方面和 66 个症状变量。主要包括基本信息、主诉、现病史（伴随症状）、既往史，并附望、切诊信息及中西医诊断结论。其中，一般问诊包括寒热、汗、头身、胸腹、饮食口味、二便、睡眠、情绪8个维度，最终筛选出66个症状变量。对最终确定的心系问诊量表进行信度、效度评价，结果显示：该量表的一致性系数均较高，其中总量表的内部一致性系数最高。重测信度，结果心气虚、心阳虚、痰浊、寒凝的辨证诊断一致性较高。对于心阴虚、心血虚、血瘀、气滞、心火亢盛的一致性不高，尤其是阴虚的一致性最差。内容效度评价结果显示本心系问诊量表涵盖了中医心系问诊中常见的、重要的症状项目，且每一项目的定义合理，符合中医理论及临床实际。该量表测量症状的真实性、可靠性较好，可以达到问诊规范化的目的。

6. 中医脾系问诊系统量表

刘国萍等（2012）采用临床流行病学方法编制中医脾系疾病问诊量表。该量表共包括寒热、汗、头身胸腹、二便、饮食口味、睡眠、情绪、妇女等，共8个维度，还有既往史、望诊、切诊等内容，共113个变量。运用量表在临床中进行脾系疾病样本采集，共录入病例1310例。数据结果表明：脾系疾病临床证候多虚实夹杂，以本虚标实多见，脾胃虚弱、气虚、阳虚等证候要素为本，血瘀、气滞、痰浊内阻、湿热等证候要素为标。脾系疾病问诊的症状分布基本与传统中医理论及文献报道相一致。脾系疾病的病位在脾，与心、肝、肾、肺皆有密切关系。临床证候多虚实夹杂，以本虚标实多见，脾胃虚弱、气虚、阳虚等证候要素为本，血瘀、气滞、痰浊内阻、湿热等证候要素为标。通过因子分析提取的公因子明确提示了中医脾系疾病常见的证候要素，清晰地反映了中医脾系疾病的常见病因病机。

7. 亚健康状态中医问诊系统量表

目前国内外对亚健康状态进行了大量的研究，众多学者从生理、心理和社会健康等方面筛选指标，以构成量表的形式评价亚健康状态，也有学者引进较为成熟的健康测量量表对亚健康状态进行诊断和评价。但是问卷量表缺乏统一的评价标准，因此形成亚健康量化评价指标体系和方法，能比较全面、准确地反映亚健康状态的内涵。

赵晖等（2011）根据问卷设计的原理和步骤，在中医基础理论指导下，结合文献研究、专家咨询等方法，通过确定亚健康及中医基本证候概念、构建问卷结构及条目池、产生问题与答案、预调查、信效度检验以及修订等过程，采集了3个中心亚健康人群有效样本268例，健康人群有效样本86例，并对其中65例亚健康人群实施了再调查，63例亚健康人群进行了效度检测，初步研制了评定亚健康中医基本证候的问卷。结果形成包括肝郁证、肝气虚证、脾气虚证、肝火证、心火证、胃火证、心气虚证、肺气虚证和湿证9个维度、66个条目（五级量化条目为50条），自评与访谈相结合的问卷。利用此问卷对高发人群进行临床流行病学调查，结果发现，能够在一定程度上量化评价亚健康人群证候，初步掌握亚健康人群的中医基本证候特征，此问卷能够为亚健康人群的证候分类研究提供一个标准化的工具和方法。陆艳等（2013）考评亚健康评定量表（SHMS V1.0）应用于城镇居民亚健康状态测量的信度、效度，结果显示，应用SHMSV1.0评价城镇居民亚健康状态具有可靠、有效且灵敏度高的特点。万生芳等（2013）通过健康体检、问卷调查、中医体质辨识分析亚健康人群的体质特点，发现亚健康人群男性痰湿体质、女性阳虚体质比例较总人群显著升高，其他偏颇体质比例不同程度上升。亚健康状态发生与性别、年龄有一定的相关性；亚健康人群的体质构成以偏颇体质为主。于冰琰等（2013）运用中华中医药学会颁布的“中医体质量表”及课题组编制的“亚健康自评量表”分析亚健康状态与中医气虚质的关系与体质特征，研究发现气虚质的亚健康大学生分布，女生明显高于男生，其除具有气虚质的表现外，还兼夹了血瘀、气郁、痰湿等症状。

（二）中医证候诊断量表

随着对中医辨证的原理、规律、方法的不断认识与正确把握，越来越多的研究者致力于开展中医证候辨证量表，明确症状与证素间的定性定量关系，使得辨证更加准确、全面，以满足临床的实际需要。

1. 中医证候诊断量表研制的基本方法

中医证候诊断量表研制主要包括条目池的建立、条目筛选、条目权重、量化、评价等步骤。

（1）条目设计。

条目设计是中医证候量表研制的重要步骤，主要有文献法、Delphi法、流行病学调查方法等。

文献法：通过广泛查阅文献，系统搜集古今中医文献中有关该疾病的证候描述，梳理总结历代医家的经验和认识，为证候量化诊断标准条目的确立提供坚实的基础资料。

Delphi法：采用匿名的方式对文献、理论推导产生的诊断条目广泛征求专家意见，经过反复多次的信息交流和反馈修正，使专家的意见逐渐趋向一致，其最终目的是逐步筛选出诊断意义较大的指标作为辨证诊断条目。专家咨询法通常结合统计学中的数理统计方法而实施，如出现率、卡方法、Ridit分析法与条件概率法等。

流行病学调查方法：调查问卷初稿完成后要进行预试验，进一步调整优化调查表的条目与证候分级。根据多变量分析的一般要求，调查的样本量应当为调查表中证候条目的5～10倍。如姚魁武等（2007）运用临床流行病学方法建立血瘀证证候数据库，然后进行流行病学调查。经过统计分析得出结论：调查结果与临床实际比较符合，可靠性高。

采用与数理统计学相结合的方法是中医证候量表研制的基本要求。统计学筛选主要有视觉模拟刻度法、数字分级法、Wong－Baker 面部表情量表、Likert 等级评定法等。上述几种方法可操作性强，避免掺入调查者主观臆测的成分，不会因调查者不同而出现较大的偏差，且便于进行统计学分析。

（2）分级量化。

中医辨证是以四诊合参为基础的，各个症状、体征对证候的诊断价值是不同的。证候诊断指标的赋分主要根据该指标对证候贡献度的大小而赋予不同的分值，各证候所赋分值的总和即是该病证的总体证候水平积分值。而能够说明诊断价值重要的指标常用的就是诊断贡献率。确定诊断贡献率的方法主要有以下几种：半定量方法、多元统计分析（包括判别分析、回归分析、聚类分析等）、最大似然法模型、计算机模式识别法、计算智能技术、DME 方法和流行病学、100mm 标尺法、量表法等。最为常用的统计方法有聚类分析、隐结构模型、Logistic 回归、结构方程模型等。

隐变量分析和结构方程模型越来越多地被应用于量表研制中证候的量化。隐结构分析工具按隐变量和显变量的特性可以分为四类：第 1 类是隐变量和显变量都取实数值。中医认为证候隐因子之间存在广泛联系，因此它们不适合辨证研究；第 2 类包括隐概况分析，用于实数值数据聚类分析，也称混合模型，特点是显变量取实数值，隐变量取离散值；第 3 类包括隐特性分析，特点是显变量取离散值，隐变量取实数值；第 4 类为隐结构分析工具，特点是隐变量和显变量都取离散值，隐类分析属于这一类。

舒旭等（2011）以评估血脂危险因子和高血脂的内在结构关系为例说明结构方程模型在流行病学资料中的应用，结果模型拟合较好。以上显示把统计方法应用于中医证候量化已逐渐成熟并初见成效。

（3）信度检验。

信度是评价调查对象的一个指标。计算信度的方法很多，有平行信度测定法、重测信度法、分半信度法、Cronbach Alpha 系数法、Theta 系数法和 Omega 系数法等。

重测可信度：主要针对时间变量。当评估的变量是分类变量时，可用 Kappa 系数来评估再测信度；若是连续变量或等级变量，则用基于方差分析的内部相关系数 ICC（intraclass correlation coefficient）来评价量表的重测可信度。一般信度系数大于 0.75 表示再测信度很好，而低于 0.4 表示较差。如果结果表明某个问卷项目的信度系数低于 0.4，则要考虑对该项目进行修改或者删除该项目。

复本可信度：评估复本信度要用 2 个复本对同一群受试者进行测量，然后计算 2 种复本测量分数的相关系数，又叫等值性系数。

折半可信度：将所有项目随机分为数量相同的两半，分别作为各自的复本，测量结果的积矩相关系数或秩相关系数为折半可信度，从实用的角度，折半可信度比较经济和简便。

内部一致性信度：反映同一独立概念的不同侧面。人们通常用 Cronbach Alpha 系数测量，其适合于非二分法计分的测验的内部一致性信度估计法。若 Cronbach Alpha 值 <0. 35 为低信度，0. 35≤Cronbach Alpha 值 <0. 7 则尚可，若 Cronbach Alpha 值≥0. 7 则属于高信度。

评分者可信度：评分者间信度和测量 2 次的评分者内信度可用 Pearson 相关系数或 Kendall、Spearman 等级相关系数表示。

（4）效度检验。

效度是个多层面的概念，可从不同角度来分析，衡量效度的常用方法有以下几种。

表面效度：是指测量结果与人们头脑中的印象或学术界形成的共识的契合程度，如果吻合度高，则表面效度高。

内容效度：量表内容效度的定量评价中应用最广泛的指标是内容效度指数。内容效度的确立主要通过 2 个阶段实现：①量表的制定阶段：包括维度定义、条目产生和量表构建；②量表的评价阶段：其工作思路是请有关专家对量表条目与原定内容范围的吻合程度（相关性）作出判断。如高颖等（2012）采用中医证候诊断量表 4 +1 的临床验证新模式，共验证急性期和恢复期不同时点的脑卒中患者 1053 例。结果《缺血性中风证候要素诊断量表》在特异性、敏感性和判断准确率上明显优于 1994 年《中风病辨证诊断标准》，与临床专家的判断符合良好。

效标效度：根据有效度标准获取的时间可分为同时有效度和预测有效度。对量表测量结果与有效度标准进行相关分析，相关系数越大表示效标效度越好，一般认为相关系数在 0. 4 ~0. 8 比较理想。

结构效度：评价结构效度常用的统计方法是因子分析，因子负荷值越大说明与领域的关系越密切。

2. 中医证候诊断量表的研究成果

近 20 年来证候测评工具研究呈现一个稳步增长的趋势，目前已研制的中医证候量表有 180 多个，包括基本证候量表，涉及临床内、外、妇、儿各科。郑昊等（2020）对 2014—2019年发表的有关中医诊断量表的文献进行了综述分析。认为目前中医诊断量表数量较少，在量表制作上，研究者更趋向于对单个疾病的研究，对多病单证及多病多证的研究较少，对条目权重的确定不够重视，未报道或未确定具体的研究情况，这使量表的可行度不足。另外仅有不足 50% 的量表进行了测评，使量表的推广受限制。确定量表的诊断方式方法也较为单一，以阈值判断为主，有待开发新的判断方法。

（1）肝郁气滞证中医证候诊断量表。

方格等（2022）基于 Delphi 法和层次分析法构建肝郁气滞证诊断量表，筛选有关肝郁气滞证的病因病机、危险因素、临床症状及体征的临床观察、专家经验类文献。通过前期文献系统评价、专家会议讨论和课题组进行中医名词整理，选择频次大于 15 的条目进入条目池。采用 Delphi 法进行 3 轮专家咨询确定条目指标，结合层次分析法明确指标权重；用支持度、均数、满分比、等级和、不重要百分比、变异系数进行条目筛选，层次分析法计算的比重作为条目权重，形成肝郁气滞证诊断量表。共纳入分析文献 98 篇。构建的条目池有 17 个条目。3 轮 Delphi 法共收回有效问卷 84 份，总专家积极系数 99%，权威程度系数均 >0.8，协调系数分别为 0.648、0.512、0.384。初步构建的肝郁气滞证诊断量表主要指标包括胀满（闷）或胀痛或窜痛（胸胁、少腹、乳房等）、脉弦，次要指标包括情志抑郁、遇情志不遂时易诱发或加重、舌质淡红、苔薄白、脉沉弦、急躁易怒、太息，其他指标包括咽部异物感、月经不调、痛经。

陈青红等通过（2003）文献调研方法，得出与肝郁证有关的症状体征共 16 个（其中部分症状已根据专业知识进行合并）。根据症状体征出现的频次计算百分位数，其中百分位数为 75% 以上的症状及体征组成肝郁证的门诊观察量表，共计症状 29 条，体征 8 条。将选取的 29 个症状按出现频次由高到低顺序排列，参照徐迪华《中医量化诊断》将可以分级的症状进行分级，症状分为无、轻、中、重四级，对肝郁证具有确定诊断意义的胸胁作胀或痛、精神抑郁、烦躁易怒、口苦、胸闷、善太息分别计以 0、2、4、6 分，以体现其在对于肝郁证候诊断方面的地位；对量表中另外 23 条症状按程度不同分别计以 0、1、2、3 分；对难以分级的症状和体征以 0 和 1 表示，其中 0 为无该症状或体征，1 为有该症状或体征。随后课题组进行了一次共计 77 名受试者的调查，对该诊断量表进行验证。研究结果表明：该量表对肝郁证的诊断与临床医生根据临床诊断标准诊断，Kappa 值为 0.71，介于 0.4 和 0.75 之间，二者的符合率较好。

（2）气滞血瘀证中医证候诊断量表。

王阶等（2018）通过 101 部古代文献与 1121 篇现代文献研究，归纳气滞血瘀证相关症状体征，构建专家咨询调查问卷；对 45 名高级职称医师及研究者进行相关咨询，明确诊断量表研制的形式及内容，并据此设计了气滞血瘀证患者临床研究调查表；通过调查表收集 1076 例患者临床信息数据，采用聚类分析、频数分析、因子分析、相关性分析、Spearman 相关系数、主成分分析、Logistic 逐步回归、区分度、受试者工作特征曲线（*ROC* 曲线）等统计学分析结合专家咨询的方法筛选量表条目，并通过界值与赋权形成气滞血瘀证诊断量表。该量表包涵 10 个条目，分别为：疼痛、情志不遂、胀痛、窜痛、胸闷、肿块和包块、舌上瘀斑或瘀点、舌质紫暗、脉涩和脉沉，最高诊断分数达到 51.5 分，当分数≥20 分时，即可诊断为气滞血瘀证。本量表的特异度 81.91%，敏感度 80.35%，判断准确率 80.94%。

（3）心气虚证中医证候诊断量表。

黄剑阳等（2019）采取文献研究结合 Delphi 法专家问卷调查的方式，全面搜集文献数据库中心气虚证的相关文献，建立心气虚证文献数据库。根据文献库中心气虚证诊断标准，提取其中的症状与体征，并分析文献库中与心气虚证诊断相关的理化指标，采用频率分析法、5 - Likert scale 量表法、专家积极系数、均数、变异系数及满分比的统计分析，并分析肯德尔和谐系数与格朗巴哈系数，编制了心气虚证诊断量表。其中主症为：心悸或怔忡，动则更甚；次症为：气短，神疲乏力、胸闷，动则少气，LVEF 减少，脉弱。诊断方法为：①主症 2 项 + 次症 3 项；②主症 1 项 + 次症 4 项；③次症 6 项。

（4）阳虚证中医证候诊断量表。

孙玉姣等（2018）在文献调研、Delphi 法、临床流行病学调查的基础上，构建阳虚证宏观诊断量表，并对量表进行信度、效度及可行性的质量测评。编制成的阳虚证宏观诊断量表包含 7 大辨证维度共含 54 项症候条目。其中，阳虚基础证共性维度 19 条，阳虚火浮维度 10 条，心阳虚维度 2 条，脾阳虚维度 8 条，肾阳虚维度 7 条，肝阳虚维度 5 条，肺阳虚维度 3 条。通过量表质量测评证实该量表具有较好的信度、效度和可行性。在此基础上，对阳虚证宏观诊断量表的诊断标准进行初探，构建了“阳虚基础证共性维度”的诊断标准，诊断阈值为 52.5。且经诊断性试验初步证实，该诊断标准的敏感度为 97%，特异度为 97%，准确度为 97%；约登指数为 0.94，阳性似然比为 32.33，阴性似然比为 0.03；该诊断标准与专家诊断金标准的 Kappa 一致性检验结果提示两种诊断标准一致性较好。

（5）逍遥散证中医证候量表。

嵇波等（2002）首先通过逍遥散古今文献入手，寻找有关逍遥散证（症状、舌、脉）辨证标准的依据。将适用于逍遥散证的一般情况、临床症状、舌象和脉象进行归纳、整理，并做填表说明，设立专家咨询问卷进行调查。将文献研究结果和专家咨询问卷结果进行总结，做症状出现率的中位数统计，建立逍遥散证症状学量表。在临床采取三位医生盲法看一个病人，进一步修改症状学量表。对纳入标准病例予以逍遥散和知柏地黄丸干预治疗，并从多系统、多种疾病入手，运用逍遥散证症状学量表，通过临床症状改变情况和神经、内分泌、免疫等指标改变情况，对逍遥散证相关的宏观及微观指标进行了综合疗效评价。经 Wilcoxon 检验、主成分分析、各项指标对主成分的贡献率等选取的指标是可靠的，可以作为逍遥散证观测指标。

（三）患者报告结局（Patient Reported Outcome，PRO）量表

PRO 量表是直接来源于患者报告的关于健康状况和治疗结果的指标，通过捕捉与患者

健康或状态相关的感觉或功能，提供一种测量治疗效果的手段。中医问诊与现代医学 PRO 具有很多重合的部分。中医学强调以人为本的健康观，重视中医药干预前后患者主观症状的改善程度，PRO 作为测量患者主观症状改善程度的重要评价工具，将在中医疗效评价中发挥重要作用。任何治疗的目的均是保护和保证患者生命和生活质量，需要患者自己对其整体健康和（或）躯体功能在治疗前、后通过量表调查的方法，给予打分比较。在中医整体观、形神统一观及平衡协调论等优势与特色理论的指导下，结合中医问诊症状学，建立符合中医健康观的 PRO 体系及评价工具，将对中医临床疗效评价具有重要的指导意义及临床实践价值。

倪琳琳等（2017）制定了基于中医证候要素的消渴目病（糖尿病视网膜病变）患者报告结局（PRO）量表，并对其进行初步考评，认为初步设置的消渴目病 PRO 量表信效度较好，可以用于中医药治疗消渴目病的临床疗效评估。

刘凤斌等（2008）根据中医临床辨证思维逻辑，提出了中医脾胃疾病 PRO 量表理论结构模型的构建思路。

安宇等（2015）在参照 PRO 概念、国际量表及中医基础理论的基础上制定包括生理、心理、社会（包括社会关系和社会环境）、独立性 4 个领域的气滞血瘀证中医 PRO 量表的结构模型，在此基础上还扩展出胀痛或刺痛、肢体麻木、痛处固定、疼痛拒按等气滞血瘀症状、积极感受和消极感受、生活能力和学习工作能力 7 个方面的内容，该量表结构模型的制定符合中医特色理论，为气滞血瘀证中医 PRO 量表的制定奠定了理论基础。

容丽辉等（2015）基于对中医基本理论藏象学中肝脏生理机能及特性的研究，结合患者报告结局指标，研制慢性肝病中医生命质量量表。结果研制出包含生理领域（29 个条目）、心理领域（5 个条目）和社会关系领域（27 个条目），共 61 个条目的慢性肝病中医生命质量量表。

第三节　中医智能化问诊系统

智能化问诊系统可以提供高效、便捷的中医问诊服务，通常包含输入/输出设备和智能诊断模型两个部分，其呈现的载体包括智能手机、电脑网页等。在技术的实现上主要分为患者症状量化、智能诊断两个步骤，前者提取患者证候特征，后者根据特征对其病症进行识别或分类。数据的获取则一般分为调查问卷和语音问答两种方式。调查问卷是指系统通过问诊证候量表对患者身体状况信息进行收集，而语音问答是指用户通过语音方式描述身体状况，通过自然语言处理获取语义信息，再进行疾病的分析和诊断。近年来，北京中医药大学、福建中医药大学、华东理工大学、华南理工大学、江苏大学、昆明理工大学等均有相关团队针对中医问诊进行相关研究，但系统化研究相对较少。目前的中医问诊系统为获取标准化的问诊答案，大多采用证候诊断量表进行问卷式问诊，一般通过浏览器或小程序方式对用户健康信息进行问答式采集。

一、问诊智能化的数据准备

问诊智能化基于问诊数据挖掘和确定证型与症状之间的关系。为了实现这一目的，如何设计更具针对性的有效问诊问题则至关重要。目前常用的方法是参照“十问歌”或利用推荐算法来给出中医问诊提示，因此也就需要准备问诊数据集。目前应用中常见的有DS01 – A 和 DKF – I 中医四诊仪中的问诊模块等。目前已有的真实问诊数据集涉及包括冠心病、缺血性中风和慢性疲劳综合征等病症，并已标注了症状与证型的关联关系。然而，大规模的更加贴合中医问诊特性的数据集仍需要进一步构建，如何利用中医问诊发展历史中留存下来的宝贵数据，构建大规模的标准中医问诊数据集亦是亟待解决的问题。

自然语言处理（NLP）对于人工智能中医专家系统是一个关键的技术。通过 NLP 技术，系统可以对中医书籍等文本材料进行学习，储备中医知识，可以对不同语言的材料进行翻译处理，从而获得更多的资料。最重要的是系统可以通过学习，对患者的语义等进行分析后从所构建的资料库中找到最合适的回答方式和内容同患者进行交流，模拟中医的“问诊”。AI 可以根据患者声音数据转化来的机器语言中所包含的主观句，提取带有情感色彩的词语，并对这些词语进行综合程度上的衡量和判断，并予以情感态度倾向的分析（黄玮等，2019）。这种对情感态度的判断可以帮助系统更好地问诊患者，获取更多有利于辨证论治的参数。NLP 对 AI 中医专家系统的深度学习和更新迭代都起到非常大的作用。

二、问诊智能化的特征提取

问诊中特征提取的方式主要包括采用硬编码规则、利用统计量或设定阈值的方式进行特征筛选，及采用机器学习的特征降维方法或神经网络方法进行特征选择。

（一）直接特征选择方法

目前常用的直接选择方法主要包括过滤式（Filter）特征选择方法，封装式（Wrapper）特征选择方法及嵌入式（Embedded）特征选择方法 3 种，此外，为了克服单一方法的缺陷，也有将多种特征选择方法联合使用的混合式特征选择方法。

1. Filter 方法

Filter 方法是指先按某种规则对数据集进行特征选择，再基于选出的特征子集训练模型，特征选择过程与后续建模过程无关，即在建模之前对特征进行“过滤”，筛选出符合要求的特征。如常用的 t 检验、秩和检验、卡方检验等，通过对统计量或 P 值设定阈值的方式可以对特征进行筛选，与后续建模过程无关，可以作为 Filter 方法使用。常用的 Filter 方法包括粗糙集方法、互信息方法、Relieff 方法等。

邹蔚萌（2013）利用卡方检验对民航飞行疲劳的中医症状体征进行排序，从 62 个变量中筛出 23 个对预测疲劳程度最重要的变量。孙继佳等（2010）使用粗糙集方法对肝硬化患者的症状、体征进行筛选，后用支持向量机建立其证候模型，结果显示症状、体征从 64 个减至 19 个，模型分类准确率从 76. 9% 升至 84. 4% 。桑秀丽等（2015）用变精度粗糙集与贝叶斯网络法导出甲状腺肿瘤患者病例诊断规则，并与粗糙集对比发现，基于前者的诊断规则准确性高于后者的诊断准确性。徐玮斐等（2016）将粗糙集与互信息方法结合对慢性胃炎虚证患者的症状进行选择，用有向有环图进行模型构建，选出脾胃气虚证、脾胃虚寒证相关症状（体征）分别为 19、17 个，其分类准确率分别为 74. 1% 和 96. 0% 。钟涛（2014）将该方法扩展慢性胃炎 6 种常见证候，其平均分类准确率可达 82. 5% 。另外，还有相关学者如陈亚楠等（2016）将粗糙集算法应用到中医病案数据挖掘系统的设计中。陈其跃（2015）使用特征权重算法（Relieff）和粗糙集对中医问诊中的特征进行选择。

2. Wrapper 方法

Wrapper 方法是通过特定的规则选取不同的特征子集并分别进行建模，最终筛选出建模效果最好的特征子集。如穷举法就是最简单的 Wrapper 方法。该方法是将所有可能的特征子集全部尝试一遍，找出效果最好的特征子集。通常情况下穷举法的计算量过大以致难以完成，因此产生了启发式搜索和随机搜索等其他的 Wrapper 方法，比如常用的遗传算法、递归特征消除算法等。

肖光磊（2008）采用基于遗传算法的正相关关联规则对胃炎患者进行症状与辨证之间的关联，使用相关度作为对支持度—置信度框架的补充，在挖掘过程中对一些常规的和负相关的关联规则起到了过滤作用，认为基于遗传算法的正相关关联规则挖掘算法比其他的传统的关联规则挖掘算法更能体现挖掘的价值。张丽伟等（2007）基于朴素贝叶斯分类方法对冠心病患者证候分类标识的研究中，用遗传算法优化原有特征，用 *ROC* 曲线法比较改进前后的分类识别效率，结果提示基于遗传算法改进的朴素贝叶斯方法是较好的分类识别方法。崔宇佳等（2019）提出了一种融合多个评价标准的递归特征消除算法，对医疗数据进行分析，结果表明该方法预测表现优于其他特征选择方法，其预测统计量均有所提升。

3. Embedded 方法

Embedded 方法是指建模过程中使用的模型本身即带有特征选择的参数，如常用的逻辑回归中的前进法、后退法等。常用的 Embedded 方法包括岭回归、Lasso 回归、决策树等。

章铁立等（2018）基于 Group Lasso 的 Logistic 回归模型研究 40～65 岁女性骨质疏松高危人群危险因素，用 *ROC* 曲线对该模型评估，结果显示：*ROC* 曲线下面积为 0.8775（95% CI［0.8412，0.9138］）。

ID3 算法和 C4.5 算法是决策树分类算法中的两种，ID3 是一个典型的决策树分类算法，以一种从简单到复杂的策略遍历空间，用信息增益作为属性选择标准。钟颖等（2008）利用关联原则 Apriori 算法和 ID3 算法来探求症状与“中虚气滞”证的关系，选出 18 条对于辨证“中虚气滞”有较大贡献的属性。张宇龙等（2008）用决策树方法筛选气虚证的特征性症状，运用非线性分类器，直接以最小化分类器错误率为目标进行证候特征选择。朱文锋等（2006）采用经验建模与计算机建模相结合的方法，将贝叶斯网络应用于中医辨证诊断数据中，对症状与证候要素的隶属关系及证候要素之间的组合关系进行研究，所得结果与中医专家经验结果有高的吻合度。

4. 混合式特征选择方法

特征选择方法必须考虑的问题是其计算复杂度。常用的 3 种特征选择方法中，Filter 方法一般从特征的结构性出发，计算量小，效率高，速度快，但最终获得的分类精度不稳定。而 Wrapper 方法是以建模的效果作为评价准则，其计算量大，但获得的分类效果好，因此，Wrapper 方法可以达到比 Filter 方法更高的精确度。Wrapper 方法的复杂度远高于 Filter 方法，其根本原因在于 Wrapper 方法需要结合分类算法对候选特征子集进行交叉验证评价。Embedded 方法的表现通常在二者之间。因此，为了综合各种方法的优势，Filter 方法和 Wrapper 方法可以联合使用，通过 Filter 方法对特征进行初选，剔除表现较差的部分特征，降低后续计算的复杂度，再利用 Wrapper 方法进行选择，以获得更好的分类效果。

邵欢等（2011）提出一个混合优化的特征选择算法（HOML），结合全局优化能力较强的模拟退火算法和遗传算法及局部优化能力较强的贪婪算法，将该算法与多标记嵌入式特征选择算法和多标记特征降维方法进行了比较，在 UCI 酵母多标记数据集和 555 例冠心病问诊数据上的实验结果显示：HOML 算法较之已有的多种算法有明显提高，在 average precision 上对分类器的提高可达 10.62% 和 14.54%，既实现了冠心病问诊症候模型的建立，也为冠心病的诊断和其他多标记数据分析提供了有效的参考。

（二）间接特征选择方法

间接特征选择方法属于机器学习中的降维方法，如主成分分析通过变量变换法把若干相关的单一变量变为若干不相关的综合指标变量，使得综合指标变量中的某一个或某几个变量对于数据集中不同样本之间的差异具有更强的代表性，从而实现对数据集的降维。这类数据降维方法作用仍在于特征选择，但其模型中并不能给出针对原始特征的排序或筛选结果，不属于 Embedded 方法。因此此处将其单列，称为间接特征选择方法。在中医问诊特征选择中，常见主成分分析、聚类分析、因子分析等方法的应用。

吉华星等（2019）用主成分分析法对急性呼吸窘迫综合征患者进行筛选诊断和疗效评价指标，对患者证候积分化以后，得到治疗前后各证候特征根、方差贡献度、初始因子载荷矩阵、特征向量载荷矩阵及权重，并绘制权重现象，结果表明肺、心、肝、大肠在急性呼吸窘迫综合征中医诊断与治疗过程中具有重要的意义。

有学者将统计方法融入特征选择过程中，刘瑜等（2017）利用主成分分析和因子分析方法对功能性腹胀进行证候特征研究，结果表明运用该方法可更为客观准确地分析功能性腹胀中医证候特征。李毅等（2012）利用类聚分析法和主成分分析方法探讨了乙肝后肝硬化患者的症状组合规律，所得结果与乙肝后肝硬化中医临床辨证基本相符，故认为该法对症状组合规律、证候规律等方面的研究具有一定的意义。

三、问诊智能化的模型构建

问诊研究中，分类诊断模型多见采用极限学习机、症状关联网络、深度森林算法进行建模。

颜建军等（2019）研究表明深度森林算法相对于深层置信网络（DBN）、ML - KNN、支持向量机（BSVM）、椭圆加密算法（ECC）、LIFT 等算法，在多标记评价指标和单个证型的分类准确率方面占有优势，能够有效解决慢性胃炎的中医问诊证候分类问题。在此基础上还可以同时给出问诊提示推荐算法，便于高效地进行问诊。针对问诊中经常出现的多标签数据，佟旭（2016）采用支持向量机、AdaBoost、ANN、kNN 算法对多标签数据进行分类，完善了糖尿病、肾病的多证型以及兼夹证型的诊断问题；辛基梁（2020）用经典人工智能算法和多标记分类算法对 1146 例中医健康状况数据进行了分析和对比。

迪盼祺等（2021）基于物品的协同过滤推荐算法和遗传算法开发中医智能问诊系统，构建症状获取模块以获取患者的症状，利用随机森林算法构建分类器并基于获取到的症状完成中医辨证。结果该系统实现了高效地获取患者症状并完成中医辨证。在 13 次提问次数下，便能获得辨证所需的核心症状，实现证候分类器 90% 以上的辨证效果。该问诊系统能够较好地解决中医问诊中“问什么、怎么问”这两个核心问题，相比依据问诊量表获取症状，极大地简化了问诊中关键症状获取的过程，并能够在证候分类中保持较好的分类效果，在问诊客观化研究上具有一定的实用价值。

刘国萍等（2012）使用隐结构法的启发式双重爬山法进行自动搜索，对已经进行数据转换和录入的1310例脾系样本，选用40个参与分析的变量来进行数据分析，观察分析过程中模型贝叶斯信息标准（BIC）评分的变化。结果表明中医脾系疾病中以慢性浅表性胃炎及慢性萎缩性胃炎患者居多，分别占46.6%和14.7%。说明隐结构模型与中医理论及脾系疾病的证候特点比较吻合，基本反映了脾系疾病的主要病因病机，为中医问诊的客观化研究提供了有益的借鉴。

王立文（2013）使用深度学习的方法对中医慢性胃炎的问诊客观化进行了研究，并提出了多层次的症状特征图模型以及证型之间的关系。

四、问诊研究展望

问诊是临床辨证的基础和关键环节。医者通过问诊并结合望、闻、切三诊对患者的病情进行较为全面、细致、准确的收集，进而分析病情，判定病位，掌握病性，从而为辨证论治提供可靠的依据。特别是对于一些只有自觉症状而缺乏客观体征的疾病以及因情志因素所导致的疾病，问诊就显得更为重要。因此，问诊被视为“诊病之要领，临证之首务”。但是，问诊资料的获取在一定程度上主观性较强，取决于医者的临床经验、诊断技巧、认识水平和思维能力，其可重复性差，缺乏统一的标准。问诊的主观性使其应用与发展受到了很大的制约，不利于中西医理论与临床的相互沟通，也影响互相之间的学术交流。随着中医诊断规范化、客观化的不断开展，问诊规范化的研究逐渐成为中医界研究的重点及实现中医辨证规范化、客观化的关键所在。

中医问诊规范化研究主要包括中医症状名词术语的规范化研究、中医症状量化的规范化研究、中医症状采集的规范化研究三个方面。

在中医症状名词术语的规范化研究方面，目前仍然未能揭示症状本质，且中医症状及证候以古汉语表达的形式仍占主要部分，这种名称概念的形成，采用的是“以形正名”的逻辑思维方法，不利于中医学术的国际交流和传播。但是，时代在发展，中医学也要“与时俱进”，汲取现代科学技术的成果，不断创新，不断发展。因此，开展中医症状标准研究，是实现准确辨证、制定全病域辨证诊断标准的基础。产生症状名称混乱的根源除了学术流派、医家的治学经验的差异之外，还有古今词义、古文通假、古代语法、句法等特点及古文修辞方法等方面与现代存在差异的原因。因此，除了文献学方法考证外，还要注意以现代语言表述形式来统一中医药学中的名词术语概念。崔锡章等（2006）从语言学视角，通过对唐代以前21部古医典籍症状描述语言的客观分析，发现中医症状语言在纷繁无序的表相中蕴含着条理分明的规律：呈现多种语法形态、表述方式基本固定、重言与比喻在症状表述中起着重要作用等。其中三种语法形态比较容易规范，构成中医症状中最基本的词汇，他们从而提出只有全方位多视角研究中医症状规范化，才能取得丰硕的成果。

作为向量化诊断的过渡，半定量方法在诊断中也是一种常见方法，然而，半定量的方法也有一定的局限性和不足。不同学者采用量化的方法不尽相同，或者量化分级赋值不同，或者关于其具体内容的描述存在很大随意性；或者不同特点、性质的症状信息，在分级描述时千篇一律，不符合临床实际；或者有些量化方法仅对某些方面的研究较适合，不具有普适性，并且有些症状与证候定性或定量关系的研究没有建立在多中心、大样本的基础之上。上述情况导致了不同研究者分别制定自己的分级标准，不能真正做到标准化和量化。

近年来，中医学者在研究过程中，编制了多种专科疾病的中医量表开展临床应用。但目前中医量表制定的相关研究仍存在各种问题。如部分量表选择不当、中医术语不规范、标准不统一等。确定统一的疾病证候诊断标准，确保疾病问诊信息采集规范，制定疾病中医问诊量表的完整体系，将非常有利于实现中医诊断的客观化和规范化。

计算机及网络技术的应用，使中医问诊规范化、数据化的实现成为可能。但仍存在很多难以解决的问题：①中医经典书籍存在通假字、一词多义、同义词、歧义词、抽象词等复杂文学现象，使得计算机无法准确做出识别，如何将复杂抽象的中医语言尽可能地转化为易被理解的现代术语是亟待突破的难题；②中医数据标准化研究有待进一步推进，统一规范的中医信息采集分析互联互通系统亟待建立，这样才能更好地解决中医数据共享和交换存在的问题；③现有的问诊模型不够智能，未能很好体现出中医整体思维，部分与临床实际需求不符，这些都有待深入研发。

综上所述，多年以来，业内学者对问诊的规范化、客观化研究做了很多尝试，取得了一定成绩。目前中医问诊规范化研究主要有三个方面：①中医问诊症状的规范化，包括症状的描述及其内涵的规范、症状的量化等。②中医问诊信息采集的规范化，包括量表的制作和使用、问诊采集系统的研制和使用等。③中医问诊信息分析方法的研究。中医问诊系统的开发和研制实现了人与计算机相结合的问诊资料的输入，避免了临床用语使用的不规范等缺点，统一了科研资料，方便学者学习及科研，对中医问诊的客观化、规范化具有重要的意义及临床价值。但由于中医学本身的特点，问诊与脉诊、舌诊等诊法的规范化、客观化研究取得的成果相比，尚处于起步阶段，未取得突破性进展。特别是中医症状体征名词繁多，文字深奥，描述及内涵难以统一；没有统一的症状量化分级标准；量表的制作多是参考国外的资料，不能完全适应中医问诊的需要；中医问诊信息采集系统不够成熟和完备；中医问诊信息分析方法没有统一的量化标准，不能完全反映中医辨证的实质，等等。研制标准化、可推广的专门用于临床问诊的规范化量表，探索中医问诊的标准化模式，并与计算机相结合进行相关研究无疑是今后进行问诊规范化、客观化研究的重要方向。

参考文献

[1] 杜松，于峥，刘寨华，等．“问诊”源流考 [J]. 中国中医基础医学杂志，2017，23 (6)：744－747，764.

[2] 刘国萍，王忆勤．中医问诊理论的源流及发展 [J]. 上海中医药大学学报，2008，22 (3)：21－23.

[3] 何建成，王文武．中医问诊溯洄 [J]. 江苏中医药，2009，41 (1)：60－62.

[4] 梁建庆，何建成．中医问诊文献综述 [J]. 中华中医药学刊，2014，32 (10)：2354－2356.

[5] 李红岩，李灿，郎许锋，等．中医四诊智能化现状及关键技术探讨 [J]. 中医杂志，2022，63 (12)：1101－1108.

[6] 黄玮，余江维．中医问诊内容及客观化研究探析 [J]. 中华中医药杂志，2019，34 (8)：3666－3668.

[7] 张志强，王永炎，盖国忠．论中医症状名称规范五原则 [J]. 北京中医药大学学报，2010，33 (9)：595－596.

[8] 郭小青，高新彦，焦振廉．中医诊断学术语及术语体系规范的研究 [J]. 术语标准化与信息技术，2009 (3)：28－34.

[9] 张志强，王永炎，盖国忠．中医症状术语的表述类型及特征管窥 [J]. 北京中医药大学学报，2011，34 (8)：520－522.

[10] 雷新霞，王志国，赵汉青．中医症状、体征术语规范化研究路径探析 [J]. 环球中医药，2017，10 (3)：340－343.

[11] 王忆勤，李福凤，汤伟昌，等．中医四诊信息采集与分析方法探讨 [J]. 中华中医药杂志，2009，24 (11)：1397－1404.

[12] 梁建庆，何建成．基于数字化系统的中医问诊诊断客观化研究 [J]. 中华中医药杂志，2014，29 (5)：1534－1538.

[13] 崔锡章．论中医症状的语言规律及对规范化的影响 [J]. 中华中医药杂志，2006，21 (11)：646－649.

[14] 刘国萍，王忆勤，许朝霞，等．中医问诊规范化研究现状与思考 [J]. 上海中医药大学学报，2009，23 (5)：75－78.

[15] 许朝霞，王忆勤，刘国萍，等．中医问诊客观化研究进展 [J]. 时珍国医国药，2009，20 (10)：2546－2548.

[16] 任秀玲．“以形正名”形成中医理论概念 [J]. 中华中医药杂志，2011，26 (4)：644－646.

[17] 黄碧群．中医症状标准化的必要性［J］．中华中医药杂志，2011，26（3）：429－432.

[18] 李超，王苗苗，姜枫，等．原发性高血压病肝气郁结证诊断量表条目筛选及检验［J］．时珍国医国药，2017，28（10）：2560－2562.

[19] 赵浩，孔立，李运伦．高血压肝火上炎证诊断量表的信度及效度的检验［J］．环球中医药，2014，7（9）：678－681.

[20] 孟凡波，李运伦，王苗苗，等．原发性高血压肝阳上亢证诊断量表信度与效度检验［J］．山东中医药大学学报，2013，37（5）：378－380，391.

[21] 安佰海．原发性高血压肝肾阴虚证诊断规范化研究［D］．济南：山东中医药大学，2013.

[22] 朱梅．基于德尔菲法高血压病痰湿壅盛证诊断量表的研制［D］．济南：山东中医药大学，2014.

[23] 李帅．高血压病痰瘀互结证诊断量表的研制［D］．济南：山东中医药大学，2015.

[24] 张倩，陈瑞雪，韩学艳，等．原发性高血压肾阴阳两虚证诊断量表的研制及信度与效度检验［J］．河南中医，2018，38（12）：1833－1837.

[25] 杨雯晴，李运伦，解君，等．高血压病常见中医证型量化诊断标准的探索性研究［J］．中华中医药杂志，2016，31（5）：2008－2012.

[26] 王凯，路玉良，唐赛雪，等．高血压颈动脉粥样硬化证候要素诊断量表的研制［J］．中华中医药学刊，2015，33（8）：1863－1865.

[27] 侯春蕾，许颖，崔延婕，等．2 型糖尿病中医问诊量表的研制及临床应用概述［J］．世界科学技术—中医药现代化，2021，23（2）：396－401.

[28] 赵灵燕．2 型糖尿病中医证候要素诊断量表的研制及初步应用研究［D］．北京：北京中医药大学，2013.

[29] 牟新，周旦阳，赵进喜．糖尿病肾病中医证候量表的研制方法探讨［J］．中华中医药杂志，2007，22（11）：787－788.

[30] 牟新，赵进喜，刘文洪，等．糖尿病肾病中医证候量表的条目初筛［J］．中国中西医结合肾病杂志，2011，12（1）：47－49.

[31] 姜小帆，曾进，段俊国．糖尿病性视网膜病变中医证素评定量表的编制策略及条目筛选［J］．中华中医药学刊，2013，31（1）：24－27.

[32] 张鹏，彭国平，崔金涛，等．彩色多普勒对糖尿病肾病中医证候诊断量化及量表初制的临床研究［J］．时珍国医国药，2016，27（2）：484－486.

［33］吴崇胜，陈家旭，袁海宁，等．抑郁症中医证候诊断标准中证—症对应关系研究［J］．中华中医药杂志，2009，24（4）：507－510.

［34］郭蓉娟，于森，王嘉麟，等．抑郁症中医证候要素辨证量表研究［J］．北京中医药大学学报，2015，38（8）：561－565.

［35］王哲，胡随瑜，陈泽奇，等．简明抑郁症中医证候自评量表初步编制［J］．中国行为医学科学，2005，14（10）：945－947.

［36］高秀飞，刘胜，陈红风，等．乳腺癌术后抑郁障碍中医量表的研制［J］．中华中医药杂志，2010，25（12）：2264－2267.

［37］于森．抑郁症中医证候要素量表研究［D］．北京：北京中医药大学，2010.

［38］赵恒宇，江泳．抑郁症中医证候要素辨病辨证量表的研究及优化［J］．成都中医药大学学报，2018，41（4）：32－36.

［39］周茜，傅勤慧，裴建．阿尔茨海默病中医证候诊断标准研究进展［J］．上海中医药杂志，2020，54（12）：91－96.

［40］田金洲．中国痴呆诊疗指南［M］．北京：人民卫生出版社，2012.

［41］倪敬年，时晶，魏明清，等．中药临床试验中的痴呆分期及辨证标准［J］．中华中医药杂志，2017，32（2）：452－454.

［42］王忆勤，李福凤，汤伟昌，等．中医四诊信息采集与分析方法探讨［J］．中华中医药杂志，2009，24（11）：1397－1404.

［43］刘国萍，王忆勤，董英，等．基于探索性因子分析的脾系疾病问诊症状分布及证候要素初探［J］．上海中医药大学学报，2012，26（2）：32－35.

［44］徐琏，许朝霞，王又闻，等．亚健康状态中医证候特征研究进展［J］．中华中医药杂志，2016，31（4）：1356－1358.

［45］赵晖，陈家旭，熊卫红，等．“亚健康状态中医证候调查问卷”的信度和效度评价［J］．中华中医药杂志，2011，26（1）：61－65.

［46］陆艳，许军，蔡渊均，等．亚健康评定量表评价城镇居民亚健康状况的信度和效度研究［J］．中国健康心理学杂志，2013，21（5）：707－710.

［47］万生芳．亚健康状态人群中医体质特点分析［J］．中国中医药科技，2013，20（2）：106－107.

［48］于冰琰，毕建璐，陈晶．大学生亚健康状态与气虚质关系的调查分析［J］．时诊国医国药，2013，24（8）：1966－1968.

［49］孙蓉蓉，过伟峰，李婷婷．中医证候量表研制方法学研究进展［J］．吉林中医药，2013，33（2）：212－214.

[50] 姚魁武，王阶，朱翠玲，等. 血瘀证证候量化诊断流行病学调查研究 [J]. 北京中医药大学学报，2007，30 (3)：206 - 209.

[51] 舒旭，胡一睿，王杨，等. 结构方程模型在评估血脂危险因子和高血脂内在关系中的研究 [J]. 中华疾病控制杂志，2011，15 (3)：237 - 240.

[52] 高颖，马斌，刘强，等.《缺血性中风证候要素诊断量表》临床验证 [J]. 中医杂志，2012，53 (1)：23 - 25.

[53] 方格，周旋，陈家旭，等. 基于德尔菲法和层次分析法构建肝郁气滞证诊断量表 [J]. 中医杂志，2022，63 (16)：1525 - 1531.

[54] 陈青红. 肝郁证的宏观诊断标准与客观指标检测的初步探讨 [D]. 北京：北京中医药大学，2003.

[55] 王阶，高嘉良，陈光，等. 气滞血瘀证诊断量表的研制 [J]. 中国实验方剂学杂志，2018，24 (15)：16 - 20.

[56] 黄剑阳. 基于德尔菲法心气虚证诊断量表研究 [D]. 长沙：湖南中医药大学，2019.

[57] 孙玉姣. 阳虚证宏观诊断量表的初步研制 [D]. 广州：广州中医药大学，2018.

[58] 嵇波. 逍遥散证理论研究及临床宏观、微观指标的实验论证 [D]. 北京：北京中医药大学，2002.

[59] 郑昊，黄嘉华，潘美均，等. 近5年中医诊断量表文献分析 [J]. 河南中医，2020，40 (11)：1703 - 1708.

[60] 刘宏潇. 中医问诊与患者报告的结构测量 [J]. 中国中医基础医学杂志，2010，16 (10)：880 - 881.

[61] 张艳宏，刘保延，刘志顺，等. PRO 与中医临床疗效评价 [J]. 中医杂志，2007，48 (8)：680 - 682.

[62] 倪琳琳，徐云生. 基于中医证候要素的消渴目病患者报告结局量表条目池设置及考评 [J]. 中国全科医学，2017，20 (7)：874 - 878，885.

[63] 刘凤斌，王维琼. 中医脾胃系疾病 PRO 量表理论结构模型的构建思路 [J]. 广州中医药大学学报，2008，25 (1)：12 - 14.

[64] 安宇，王阶，何庆勇，等. 气滞血瘀证患者报告临床结局量表理论结构模型的构建 [J]. 中医杂志，2015，56 (5)：381 - 383.

[65] 容丽辉，张涛，熊焰，等. 慢性肝病中医生命质量量表的研制 [J]. 湖南中医药大学学报，2015，35 (11)：56 - 60.

[66] 赵文，张佳，徐佳君，等. 四诊合参智能化发展现状及实现路径 [J]. 中医杂

志，2020，61（1）：58－62，67.

［67］李楠，于佳瑞，闫鹏宣，等．中医智能诊疗系统的研究与展望［J］. 中华中医药杂志，2021，36（11）：6343－6346.

［68］罗瑞静，何建成．中医智能化问诊系统开发及应用前景［J］. 时珍国医国药，2014，25（7）：1797－1798.

［69］李先涛，周旋，方格，等．中医证候诊断量表研究现况［J］. 辽宁中医杂志，2020，47（1）：18－21.

［70］何雯青，赵虎雷，谢洋．近20年中医证候测评工具研究现状的可视化分析［J］. 世界科学技术—中医药现代化，2021，23（1）：176－183.

［71］何建成，王文武，丁宏娟．计算机中医问诊系统的开发与研究［J］. 时珍国医国药，2010，21（9）：2370－2372.

［72］丁宏娟，何建成．计算机中医问诊系统的临床验证研究［J］. 辽宁中医杂志，2010，37（11）：2138－2139.

［73］曹静．基于复杂网络的推荐算法在中医辅助问诊中的应用研究［D］. 镇江：江苏大学，2018.

［74］李本岳，李伟荣，潘华峰，等．人工智能对中医诊断的影响［J］. 世界科学技术—中医药现代化，2020，22（5）：1624－1628.

［75］王泽宇．自然语言处理概述及应用［J］. 通讯世界，2019，26（4）：309－310.

［76］陈瑞，刘璐，张春柯，等．问诊症状特征选择方法［J］. 中华中医药杂志，2021，36（4）：2161－2164.

［77］邹蔚萌．民航飞行疲劳中医证候特征的研究［D］. 北京：北京中医药大学，2013.

［78］孙继佳，苏式兵，陆奕宇，等．基于粗糙集与支持向量机的中医辨证数据挖掘方法研究［J］. 数理医药学杂志，2010，23（3）：261－265.

［79］桑秀丽，李哲，肖汉杰，等．肿瘤病理类型绿色诊断方法研究——基于变精度粗糙集理论与贝叶斯网络［J］. 统计与信息论坛，2015，30（4）：71－77.

［80］徐玮斐，顾巍杰，刘国萍，等．基于有向有环图的慢性胃炎中医虚证症状选择及证候模型构建［J］. 中华中医药杂志，2016，31（11）：4491－4494.

［81］钟涛．基于复杂系统方法的慢性胃炎中医问诊证候建模研究［D］. 上海：华东理工大学，2014.

［82］陈亚楠，张守宾，朱习军．中医病案数据挖掘系统设计与实现［J］. 自动化与仪器仪表，2016（11）：238－240.

[83] 陈其跃. 基于极限学习机的慢性胃炎中医问诊证候研究 [D]. 上海：华东理工大学，2015.

[84] 肖光磊. 名老中医经验传承中的数据挖掘技术研究 [D]. 南京：南京理工大学，2008.

[85] 张丽伟，段禅伦，熊志伟，等. 朴素贝叶斯方法在中医证候分类识别中的应用研究 [J]. 内蒙古大学学报（自然科学版），2007 (5)：568-571.

[86] 崔宇佳，张一迪，王培志，等. 基于多评价标准融合的医疗数据特征选择算法 [J]. 复旦学报（自然科学版），2019，58 (2)：250-255+268.

[87] 章铁立，魏戌，聂佩芸，等. 基于 Group Lasso 的 Logistic 回归模型构建绝经后骨质疏松性骨折初发风险评估工具 [J]. 中国骨质疏松杂志，2018，24 (8)：994-999，1028.

[88] 钟颖，胡雪蕾，陆建峰. 基于关联规则和决策树的中医胃炎诊断分析 [J]. 中国中医药信息杂志，2008，15 (8)：97-99.

[89] 张宇龙，刘强，高颖，等. 贡献度与证候特征选择 [J]. 辽宁中医杂志，2008，35 (3)：354-355.

[90] 朱文锋，晏峻峰，黄碧群. 贝叶斯网络在中医证素辨证体系中的应用 [J]. 中西医结合学报，2006，4 (6)：567-571.

[91] 邵欢，李国正，刘国萍，等. 多标记中医问诊数据的症状选择 [J]. 中国科学：信息科学，2011，41 (11)：1372-1387.

[92] 吉华星，刘彦培，刘恩顺. 基于主成分分析急性呼吸窘迫综合征疗效评价中医证候指标之遴选 [J]. 时珍国医国药，2019，30 (5)：1253-1256.

[93] 刘瑜，符思，张喆. 基于主成分分析和因子分析法的功能性腹胀证候特征研究 [J]. 中华中医药杂志，2017，32 (8)：3487-3493.

[94] 李毅，刘艳，寇小妮，等. 乙肝后肝硬化中医症状学主成分分析 [J]. 中医药导报，2012，18 (4)：1-4.

[95] 颜建军，刘章鹏，刘国萍，等. 基于深度森林算法的慢性胃炎中医证候分类 [J]. 华东理工大学学报（自然科学版），2019，45 (4)：593-599.

[96] 徐玮斐，顾巍杰，刘国萍，等. 基于随机森林和多标记学习算法的慢性胃炎实证特征选择和证候分类识别研究 [J]. 中国中医药信息杂志，2016，23 (8)：18-23.

[97] 佟旭. 基于复杂网络理论的糖尿病肾病辨证建模研究 [D]. 北京：北京中医药大学，2016.

[98] 辛基梁. 基于中医状态学理论的健康状态辨识算法研究 [D]. 福州：福建中医

药大学，2020.

［99］迪盼祺，夏春明，王忆勤，等. 基于协同过滤算法的中医智能问诊系统研究［J］. 世界科学技术—中医药现代化，2021，23（1）：247－255.

［100］刘国萍，王忆勤，董英，等. 基于探索性因子分析的脾系疾病问诊症状分布及证候要素初探［J］. 上海中医药大学学报，2012，26（2）：32－35.

［101］王立文. 基于深度学习与条件随机场的多标记学习方法的中医问诊建模研究［D］. 上海：华东理工大学，2013.

［102］刘国萍，王忆勤，董英，等. 中医心系问诊量表的研制及评价［J］. 中西医结合学报，2009，7（1）：20－24.

（马庆宇）

第四章　切诊研究进展

切诊是指医生用手指或手掌对患者的脉和全身特定或相关部位进行触、摸、按、叩，并通过手的触觉及患者的反应状态，以了解病情、诊察疾病的方法。切诊分脉诊和按诊两种。脉诊是切按患者一定部位的脉搏；按诊是对患者的肌肤、手足、胸腹及其他部位进行触摸按压。

第一节　脉诊研究进展

一、脉诊基本理论

脉诊是切脉之一，是医生用手指切按患者的脉搏，感知脉动应指的形象，以了解病情的诊察方法（陈家旭等，2021）。传统脉诊主要依靠医生手指的触觉来分辨。因此，想要学脉诊，既要掌握基本理论、基本知识，又要勤于实践，悉心体会，理论与实践结合，才能做到心中明了，指下分明。

（一）脉象产生的原理

脉象的产生与心脏的搏动、心气盛衰、脉道通利与否以及气血盈亏直接相关（见图4－1）。

（二）脉诊意义

脉诊具有重要的临床意义，主要体现在以下四个方面：①辨病位：如脉浮多主表证，脉沉多为里证。②辨病性：如脉数多见于热证；脉迟多见于寒证。③辨邪正盛衰：如脉虚多为虚证；脉实多为实证。④断病势：久病而脉象和缓，或脉力逐渐增强，是胃气渐复，病情好转的表现；久病气虚或失血、泄泻而脉象虚大，则多是邪盛正衰，病情加重的表现。

（三）诊脉部位

切脉可按部位分为遍诊法、三部诊法和寸口诊法。自晋以来主要用寸口诊法，遍诊法和三部诊法已较少采用，只在危急的病证及两手寸口无脉时，才配合使用。这里仅介绍寸口诊法，其他两种方法可参考陈家旭、邹小娟主编的《中医诊断学》。

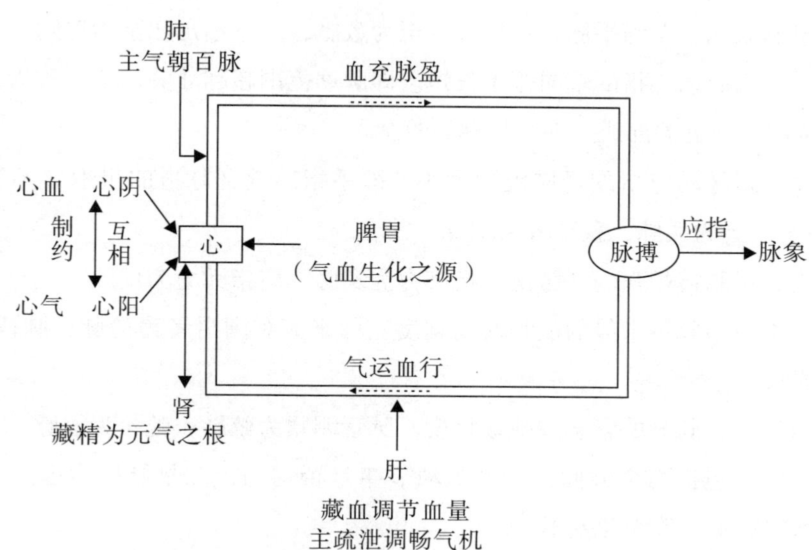

图4-1 脉象形成原理图①

注：心、脉是形成脉象的主要脏器；气血是形成脉象的物质基础；其他脏腑影响气血的生成和运行而参与了脉象的形成。

寸口诊法是指单独切按双手腕后桡骨茎突内侧一段桡动脉的搏动，根据其脉动形象，以推测人体生理、病理状况的一种诊察方法。

诊脉独取寸口的原理，一是寸口脉为手太阴肺经原穴太渊所在之处，十二经脉之气汇聚于此，故称为“脉之大会”，因而寸口脉气能够反映五脏六腑的气血状况。二是手太阴肺经起于中焦，与脾胃之气相通。三是肺朝百脉，脏腑气血通过百脉均聚会于肺。因此，寸口脉气能够反映脏腑气血的生理、病理变化。此外，寸口在腕后，此处肌肤薄嫩，脉易暴露，切按方便，为脉诊的理想部位。

（四）脉象要素

古人用“位、数、形、势”概括脉象的基本要素。近代通过对脉学文献的深入理解和实验研究的资料总结，将构成各种脉象的主要因素大致归纳为脉象的部位、至数、长度、宽度、力度、流利度、紧张度、均匀度8个方面。这些特征的不同程度变化的组合，就表现为各种不同的脉象形态。

（1）脉位，指脉动显现部位的浅深。脉位表浅为浮脉；脉位深沉为沉脉。

---

① 陈家旭．中医诊断学图表解［M］．北京：人民卫生出版社，2011.

（2）至数，指脉搏的频率。中医以一个呼吸周期为脉搏的计量单位。一呼一吸为“一息”。一息脉来四五至为平脉，一息五六至为数脉，一息不足四至为迟脉。

（3）脉长，指脉动应指的轴向范围长短。即脉动范围超越寸关尺三部称为长脉，应指不及寸、尺两部，但见关部或寸部者均称为短脉。

（4）脉宽，指脉动应指的径向范围大小，即手指感觉到脉道的粗细（不等于血管的粗细）。脉道宽大者为大脉，狭小者为细脉。

（5）脉力，指脉搏的强弱。脉搏应指有力为实脉，应指无力为虚脉。

（6）流利度，指脉搏来势的流利通畅程度。脉来流利圆滑者为滑脉；脉搏来势艰难，不流利者为涩脉。

（7）紧张度，指脉管的紧急或弛缓程度。脉管绷紧为弦脉；弛缓为缓脉。

（8）均匀度，包括两个方面：一是脉动节律是否均匀；二是脉搏力度、大小是否一致。一致为均匀；不一致为参差不齐。

（五）诊脉方法

诊脉流程如图4－2所示。

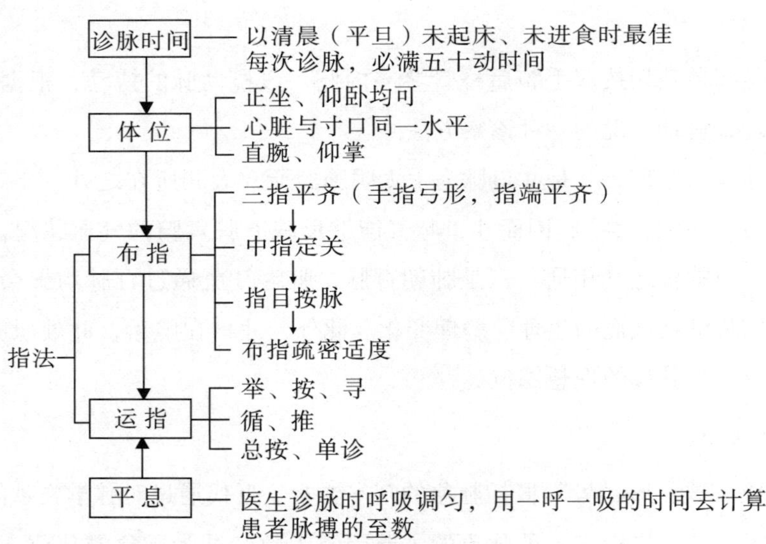

图4－2　诊脉流程图

1. 诊脉的时间

以清晨（平旦）未起床、未进食时诊脉为最佳，但一般很难做到，临床实际中不必拘泥于平旦切脉，但在诊脉时应保持诊室安静，以减少各种因素的干扰。

切脉的操作时间，每手不少于 1 分钟，两手以 3 分钟左右为宜。

2. 诊脉的体位

诊脉时患者取坐位或正卧位，手臂放平与心脏近于同一水平，直腕，手心向上，并在腕关节背部垫上脉枕，这样可使气血运行通畅，不仅便于切脉，而且能够真实准确地反映机体的内在本质。

3. 诊脉的指法

一般来说，切脉时医生以左手切按患者的右手，以右手切按患者的左手。

（1）定位。诊脉下指时，首先用中指定关，即医生用中指按在患者掌后高骨内侧关脉部位，接着用食指按关前的寸脉部位，无名指按关后的尺脉部位。小儿寸口部位甚短，一般多用“一指定关法”诊脉，即用拇指或食指统按寸关尺三部脉。

（2）布指。三指呈弓形，指端平齐，以指尖与指腹交界处感觉较灵敏的指目按触脉体。布指疏密合适，要和患者的身长相适应，身高臂长者，布指宜疏，身矮臂短者，布指宜密。

（3）单按与总按。三指平布，同时用力按脉，称为总按。目的是总体体会三部九候脉象。分别用一指单按其中一部脉象，重点体会某一部脉象特征，称为单按。临床上总按、单按常配合使用。

（4）举按寻。举按寻是诊脉时运用指力的轻重和手指的挪移，以探索、辨别脉象的指法。用指轻按在皮肤上称为举，又称为浮取或轻取；用指重按在筋骨间，称为按，又称为沉取或重取；指力从轻到重，从重到轻，左右前后推寻，以寻找脉动最明显的特征，称为寻。诊脉时应细心体会举、按、寻之间的脉象变化，主要用于分别了解寸、关、尺各部脉象的位、数、形、势等变化特征。

4. 诊脉平息

平息是指诊脉时，医生的呼吸要自然均匀，用自已一呼一吸的时间去计算患者脉搏的次数。另外，医生诊脉时必须全神贯注，仔细体会，才能识别指下的脉象。

（六）运用脉诊的注意要点

脉象与主病之间关系十分复杂，在脉诊临床运用中，需要注意下面几个问题：

1. 独异脉的诊断意义

独异脉是指异于常脉的某种特殊脉象。独异脉对于病证有较高的诊断价值。独异脉有部位之异、脏气之独、脉体之独的区别。

（1）部位之异：指某种脉象仅见于某一部，例如左关脉独弦，右寸脉独弱之类。这些脉的主病多与该部所属脏腑有关。如左关脉弦为肝郁，右寸脉弱为肺虚，左尺脉弱多肾虚等。

（2）脏气之独：指某些脉常见于相应脏腑的病证，如结脉、代脉、促脉常是心病的表现，其他如肝病多见弦脉、肺病常见浮脉、脾病常见缓脉、肾病的脉象多沉。

（3）脉体之独：指病中突出表现为某种脉象，其所主的病证自明，如滑脉主痰湿、实热、食积，紧脉主伤寒、痛症，濡脉主脾虚、湿困，伏脉主邪闭、厥病、痛极，芤脉见于亡血、伤阴等。

2. 辨脉主病不可拘泥

一般而言，浮主表，沉主里，迟多寒，数多热，细微多虚，弦大多实。但这些表、里、寒、热、虚、实之间，又有真假疑似，需要注意。如浮主表，但里虚证也可见到浮而无力的脉象；沉主里，但表实证也有沉紧脉象的可能。

3. 脉症顺逆与从舍

脉症顺逆，是指通过判断脉与症的相应与否，判断病情的顺逆。一般而论，脉与症相一致者为顺，反之为逆。如暴病出现浮脉、洪脉、数脉、实脉为顺，反映正气充盛能够抗邪；久病出现沉脉、微脉、细脉、弱脉者为顺，说明正虽不足而邪亦不盛。但如果新病出现沉脉、细脉、微脉、弱脉，则说明正气虚衰；久病出现浮脉、洪脉、数脉、实脉等，则表示正衰而邪盛，均属逆证。因此，脉与症不相应时，应根据疾病的本质决定从舍，或舍脉从症，或舍症从脉。

（1）舍脉从症：指症真脉假，须舍脉从症。如症见腹部胀满疼痛，大便干结，舌红苔黄腻，脉迟细者，本质为里实热证，症真脉假，应该舍脉从症。

（2）舍症从脉：指脉真症假，须舍症从脉。如伤寒邪热郁闭于里，四肢厥冷，脉滑数，本质为里实热证，脉真症假，应该舍症从脉。

脉症从舍说明脉诊准确率不是百分百，因而要四诊合参，才能准确诊断疾病。

（七）正常脉象

正常脉象也称为平脉、常脉，是指正常人在生理状态下出现的脉象，反映机体气血充盈、气机健旺、阴阳平衡、精神安和的生理状态，是健康的象征（陈家旭等，2021）。

正常脉象的形态是寸、关、尺三部有脉，一息四五至（相当于60～90次/分），不浮不沉，不大不小，从容和缓，柔和有力，节律一致，尺脉沉取有一定力量，并随生理活动和气候环境的不同而有相应变化。正常脉象的特点为“有胃”“有神”“有根”。

（1）有胃，即脉有胃气。表现为：不浮不沉，不疾不徐，来去从容，节律一致。脉之胃气，反映了脾胃运化功能的盛衰、营养状况的优劣和能量的储备状况。人以胃气为本，脉亦以胃气为本，有胃气则生，少胃气则病，无胃气则死。因此，诊察脉象有无胃气，对于推断疾病的预后具有重要的意义。

（2）有神，即脉有神气。表现为：脉律整齐、柔和有力。脉之神气反映了机体精气盛衰的状况。因为，神以精气为物质基础，并受后天水谷精气的濡养，故有胃即有神。脉象有神，说明精气尚足。故观察脉神对推断疾病预后也具有十分重要的意义。

（3）有根，即脉有根基。表现为：尺脉有力或沉取不绝两个方面。脉有根无根与肾气盛衰有关。脉有根说明肾气尚在。相反，若尺脉沉取不应，则说明肾气已败，病情危重。

总之，脉有胃、有神、有根，是从不同角度强调了正常脉象的特点。脉有胃、有神、有根，说明脾胃、心、肾等脏腑功能不衰，气血精神未绝，虽病而病尚轻浅，生机仍在，预后良好。

此外，平脉脉象受个体差异以及外部因素的影响，存在一定的生理变异，仍属平脉范围。

（八）二十八脉

1. 按脉位分类

（1）浮脉。

【脉象特征】举之有余，按之不足。浮脉脉位表浅，轻取即得，重按反减而不空。

【临床意义】主表证，亦主虚证。

【机理分析】当外邪侵袭肌表时，卫阳抵抗外邪，则脉气鼓动于外，应指而浮。邪盛而正不虚时，脉浮而有力；虚人外感或邪盛而正虚时，脉多浮而无力。久病体虚，阳气虚衰，虚阳外越，可见脉浮无根，不可误作外感论治。如《濒湖脉学》曰：“久病逢之却可惊。”生理性浮脉可见于形体消瘦，脉位表浅者。夏秋之时阳气升浮，也可见浮脉。

（2）散脉。

【脉象特征】浮散无根，稍按则无，至数不齐。

【临床意义】主元气离散，脏腑之气将绝。

【机理分析】气虚血耗，阴不敛阳，元气耗散，脉气不能内敛，故举之浮散而不聚，重按则无，漫无根蒂。故《濒湖脉学》有“散似杨花散漫飞，去来无定至难齐”之说。表示正气耗散，为脏腑之气将绝的危候。

（3）芤脉。

【脉象特征】浮大中空，如按葱管。

【临床意义】主失血，伤阴。

【机理分析】多因突然失血过多，血量骤减，营血不足，无以充脉，或津液大伤，血不得充，血失阴伤则阳无所附而散于外，故见芤脉。

（4）革脉。

【脉象特征】浮而搏指，中空外坚，如按鼓皮。

【临床意义】多主精血亏虚，临床常见于亡血，失精，半产，漏下。

【机理分析】由于正气不固，精血不藏，气无所恋而浮越于外，以致脉来浮大搏指，外强中干，犹如按绷急的鼓皮。

（5）沉脉。

【脉象特征】举之不足，按之有余。沉脉脉位深沉，位于皮下筋骨，轻取不应，重按始得。

【临床意义】主里证，有力为里实，无力为里虚。

【机理分析】邪郁于里，气血内困，则脉沉而有力；若脏腑虚弱，正气不足，阳虚气陷，不能升举，脉气鼓动无力，则脉沉而无力。生理性沉脉可见于肥胖之体，则脉管深沉。冬季气血收敛，脉象也偏沉。

（6）伏脉。

【脉象特征】脉位深沉，重手推筋按骨始得，甚则伏而不见。

【临床意义】主里证，常见于邪闭，厥证，痛极。

【机理分析】因邪气内伏，脉气不得宣通所致。伏而无力为气血虚损，阳气欲绝，不能鼓脉于体表所致。若两手脉潜伏，同时太溪与趺阳脉均不见者，属险证。

（7）牢脉。

【脉象特征】脉形沉而实大弦长，轻取、中取均不应，沉取始得，坚着不移。

【临床意义】主阴寒内实，疝气瘕瘕。

【机理分析】因阴寒内积，阳气沉伏于下所致。牢脉主实，有气血之分，痛积有形肿块，是实在血分；瘕聚、疝气为无形痞结，是实在气分。

2. 按脉率分类

（1）迟脉。

【脉象特征】脉来迟慢，一息不足四至。

【临床意义】多主寒证，也可见于邪热结聚的里实热证。

【机理分析】寒邪凝滞，阳失健运，故脉象见迟，迟而有力为实寒；迟而无力为虚寒。脉迟不可概认为寒证，如伤寒阳明腑实证邪热结聚，阻滞血脉流行，也可见迟脉，但迟而有力，按之必实，故临证当脉症合参。生理性迟脉可见于久经锻炼之人，脉迟而有力。

（2）缓脉。

【脉象特征】一息四至，来去缓慢。其脉率稍慢于正常脉而快于迟脉。

【临床意义】主湿病，脾胃虚弱。

【机理分析】湿性黏滞，气机为湿所困，或脾胃虚弱，气血不足以充盈鼓动，故脉见缓怠无力，弛纵不鼓。有病之人脉转和缓，是正气恢复之征。生理性缓脉见于正常人，表现为脉来从容不迫，应指均匀，和缓有力，是神气充沛的正常脉象。

（3）数脉。

【脉象特征】脉来急促，一息五至以上。

【临床意义】主热证，有力为实热，无力为虚热，亦可见于虚阳外浮之时。

【机理分析】邪热亢盛，气血运行加速，故见数脉，必数而有力；久病阴虚，虚热内生，脉也见数，但数而无力；若阳虚外浮而见数脉，则数大而无力，按之豁然而空。生理性数脉可见于儿童和婴儿。正常人在运动和情绪激动时，脉率也加快。

（4）疾脉。

【脉象特征】脉来急疾，一息七八至。

【临床意义】主阳极阴竭，元气欲脱。

【机理分析】伤寒、温病在热极时往往有疾脉，疾而按之益坚是阳亢无制，真阴垂危之候；疾而虚弱无力是阴液枯竭，阳气外越欲脱之候。劳瘵亦可见疾脉，多属危候。生理性疾脉可见于剧烈运动后，婴儿脉一息七至也是平脉，不作疾脉论。

3. 按脉宽度分类

（1）洪脉。

【脉象特征】脉体宽大，充实有力，状若波涛汹涌，来盛去衰。

【临床意义】主气分热盛，亦主邪盛正衰。

【机理分析】阳气有余，内热充斥，气盛血涌，脉道扩张，故脉见洪象。而阴竭阳越之洪脉，孤阳独亢而外越，阴竭而脉体失充，故浮取洪盛，沉取无力无神，多属邪盛正衰的危候。生理性洪脉可见于夏季，因夏季阳气亢盛，脉象稍显洪大。

（2）细脉。

【脉象特征】脉细如线，但应指明显。

【临床意义】主气血两虚，诸虚劳损，又主湿病。

【机理分析】营血亏虚不能充盈脉道，气虚则无力鼓动血液运行，故脉体细小而软弱无力；湿邪阻遏脉道，气血运行不利，也见细脉；若温热病神昏谵语见细数脉，是热邪深入营血或邪陷心包的证候。生理性细脉可见于冬季。因寒冷刺激，脉道收缩，故脉象偏于沉细。

4. 按脉长度分类

（1）长脉。

【脉象特征】脉形长，首尾端直，超过本位。

【临床意义】主肝阳有余，阳盛内热等有余之证。

【机理分析】阳亢、热盛、痰火内蕴，使气逆塞盛，脉道充实，故脉象长而满溢，超过尺寸。

生理性长脉可见于正常人。脉长而和缓，是中气充足，升降流行畅通，气血充盛条畅的脉象。《素问·脉要精微论》谓：“长则气治。”

（2）短脉。

【脉象特征】首尾俱短，不及三部。

【临床意义】有力为气郁，无力为气损。

【机理分析】气虚不足，无力鼓动血行，故脉短而无力。又有因气郁血瘀，或痰滞食积，阻碍脉道，以致脉气不伸而见短脉，则短涩而有力。《素问·脉要精微论》谓：“短则气病。”故短脉不可概作不足论，应注意脉之有力、无力。

5. 按脉力度分类

（1）虚脉。

【脉象特征】三部脉举之无力，按之空虚。

【临床意义】主虚证。

【机理分析】气不足以运其血，故脉来无力；血不足以充于脉，则脉道空虚，由于气虚不敛而外张，血虚气无以附而外浮，故虚脉包括气血两虚及脏腑诸虚。

（2）弱脉。

【脉象特征】极软而沉细。

【临床意义】主气血俱虚，阳虚。

【机理分析】血虚脉道不充，则脉细；阳气虚无力鼓动于脉，则脉沉软。病后正虚，见脉弱为顺；新病邪实，见脉弱为逆。

（3）微脉。

【脉象特征】极细极软，按之欲绝，若有若无。

【临床意义】主气血大虚，阳气衰微。

【机理分析】阳衰气微，鼓动无力，故见微脉。浮以候阳，轻取之似无是阳气衰；沉以候阴，重按之似无是阴气竭。久病脉微，气血被耗，是正气将绝之兆；新病脉微主阳气暴脱。

（4）实脉。

【脉象特征】三部脉举按均有力，脉来去俱盛，坚实有力。

【临床意义】主实证。

【机理分析】邪气亢盛而正气不虚，正邪相搏，气血壅盛，脉道坚满，故应指有力。

6. 按脉流利度分类

（1）滑脉。

【脉象特征】滑脉往来流利，应指圆滑，如盘走珠。

【临床意义】主痰湿、食积和实热等病证。

【机理分析】痰湿留聚、食积饮停，邪气内盛，充渍脉道，鼓动脉气，故脉见圆滑流利。火热之邪波及血分，血行加速，则脉来亦滑但必兼数。正常人脉滑而冲和，是营卫充实之象，亦为平脉。生理性滑脉可见于妊娠妇女，是气血充盛而调和的表现。

（2）动脉。

【脉象特征】脉形如豆，厥厥动摇，滑数有力。关部尤为明显，且动摇不定。

【临床意义】主痛、惊。

【机理分析】《脉经》云："动脉见于关上，无头尾，大如豆，厥厥然动摇。"痛则阴阳不和，气为血阻；惊则气血紊乱，脉行躁动不安，阴阳相搏，升降失和，使其气血冲动，故脉道随气血冲动而呈滑数有力；气为血阻，故脉体较短。

（3）涩脉。

【脉象特征】脉细而缓，往来艰涩不畅，如轻刀刮竹。

【临床意义】主气滞、血瘀、痰食内停和精伤、血少。

【机理分析】精血衰少，津液耗伤，不能濡养经脉，血行不畅，脉气往来艰涩，故脉涩而无力；气滞血瘀或痰食胶固，脉道不畅，血行受阻，则脉涩而有力。

7. 按脉紧张度分类

（1）弦脉。

【脉象特征】端直以长，如按琴弦。

【临床意义】主肝胆病、诸痛、痰饮、疟疾，也可见于虚劳、胃气衰败。

【机理分析】弦为肝脉。肝主疏泄，调畅气机，以柔和为贵。邪气滞肝，疏泄失常，气机不利；诸痛、痰饮，阻滞气机，脉气因而紧张，则出现弦脉。张仲景云："疟脉自弦。"虚劳内伤，中气不足，肝木乘脾，亦常见弦脉。若弦而细劲，如循刀刃，便是胃气全无，病多难治。生理性弦脉可见于春季，应自然界生发之气，故脉象弦而柔和。老年人阴血不足，血脉失于濡养而失柔和之性，亦可见弦脉。

（2）紧脉。

【脉象特征】脉绷急弹指，状如牵绳转索。

【临床意义】主寒证、痛证和食积等。

【机理分析】寒邪侵袭人体，寒性收凝，以致脉道紧束而拘急，故见紧脉。寒邪在表，脉见浮紧；寒邪在里，脉见沉紧。剧痛、宿食之紧脉，也是寒邪积滞与正气相搏的缘故。

（3）濡脉。

【脉象特征】浮而细软。轻取即得，重按不显。

【临床意义】主诸虚，又主湿。

【机理分析】气虚不能内敛，则脉浮软无力；精血亏虚，脉道不充则脉细小。湿气阻抑脉道，脉也见软而浮小。

8. 按脉均匀度分类

（1）结脉。

【脉象特征】脉来缓慢，时有中止，止无定数。

【临床意义】多见于阴盛气结、寒痰血瘀，亦可见于气血虚衰。

【机理分析】因阴寒偏盛，脉气凝滞，故脉率缓慢；气结、痰凝、血瘀等积滞不散，心阳被抑，脉气阻滞而失于宣畅，故脉来缓慢而时有一止，且为结而有力；若久病气血衰弱，尤其是心气、心阳虚衰，脉气不续，故脉来缓慢而时有一止，且为结而无力。

（2）代脉。

【脉象特征】脉来一止，止有定数，良久方还。

【临床意义】见于脏气衰微、疼痛、惊恐、跌打损伤等病证。

【机理分析】因脏气衰微，元气不足，可致脉气不相接续，故脉来时有中止，止有定数，常见于心脏器质性病变。疼痛、惊恐、跌打损伤等见代脉，是因暂时性的气结、血瘀、痰凝等阻抑脉道，血行涩滞，脉气不能衔接，致脉代而应指有力。

（3）促脉。

【脉象特征】脉来数而时有一止，止无定数。

【临床意义】多见于阳盛实热、气血痰食停滞，亦见于脏气衰败。

【机理分析】阳邪亢盛，热迫血行，心气亢奋，故脉来急数；热灼阴津则津血衰少，心气受损，脉气不相接续，故脉有歇止；气滞、血瘀、痰饮、食积等有形实邪阻滞，脉气接续不及，亦可形成间歇。两者均为邪气内扰，脏气失常所致，故其脉来促而有力。若因真元衰惫，心气衰败，虚阳浮动，亦可致脉气不相顺接而见促脉，但必促而无力。

二、脉诊现代研究

《内经》云："微妙在脉，不可不察。"脉诊是中医诊断学的精华之一，也是中医现代化的难点之一，通过医生触诊患者的脉搏来了解患者的生理和病理状况。近年来，脉诊现代研究取得了一些进展，主要体现在以下几个方面：

（一）脉诊理论研究

1. 古脉法

古脉法的研究，有偏于总结既往脉法的，有关注某一特定时期脉学文献的，还有还原古代脉法的，这些研究极大丰富了脉诊理论，为脉诊实践提供了指导。陈欣然（2017）系统整理古代医学文献及出土文献中与脉相关的部分，对血脉、经脉、脉象、脉气、切脉等概念进行了分析。同时，总结了独取寸口脉诊法、三部九候脉诊法、十二经脉诊法（遍诊法）、人迎寸口脉诊法、四时脉诊法、五脏脉诊法、五运六气脉诊法、趺阳脉脉诊法、尺肤诊九种诊脉方法。相光鑫（2021）以宋金元时期现存的脉学著作为研究对象，对其作者生平、主要内容、学术价值、书目著录、版本流传等方面进行研究，总结了该时期脉学著作的特点与成就。张久亮（2021）根据经文、历代医家的相关记载，还原了《黄帝内经》五行脉法，认为五行脉法由脉象、部位及按诊浅深三部分组成，以诊查五脏之气血是否正常。陈建国（2021）根据《伤寒论·伤寒例》，对阴阳盛衰的内涵进行了解析，揭示了张仲景原文中的"汗法"实为"升法"的代表，"下法"实为"降法"的代表，并探索直接通过脉诊来确定阴阳盛衰的方法，形成将脉诊、阴阳盛衰和治疗方向贯穿起来应用于临床的学术思想。李树森等（2021）从长桑君脉法脉息术的概念、脉诊范畴、脉息比值辨析、临床运用等方面进行评述，认为脉息比值 <4 为少气，建议用小建中类方；脉息比值 $4\sim5$ 为脉躁，建议用大柴胡类方；脉息比值 >5 为平人，建议用小建中汤与大柴胡汤合方。

2. 现代脉法

现代脉法的研究，主要是挖掘整理名中医的脉法。如臧翠翠等（2014）以传统中医脉学理论为基础，吸收和借鉴现代科学研究的成果和思想，提出了金氏学脉应与脉相、脉动与脉点等基本要领及病脉统一的基本原理，为脉诊客观化研究提供了新的思路。田好雨等（2022）、王翠英等（2022）在传统脉诊的基础上，融合血管生理学、血流动力学、脏腑全息定位等现代科学，形成了系统辨证脉学。将玄之又玄的脉学转变为客观的可测的物理量，有利于脉诊体系的现代科技重构，使脉象信息具有可定位、可定性和可定量的特点，提升了脉诊的临床应用水平，实现了脉诊从物象到物理的转化，脉诊信息的量化、物理化，也为现代科学技术与中医的跨界融合架起了桥梁。许跃远（2019，2020）介绍脉象学，复原了古中医人的脉诊技法，同时揭示出脉“形”与脉“气”的科学内涵。

（二）脉诊客观化应用研究

脉诊的客观化研究，以寸口脉的研究最多。从古至今，中医师都是用手指来获取患者的脉搏信息，然后结合自身的生活和医学经验，对脉搏波进行主观判断，把所摸得的“脉”形象化（脉象）描述，如“如按琴弦”“如水漂木”“如盘走珠”等。但是，传统脉象的概念比较笼统，而且每一种脉象的判别要点、技巧和标准也很模糊，容易受到个人经验等因素影响。因此，在临床实践中对脉诊的认识分歧比较多，从而制约了中医脉诊的进一步发展，也降低了脉诊的临床应用价值。近年来，学者们在脉诊的客观化方面做了大量富有成效的基础性研究。

1. 采集系统

在脉诊的客观化研究中，采集脉搏信号是首要环节，采集质量将对后续各阶段的效果产生直接影响，因此，罗静静等（2021）对脉搏信号采集系统进行了深入的研究。目前应用比较广泛的脉搏传感器按照原理可分为传统的压电式、压阻式、电容式、谐振式、电磁式、光电容积式，以及近年兴起的新型传感器，如光纤式、微机电系统（micro-electro-mechanical system，MEMS）芯片、传声器、多普勒超声和柔性面阵式等（几类传感器的优势及存在的问题见表4－1）。基于传统传感原理的压力式、光电容积式等脉搏传感器，目前技术较为成熟且应用最为广泛，但由于自身传感原理限制导致的问题也较突出。新型传感器应用于脉搏信息传感，光纤式低损耗抗电磁干扰；MEMS芯片体积小适于集成；传声器、多普勒超声均为非接触式，能较大程度呈现脉象的真实性；柔性面阵式机械性能好、采集信息量大，但都存在技术发展不成熟、难以普及等问题，仍需深入研究。

随着各类型传感器在中医脉诊研究中的应用，传统脉诊“心中易了，指下难明”的尴尬正在逐渐消除，但是基于单一传感技术的脉搏波能否反映传统脉象的“位、次、形、势”特点，越来越受到业界的重视。因此，费兆馥（2012）提出研发多传感器融合脉象仪的想法，郭思嘉（2018）设计了智能化三探头高精密脉象仪和四探头便携式脉象仪，并以此复现患者和健康人的脉搏波。总之，单探头传感器只能反映单部（关部）的脉象信息，不能同时反映寸关尺三部脉象，因此其科学性受到质疑，但因其简单易用，仍是目前的主流。刘耀远等（2021）相信随着人工智能的发展，多探头传感器会更广泛地应用于科研及临床。

表 4－1　各类脉搏传感器的优势及应用中存在的问题

传感原理	优势	应用中存在的问题
压电式	结构简单，耐高温，重复性、再现性好，机械性能优良，精度较高，与人体皮肤的特征阻抗相匹配	不宜进行静态压力测量，信号放大需特殊的放大器，成本较高
压阻式	动态范围宽、技术成熟、应用广泛，抗过载能力强，灵敏系数高，频率响应高，精度可达 0.1%	黏合剂性能、环境温度影响较大，需温度补偿或恒温条件
电容式	低功耗，温度稳定性好，动态响应好，精度可达 0.01% ~0.1%	寄生电容，输出阻抗高，负载能力差，输出特性非线性，后端电路复杂
谐振式	适用于气体压力的测量，体积小，输出频率信号，重复性好，耐振，有良好的稳定性，精度可达 0.01%	工艺较为复杂，生产周期长，成本高，且需高性能的处理电路
压磁式（电感式）	新兴技术，结构简单，输出功率大，信号强	信号采集电路复杂，噪声干扰严重，成熟度低，应用不完善
光电容积式	非接触式测量，抗干扰能力强，具有良好的线性度	获取的脉搏信息较少，结构复杂，成本高
光纤式	低损耗，体积小，耐腐蚀，电绝缘，抗电磁干扰	须用特殊光纤，成本高，用于脉搏传感须深入研究机理
MEMS 芯片	灵敏度更高更适于集成、功耗更低且性能稳定	传感器工艺和封装技术须深入研究
传声器	非接触式，干扰小	检查原理不符合中医指压脉诊的特点
多普勒超声	除检测脉搏搏动信息外，还可观察管腔容积、血流速度、脉管三维运动	检测成本高且检测原理不符合中医指压脉诊的特点
柔性面阵式	机械性能、电学性能好，可大面积加工；采集数据量更大，精度更高	阵列一致性差，系统成本高，脉搏信号获取和分析等方面还须深入研究

2. 分析方法

采集了脉象信息之后，如何对数据进行处理和分析，提取有效信息，将其用于临床诊断或疾病预防，是研究的另一个重点。目前，时域、频域分析方法是主流。

（1）时域分析法。

时域分析法是目前脉搏波分析中应用最广泛的一种方法。它直接对脉搏波信号的时间、幅度、斜率等形态进行分析，用这些参数阐述血管内流体参量及其与时间、空间的函数关系。如刘璐等（2019）以 11 名大学生为受试者，采用观看视频的方法诱导，激发受试者的情感，并使用客观化采集工具采集受试者 4 种不同情感状态下的脉图共 224 人次，结果发现脉图特征参数可为情感状态的辨识提供客观参考依据。

（2）频域分析法。

与时域分析法相比，频域分析法主要是将分析对象特征从时域变换到频域，然后提取有效信息进行分析，包括功率谱分析和倒谱分析。由于脉搏波频谱以脉搏波所具有的全部频率分量的集合形式表示，因此保留了脉搏波的全部信息。与时域分析法相比，频域法计算相对复杂、结果较为抽象，但频域分析可以获得时域分析中无法得到的特征信息，因此脉搏波信号的频域分析也为研究人员所重视。如陈宇奇等（2021）以健康受试者 118 人为研究对象，用脉诊仪记录脉诊信息，并通过快速傅里叶变换展开为频域图，获得脉象参数，发现正常范围内，肾功能 BUN 指标与其脉象有相关性。

（3）时频分析法。

时频分析是用时间和频率的联合函数来表示非平稳信号，并对其进行分析和处理的一种方法。主要有短时傅里叶变换（Shor-time Fourier Transform，STFT）、小波变换（Wavelet Transform，WT）和 HHT（Hilbert-Huang Transformation）法三种。三者各有优势，STFT 最容易实现，WT 分析最平稳，HHT 功能最强大。如 Guo（2015）利用 HHT 方法进行信号信息分析。崔健（2020）冠心病患者的涩脉进行 WT 分析发现，与健康人组相比，稳定性冠心病患者组较少在 d1 ~ d5 尺度出现相对高频波段。可见时频分析方法是值得深入研究的方法。

（4）其他方法。

主要根据非线性动力学理论与方法，对脉搏波信号的主波间期进行分析，提取有效信息。

3. 脉诊在临床辨证中的应用

（1）肝系统疾病。

吴宏进等（2018）采用脉象仪来采集绝经综合征患者不同证候脉象信息。发现五种不同证候在 t1、t5、w1、h1、h3、S、As、Ad 等参数上差异有统计学意义。其中，肝郁气滞证 t1 高于脾肾阳虚证和心脾两虚证；肝郁气滞证 t5、w1 高于心肾不交证；肝郁气滞证 h1 高于心脾两虚证；肝郁气滞证 h3 高于心脾两虚证和心肾不交证；肝郁气滞证 S、As、Ad 高于心脾两虚证和心肾不交证。提示绝经期综合征患者的脉象特征组间比较存在显著差异，有助于绝经综合征证候的诊断。

（2）心系统疾病。

刘璐等（2020）采集冠心病合并慢性心力衰竭患者脉象信息，对数据分析后发现，与轻度组比较，心功能不全中度、重度组受试者 h4/h1、t1/T、t1/t4 显著增大；t4、t3、t5、T、h5/h1 显著减小。提示冠心病合并慢性心力衰竭患者的脉图时域特征参数组间比较存在显著差异，其参数变化可反映患者的心功能不全状态，有助于心功能不全状态的诊断。

（3）脾系统疾病。

丁姝等（2019）采集脾虚型泄泻患者及健康人的脉象信息，对脉图参数进行分析，发现在“浮、中、沉”三个脉位，疾病组 P1、P、P2、H1（y）、－H1（y）参数均小于平脉组，提示智能脉诊系统可准确区分脾虚泄泻患者及健康受试者。

（4）肺系统疾病。

Zhang 等（2018）采用诊断性研究设计，采集肺癌患者及健康人的脉象信息，对脉图参数进行分析，发现新方法的诊断准确率为 78.1%，提示新方法能够较好地区分肺癌患者与健康人。

（5）肾系统疾病。

陈宇奇等（2021）采集健康受试者的脉象信息，同时收集其 BUN 检测结果，分析 BUN 水平与脉象参数的关系，结果发现高 BUN 组在 C1、C2、C6 显著低于低 BUN 组，提示脉象参数对临床诊断早期肝损伤具有一定参考价值。

参考文献

［1］国家市场监督管理总局，国家标准化管理委员会. 中医四诊操作规范 第 4 部分：切诊［S］. 2021.

［2］陈家旭，邹小娟. 中医诊断学［M］. 4 版. 北京：人民卫生出版社，2021.

［3］陈欣然. 中医脉诊起源及《脉经》以前各脉诊法本义研究［D］. 北京：北京中医药大学，2017.

［4］相光鑫. 宋金元脉学典籍考［D］. 济南：山东中医药大学，2021.

［5］张久亮.《黄帝内经》五行脉法概要［J］. 中华中医药杂志，2021，36（1）：69－71.

［6］陈建国. 对经方阴阳盛衰理论的认识［J］. 中华中医药杂志，2021，36（6）：3526－3528.

［7］李树森，施卿卿，刘惠颖. 长桑君脉法脉息术辨析及应用［J］. 中华中医药杂志，2021，36（10）：5724－5728.

［8］臧翠翠，辛超，边振，等. 金氏脉学：脉诊客观化研究的新思路［J］. 吉林中医药，2014，34（5）：436－439.

［9］田好雨，齐向华，薛文丽，等. 基于系统辨证脉学的脉象信息人工智能分析策略

与思考［J］. 中医药导报，2022，28（1）：83－86，90.

［10］王翠英，齐向华．浅谈脉诊体系的现代科技化重构［J］. 北京中医药大学学报，2022，45（3）：263－266.

［11］许跃远．脉诊“形”“气”与病症［J］. 中华中医药杂志，2019，34（1）：29－33.

［12］许跃远．寸口脏腑冰鉴［J］. 中华中医药杂志，2020，35（3）：1314－1316.

［13］许跃远．寸口病灶洞微［J］. 中华中医药杂志，2020，35（7）：3488－3489.

［14］罗静静，左晶晶，季仲致，等．面向脉诊客观化的脉搏传感器研究综述［J］. 仪器仪表学报，2021，41（8）：1－14.

［15］费兆馥．脉诊仪的研究现状及对寸口三部脉象客观检测的初步设想［J］. 上海中医药大学学报，2012，26（4）：7－10.

［16］郭思嘉．智能化多探头中医脉诊仪设计［D］．重庆：重庆大学，2018.

［17］刘耀远，牛朴钰，申屠慰，等．传感器种类及方案在中医脉象检测中的应用［J］. 中国中医药现代远程教育，2021，19（5）：191－193.

［18］吕仪，丁晓东，洪静，等．基于时域分析法的不同情志脉图参数研究进展［J］. 中华中医药杂志，2021，36（10）：6006－6009.

［19］刘璐，马泽慧，陈聪，等．上海中医药大学在校大学生不同情感状态脉图特征参数分析与识别［J］. 中国中医药信息杂志，2019，26（4）：19－23.

［20］陈宇奇，陈彦坤，吴嘉萍，等. 64 例不同肾功能指标的体检人群脉象频域参数的差异研究［J］. 时珍国医国药，2021，32（2）：478－480.

［21］崔健．现代微观脉学中涩脉类声波与稳定性冠心病的临床研究［D］．济南：山东中医药大学，2020.

［22］吴宏进，张志枫，许家佗，等．绝经综合征中医四诊信息及证候特点分析［J］. 中华中医药杂志，2018，33（9）：3918－3922.

［23］刘璐，张春柯，陈瑞，等．冠心病合并慢性心力衰竭患者心功能状态与脉图时域特征的关联研究［J］. 世界科学技术—中医药现代化，2020，22（9）：3301－3305.

［24］丁姝，林一帆，胡文平．移动腕带充气式脉诊仪检测脾虚泄泻虚脉脉象图分析［J］. 亚太传统医药，2019，15（10）：118－121.

［25］GUO C，JIANG Z，HE H，et al. Wrist pulse signal acquisition and analysis for disease diagnosis：a review［J］. Computers in biology and medicine，2022（143）：p. 105312.

［22］ZHANG Q，ZHOU J，ZHANG B. Computational traditional Chinese medicine diagnosis：a literature survey［J］. Computers in biology and medicine，2021（133）：p. 104358.

[23] GUO R, WANG Y, YAN H, et al. Analysis and recognition of traditional Chinese medicine pulse based on the Hilbert'Huang transform and random forest in patients with coronary heart disease [J]. Evidence-based complementary and alternative medicine , 2015 (2015): pp. 1 –8.

[28] ZHANG Z, ZHANG Y, YAO L, et al. A sensor-based wrist pulse signal processing and lung cancer recognition [J]. Journal of biomedical informatics, 2018 (79): pp. 107 –116.

第二节　按诊研究进展

按诊是医生用手直接触摸或按压患者某些部位，以了解局部冷热、润燥、软硬、压痛、肿块及其他异常变化，从而推断疾病部位、性质和病情轻重等情况的一种诊断方法。

一、按诊基本理论

按诊的手法大致可分触、摸、按三类。按诊的方法，在《通俗伤寒论》有比较详细的记载："其诊法，宜按摩数次，或轻或重，或击或抑，以察胸腹之坚软，拒按与否；并察胸腹之冷热，灼手与否，以定病之寒热虚实。"

（一）按诊的意义

按诊为切诊的重要组成部分，不仅可以进一步确定望诊之所见，补充望诊之不足，而且亦可为问诊提示重点，特别是对脘腹部疾病的诊断有着更为重要的作用。如肠痈、瘕聚（肿瘤、肝积、肠覃、石瘕之类）等有形病变，通过按诊可以进一步探明疾病的部位、性质和程度，为诊治提供依据。

（二）按诊的方法

按诊的手法有触、摸、按、叩四种。

1. 触法

医生用手指或手掌轻触患者局部皮肤，了解其凉热、润燥（温度、湿度）等情况。多用于头额部、四肢及胸腹部皮肤的按诊。

2. 摸法

医生用手指稍用力寻抚局部，了解局部的感觉情况及肿物的大小与形质。多用于颈部、腧穴及躯体肿胀部位的按诊。

3. 按法

医生用手重力按压或推寻局部，了解深层部位有无压痛或肿块，以及肿块的形态、质地、大小、活动程度等。多用于胸腹部、深部组织的按诊。

4. 叩法

医生用手叩击病体某部，通过震动产生叩击音、波动感或震动感，以确定病性和程度的检查方法。叩法有直接叩击法和间接叩击法两种。

（1）直接叩击法。医生右手食、中、无名三指并拢，用其掌面直接叩击或拍打被诊察部位，借助叩击音或叩击时手指的感觉判断病变部位的情况。多用于胸部或腹部范围较广的病变，如鼓胀等。

（2）间接叩击法。分为拳掌叩击法和指指叩击法。①拳掌叩击法：医生左手掌平贴于诊察部位，右手握成空拳叩击左手背，边叩边问患者的感觉，有无叩击痛，并结合左手的震动感来判断病位、病性及程度。②指指叩击法：医生左手中指第二指节紧贴诊察部位，右手中指叩击左手第二指节前端，听叩击音响以辨病性及病位。

临床上按诊手法应综合运用。一般是先触摸，后按压，再叩击，由轻到重，由浅入深，逐层了解病变的情况。按诊时，医生要体贴患者，手法要轻柔，要善于运用手指和腕部的力量，避免突然暴力。注意手掌的温度适宜，防止过冷过热刺激。要边检查边观察患者的表情变化，了解其痛苦所在。

（三）按诊的内容

按诊的应用范围较广。临床上最常用的是按肌肤、按手足、按胸腹、按腧穴，详述于下。

1. 按肌肤

按肌肤是为了探明肌表的寒热、润燥以及肿胀等情况。“阳胜则热，阴胜则寒”，按肌肤不仅能从冷暖以知寒热，更可从热的甚微而分表里虚实。凡身热初按甚热，久按热反转轻的，是热在表；若久按其热反甚，热自内向外蒸发者，为热在里。喜按者多虚证，拒按者多实证。轻按即痛者病在表，重按方痛者病在里。皮肤干燥者，尚未出汗；干瘪者，津液不足；湿润者，身已汗出；皮肤甲错者，伤阴或内有干血。重手按压肿胀，可以辨别水肿和气肿。按之凹陷，不能即起的，为水肿；按之凹陷，举手即起的，为气肿。在外科疮疡方面，触按病变局部，肿而硬木不热者，属寒证；肿处烙手、压痛者，为热证。患处坚硬，多属无脓；边硬顶软，内必成脓。至于肌肉深部的脓肿，则以“应手”或“不应手”来决定有脓无脓。

此外，还有“按尺肤”的方法。即通过感知尺肤的冷、热、润、燥、滑、涩等变化来进行辨证。如尺肤热，脉象又是盛实躁动，为湿热病；尺肤寒，而脉象细小者，为泄泻、少气；按尺肤，窅而不起者，为风水肤胀；尺肤滑而润泽者，为风；尺肤涩者，为痹；尺肤粗如枯鱼鳞样，为水泆饮。

2. 按手足

按手足主要在探明寒热。医生通过按手足部的寒热，可测知机体的寒热。凡疾病初起，手足俱冷的，是阳虚寒盛；手足俱热的，多为阳盛热炽。

按手足，还可以辨别外感病或内伤病。若手足的背部较热的，多为外感发热；手足心较热的，多为内伤发热。此外，还有以手心热与额上热的互诊来分别表热或里热的方法。如额上热甚于手心热，多属表热；手心热甚于额上热，多属里热。

在儿科方面，小儿指尖冷主惊厥。中指独热主外感风寒。中指末独冷，为麻痘将发之象。

此外，按手足的寒温还可测知阳气的存亡，判断预后。阳虚之证，四肢犹温，是阳气尚存，尚可治疗；若四肢厥冷，其病多凶，预后不良。

3. 按胸腹

胸腹各部位的划分如图 4－3 所示，膈上为胸、膈下为腹。侧胸部腋下至十一、十二肋骨的区域为胁。腹部剑突下方位置称为心下。胃脘相当于上腹部。大腹为脐上部位，小腹在脐下，少腹即小腹之两侧。按胸腹就是根据病情的需要，有目的地对胸前区、胁肋部和腹部进行触摸、按压，必要时进行叩击，以了解局部病变情况。

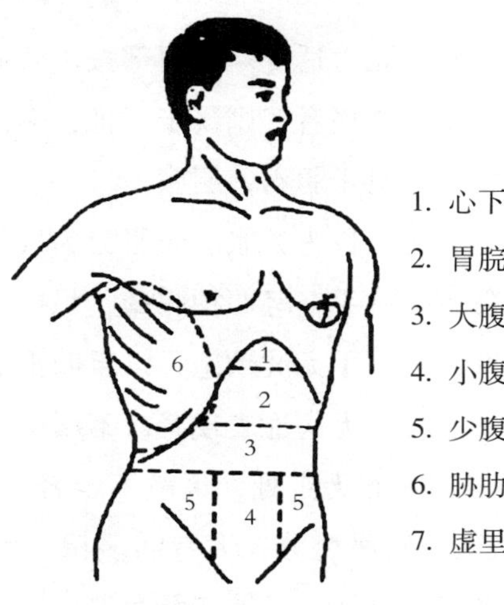

1. 心下
2. 胃脘
3. 大腹
4. 小腹
5. 少腹
6. 胁肋
7. 虚里

图 4－3　胸腹部位划分图

胸腹按诊的内容，又可分为按虚里、按胸胁和按脘腹三部分。

（1）按虚里。虚里位于左乳下心尖搏动处，为诸脉所宗。虚里搏动的情况，可以反映宗气的强弱，病之虚实，预后之吉凶。正常情况下，虚里按之应手，动而不紧，缓而不急。其动微而不显的，为不及，是宗气内虚；若动而应衣，为太过，是宗气外泄之象；按之弹手，洪大而搏，属于危重的证候，若见于孕妇胎前产后或痨瘵病者，应当提高警惕。至于惊恐、大怒或剧烈运动后，虚里脉动虽高，但静息片刻即平复如常者，却是生理现象。虚里其动欲绝而无死候的，多见于痰饮等证。

（2）按胸胁。胸部为心肺所居，右胁乃肝脏所在，两胁均有肝经分布，因此按胸胁主要候心、肺与肝的病变（虚里亦在胸部，其诊法前已详述）。前胸高起，按之气喘者，为肺胀证。胸胁按之胀痛者，可能是痰热气结或水饮内停。肝脏位于右胁内，上界在锁骨中线处平第五肋，下界与右肋弓下缘一致，故在肋下一般不能扪及。若扪及肿大之肝脏，或软或硬，多属气滞血瘀，若表面凹凸不平，则要警惕肝癌。右胁胀痛，摸之热感，手不可按者，为肝痈。疟疾日久，胁下出现肿块，称为疟母。

（3）按脘腹。按脘腹是指通过触按、叩击胃脘部及腹部，了解局部的凉热、软硬、胀满、肿块、压痛等情况，从而推测有关脏腑的病变及证之寒热虚实。

第一，辨凉热。腹部按之凉而喜温者，属寒证；腹部按之灼热而喜凉者，属热证。

第二，辨疼痛。腹痛喜按，按之痛减，腹壁柔软者，多属虚证，常见于脾胃气虚等；腹痛拒按，按之痛甚，腹部硬满者，多属实证，常见于饮食积滞、胃肠积热之阳明腑实、瘀血肿块等。左少腹作痛，按之累累有硬块者，为肠中有宿便；右少腹胀痛，按之痛甚，有包块应手者，多为肠痈。

第三，辨胀满。正常人腹壁按之柔软，张力适度。脘腹部按之较硬而疼痛者，多属实证，多因邪实积聚胃脘部；若按之濡软而无疼痛者，则属于虚证，多因胃腑虚弱所致。若右下腹紧张，多见于肠痈；右上腹紧张，可见于胆石、胆胀。

第四，辨鼓胀。腹部胀大，如鼓之状者，称为鼓胀。鼓胀分为气鼓和水鼓，两者的鉴别方法为：两手分置于腹部两侧对称位置，一手轻轻叩拍腹壁，另一手若有波动感，按之如囊裹水者为水鼓；一手轻轻叩拍腹壁，另一手无波动感，以手叩击如击鼓之膨膨然者为气鼓。若肥胖者腹如鼓，按之柔软，无脐突，无病证表现者，不属病态。

第五，辨肿块。腹内肿块推之可移，或痛无定处，聚散不定者，为瘕聚，病属气分。凡肿块痛有定处，推之不移者，为癥积，病属血分。大者病多深；生长迅速者多预后不良；形态不规则，表面或边缘不光滑者多属重证；坚硬如石者为恶候。

第六，辨虫积。腹中结块，按之起伏聚散，往来不定，或按之形如条索状，久按转移不定，或按之手下如蚯蚓蠕动者，多为虫积。

4. 按腧穴

按腧穴，是按压身体上某些特定穴位，以了解这些穴位的变化与反应，从而推断内脏的某些疾病。具体规律是：肺疾应在太渊，心病应在大陵，肝病应在太冲，脾病应在太白，肾病应在太溪。腧穴的变化主要是出现结节或条索状物，或者出现压痛及敏感反应。

二、按诊现代研究

腹诊，即腹部的按诊，是中医基础理论指导下的通过判断腹部的紧张度，查知血、水的状况，以判断虚实的一种诊察疾病的方法（邵家东等，2020）。其起源于《黄帝内经》《难经》，发展于《伤寒论》，是中医学宝库的重要遗产，在临床诊疗中发挥着重要作用。关于腹诊的理论与临床研究日渐丰富，现总结如下：

（一）腹诊的基本理论

1. 腹诊的概念

腹诊分为狭义腹诊与广义腹诊。狭义腹诊仅指对胸腹部位的触诊，广义腹诊指以触诊为主，结合望、闻、问、切（触、按），对胸腹部位全面诊查的一种诊病方法（王琦等，1989）。

2. 腹诊基本原理

“有诸内，必形诸外”是腹诊的基本原理。具体体现在（王琦等，1989）：①胸腹内藏着五脏六腑、气血津液，为气血阴阳的发源地，胸腹通过气血这一重要载体，不断地与脏腑进行信息交换，病理情况下，脏腑的病变也会通过这一重要形式，将信息传递于胸腹部而表现出各种各样症（征）象。②胸腹部有募穴、神阙、虚里等重要穴位，这些穴位与人体的脏腑、经络、气血有着特殊的内在联系，当体内脏腑、经络、气血发生病变，必然也会通过这些特殊部位反映于胸腹。

3. 腹诊内容

关于腹诊的内容，主要可概括为九个方面：观外形、按腹力、测腹温、触痞硬、揣拘急、诊压痛、视络脉、探结块、扪动悸（邵家东等，2020）。

（1）观外形：如腹部膨满、脐腹凹陷、腹脐凸出、少腹凸块等。

（2）按腹力：腹力是以脐为中心的腹部内压力。

（3）测腹温：用手触按腹部，以测异常的冷暖感觉。

（4）触痞硬：如心下痞满、胁下硬满、胸胁苦满、少腹满与少腹硬满等。

（5）揣拘急：腹中拘急，指自觉腹部有挛急的感觉，可伴腹壁紧张、腹肌拘挛之腹征。

（6）诊压痛：按压腹部的某一部位或某一经络腧穴疼痛的反应。

（7）视络脉：观察腹壁的络脉色泽、形状。

（8）探结块：结块是指腹部出现的有形的病理包块。探结块主要是探查结块的大小、质地软硬、移动度、有无压痛等。

（9）扪动悸：动悸，此处指表现于腹部的异常脉动，有自觉或他觉两种。仅自觉到的称“悸”，他觉到的称“动”。多见于虚里部位及脐旁四周。

（二）腹诊的临床研究

近年来，不少学者从病证的诊断治疗入手，对某些病证反映的腹诊特征进行了探索。如徐瑞联（2018）对胃病的腹诊特征研究中发现贲门、胃底炎者压痛在上脘，胃体炎者压痛点在中脘，胃窦炎者压痛在下脘；痞满者，脐上属热，脐下属寒，脐左属虚，脐右属实，几处并存则属寒热虚实错杂。李霞等（2021）发现失眠症的腹诊特征随病机不同而变化，如脐中胀满、寒热、压痛及脐中悸，提示脾胃功能失调，治以调理脾胃；脐上胀满、寒热、压痛及脐上悸，提示心神不安，治以养心安神；脐下胀满、寒热、压痛及脐下悸，提示肾虚不固，治以补肾滋阴；脐左胀满、寒热、压痛，提示肝气不舒，治以疏肝；脐右胀满、寒热、压痛，提示肺失宣降，治以清肺。吴锋（2022）将腹诊应用于功能性便秘、张华（2021）运用于偏头痛以及王宏芳等（2018）应用于心脏疾病等的诊断，认为这些疾病的腹诊特征，对于判断该病的病邪性质、鉴别病性寒热虚实、推断病情轻重、预测预后吉凶均有重要的参考价值。此外，李盼飞等（2022）等探讨了《伤寒论》中桂枝剂所涉及腹诊的内在规律，总结出使用桂枝剂的腹诊依据是腹动亢进。

腹诊的客观化研究是腹诊研究的另一部分，在20世纪90年代进行了相关的研究（王阶等，1996），在仪器化研究方面也进行了探索（李斌芳等，2006），但后来较少继续深入。

参考文献

［1］邵家东，龚雨萍，林江，等．腹诊理论与临床运用探讨［J］．中华中医药杂志，2020，35（3）：1323－1326．

［2］王琦，陆云飞．论中医腹诊源流与原理［J］．山东中医学院学报，1989，（4）：6－9，72．

［3］王阶，陈可冀，宋小华．瘀血腹诊的客观化研究［J］．中国中西医结合杂志，1996，（10）：596－599．

[4] 徐瑞联. 中医腹诊在慢性胃炎辨治中的应用 [J]. 成都中医药大学学报, 2018, 41 (3): 101 - 3.

[5] 李霞, 谢玮, 卫杨林, 等. 腹诊诊治失眠探析 [J]. 吉林中医药, 2021, 41 (2): 154 - 156.

[6] 吴锋. 中医腹诊法及其在功能性便秘的临床应用 [J]. 中国中医药现代远程教育, 2022, 20 (10): 127 - 129.

[7] 张华. 慢性偏头痛患者不同中医证型与腹诊 (穴位) 相关性研究 [D]. 石家庄: 河北医科大学, 2021.

[8] 王宏芳, 赵英强. 腹诊在心脏疾病诊疗中的作用 [J]. 中国中医基础医学杂志, 2018, 24 (10): 1349 - 1351, 59.

[9] 张英英. 中医妇科腹诊探讨 [J]. 陕西中医, 2009, 30 (7): 852 - 853.

[10] 李斌芳, 张伟荣, 何新慧, 等, 中医虚实辨证客观化研究之——ZF - Ib 型腹诊仪的研制 [J]. 上海生物医学工程, 2007, 28 (1): 60 - 61, 49.

[11] 李盼飞, 高星晨, 谭天阳, 等. 试论《伤寒论》中桂枝剂的腹诊依据及其临床应用 [J]. 中国中医基础医学杂志, 2022, 28 (5): 682 - 685, 737.

附录　中医药可穿戴设备研究进展

切诊可通过触、摸、按、叩，以了解病情、诊察疾病。而可穿戴设备是获取人体生理信息的工具，可以看作是人触觉的延伸。下面就中医药可穿戴设备的发展历程、现状及发展趋势进行概述。

一、中医药可穿戴设备的发展历程

可穿戴设备指采用智能化设计，以特定算法运行，可附着于用户体表或可被用户穿戴的产品，其可监测环境、生理等数据信息（谷元静等，2021）。中医药可穿戴设备是指应用于中医药领域的可穿戴设备。关于中医药可穿戴设备的研究，源于 20 世纪 70 年代基于传感器的研究。学者们先后进行了四诊信息标准化、客观化，四诊信息提取与分析研究及仪器设备的研发与应用研究。近年来，随着科学技术（如传感器、5G、人工智能等）的进步，可穿戴设备功能越来越完善，越来越智能。加之，智能手机的普及，给可穿戴设备行业提供了良好的发展空间，可穿戴设备行业进入高速发展期，但在中医药领域，仍处于起步阶段（年双渡，2022）。

二、中医药可穿戴设备现状

中医药学是中国古代科学的瑰宝，是打开中华文明宝库的钥匙。中医药可穿戴设备的发展，对于推动中医药现代化，推动中医药走向世界，推动健康中国建设、实现中国梦具有重要意义。目前，中医药可穿戴设备市场还处于形成期，大多数可穿戴设备仅限于科研使用，市面上的可穿戴设备仅有脉诊仪这一类。如 MX－3C 型、MX－811 型、ZM－III 型、MXY－1 型、BYS－14 型四导脉象仪，以及 MTYA 型脉图仪、颜士净等（2022）手环式脉诊仪、尹晓等（2022）腕带式脉诊仪等（杨培云等，2018）。造成这一现象的主要原因是，这些设备功能还不如医生自己把脉，且准确度和可重复性均需改善。

三、中医药可穿戴设备的发展趋势

（一）更小巧

设备越小巧，越容易携带，使用的频率就会越高，也就会越有市场。因此，可穿戴设备在保证产品质量的前提下，如何减少体积成为其未来发展趋势之一。

（二）更持久

设备的使用寿命越长，需要换电池的周期就越短，人们就会越喜欢使用。因此，如何使其更加节能、续航时间更长是智能可穿戴设备发展的另一个趋势。

（三）更舒适

由于需要长时间携带及采集数据，设备的舒适度就是一个不得不考虑的问题。因此，如何使其更加舒适是智能可穿戴设备发展的另一个趋势。

（四）更强大

一个设备功能越强大，完成多种功能所需的设备就越少，人们对该设备的依赖就越高，该设备就越有竞争力。因此，如何使其功能更加强大是智能可穿戴设备发展的另一个趋势。

（五）更安全、更隐私

设备越强大，会读取的个人信息就越多，如实时位置、个人图片等；万一这些个人信息泄露，用户容易被别有用心的人危害。因此，如何使其更安全、更隐私也是智能可穿戴设备发展的趋势。

四、展望

当前，中国老龄化问题越来越严重，老龄人口比重越来越高，老年人医疗保健需求急剧增加，此外，慢性病患者群体庞大，为可穿戴设备创造了巨大市场机会。中医药提倡“治未病”，旨在以最小的投入获取最大的健康效益，为政府部分解决医疗问题提供了较好的解决方案，有较好的政策支持，中医药可穿戴设备的发展迎来了天时地利的机遇。随着人工智能、材料科学的发展，相信今后一定会有更多更小巧、更持久、更舒适、更强大、更安全、更隐私的中医药可穿戴设备出现。

参考文献

[1] 国家市场监督管理总局，国家标准化管理委员会. 中医四诊操作规范 第4部分：切诊［S］. 2021.

[2] 谷元静，史婷奇. 可穿戴设备在医学领域中的研究进展［J］. 全科护理，2021，19（35）：4954－4958.

[3] 杨培云，滕晶，齐向华. 浅析现代脉诊仪的研究进展［J］. 湖南中医杂志，2018，34（4）：202－204.

[4] 颜士净，陈文鋕，邱显栋，等. 手环式脉诊仪：CN114431827A［P/OL］. 2022－05－06.

[5] 尹晓，肖长治. 腕带式脉诊仪：CN114287893A［P/OL］. 2022－04－08.

[6] 韦哲，石恒兵，曹彤，等. 国内外智能可穿戴设备的研究进展［J］. 中国医学装备，2020，17（10）：18－21.

[7] 赵廷辰. 中国人口老龄化：现状、成因与应对［J］. 清华金融评论，2022（4）：53－56.

[8] 李静，吴美玲. 中国城乡人口老龄化发展质量：差异和预测［J］. 社会科学文摘，2020（12）：11－13.

[9] 年双渡. 可穿戴设备将成智能终端市场下一引爆点［J］. 中国商界，2022（6）：116－119.

（周旋）

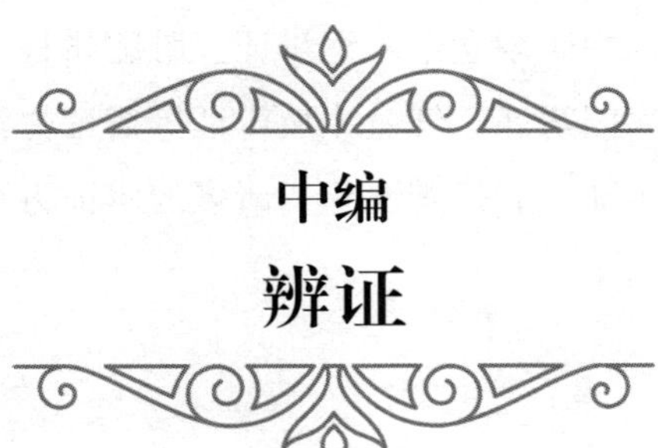

中编

辨证

第五章　中医辨证方法研究

在数千年的医疗实践中，中医创立了八纲辨证、脏腑辨证、六经辨证、经络辨证、卫气营血辨证、三焦辨证以及病因辨证、气血津液辨证等辨证方法，此外，还有辨标本、顺逆，辨体型气质，以及方剂辨证、五行辨证等。诸多的辨证方法，经过实践，共同构成了中医辨证体系。

第一节　中医辨证基本理论

中医辨证，是中医诊断的基本理念，即运用中医基本理论知识、辨认疾病的证候。其基本思想最早记载于《黄帝内经》，此后，历代医家在其基础上进行丰富和完善。辨证论治是指以中医理论为依据，对所收集到的患者临床资料进行分析和综合，从而对疾病当前阶段的病位、病性做出判断的诊疗过程，是中医临床诊疗的基本思路和方法，也是中医临床立法、处方、用药，进而取得临床疗效的关键步骤，能够体现中医学的特点和理论精髓。“辨证论治”一词最早记载于清代章虚谷所著的《医门棒喝·卷三》。任应秋（1955）发表了题为《中医的辨证论治的体系》的文章，首次提出了“辨证论治”这个概念，标志着中医学的理论体系正在逐步形成和完善。他指出：“辨证论治是中医临床上不可缺少的基本知识……中医的证候决不同于西医的症状，中医的证候完全是施治用药的标准，而西医的症状，不过是描写病人的异常状态，殊非诊断治疗上的关键。”秦伯未（1957）撰文《中医辨证论治概说》，全面阐述和介绍了辨证论治体系，文中指出辨证论治是在中医理论基础上产生的一种方法，离开了中医基本理论便没有办法来进行诊疗。秦伯未（1960）再度撰文《论中医的辨证论治》，并出版了专著《辨证论治纲要》，引起了广泛关注。岳美中（1962）发表《辨证论治实质探讨》，姜春华、孙弼纲、刘振邦、马龙伯等也纷纷发表文章，探讨辨证论治的内容和重要性。卫健委委托南京中医学院编写的《中医学概论》，也多处采用了辨证论治的概念，在全国范围内奠定了辨证论治在中医学中的地位。临床常用的辨证方法包括八纲辨证、脏腑辨证、六经辨证、经络辨证、气血津液辨证、病因辨证、卫气营血辨证和三焦辨证等。这些辨证方法在不同的历史时期形成、发展，各自具有不同的适用范围和特点，其相互补充，逐渐完善中医辨证方法体系。

一、中医的辨证思维

辨证法思维蕴含多种现代思维方法。著名医家颜德馨老先生曾指出辨证思维包括三大内容和两个层次。三大内容是：①阴阳五行学说为纲的抽象思维；②以取象比类的直觉认识和推演为特征的形象思维；③在实践基础上厚积薄发的灵感思维。两个层次包括：①稳态结构；②失稳态结构。其中体现出多种后人继承和发展起来的思维方法。辨证论治方法要求医者诊断疾病要从整体出发，要全面分析患者体质的强弱以及邪气的盛衰，还要联系地理环境、精神心理等因素的相互影响做综合分析，从而求得各种因素作用于机体整体反应的“证”。这些“证”不仅具有阴阳五行、八纲归属的特征，而且具有脏腑以及经络各级分析水平的特征。这种重视整体而不忽视局部因素的抽象思维或者形象思维，就属于现在所说的“系统论”范畴。另外，多层次一元辨证观和辨证统一体系的建立，为中医辨证论治思维的形成奠定了基础。辨证论治中贯穿着“一元论”思想，其根本特点在于当病情复杂、隐蔽且涉及多方面因素时，可以快速找到起决定作用的症状，而其他症状会随着这个症状的产生而产生、转变而转变。在中医辨证理论中，有诸如阴阳、气血津液、八纲、脏腑、经络等适合内伤杂病的辨证方法；也有六经、卫气营血、三焦等外感时病的辨证方法；还有外感六淫、内伤七情的审证求因方法。虽侧重点不同，但多种辨证方法相辅相成，相得益彰。如果仅用“一元论”的思维方法去临床辨证，会使辨证结果和治疗法则产生各种主观性的偏差。因此有学者提出建立多层次的一元辨证观。具体为运用类比的方法和虚拟的层次，形成由内到外、表里相合、天人相应的结构功能系统，这就是多层次论。这也和中医学的“天人相应”观不谋而合，即将人体看作一个系统中的个体，社会及其生存的空间环境则是更大的生态系统，而人与自然、人与社会的统一性为中医临床辨证所涉及的最高系统层次。当考察分析各种辨证方法的实质时，可以看到疾病的症状都和一定的病位、病性、病势等“辨证要素”相关。因此，中医辨证的关键在于确定这个疾病当前阶段的病位、病性、病势等“辨证要素”，并使之形成新的辨证体系，这就是辨证统一体系。辨证统一体系的创立揭示了辨证的基本规律和实质，奠定了辨证规范化的基础。

二、中医辨证中的病证论

中医学中的“症”“证”“病”的概念是不同的，但三者之间又有着密切的联系。所谓“症”，是指疾病的单个症状，以及舌象、脉象等体征，如发热、畏寒、口苦、胸闷、便溏、苔黄、脉弦等。“证”，是指证候，即疾病发展过程中，某一阶段所出现若干症状的概说。例如，感冒患者会有风寒证、风热证甚至风燥证的不同。“风寒证”是指患者出现恶寒发热、头身疼痛、无汗、舌苔薄白、脉浮紧，或鼻塞或流清涕，咳嗽或咳痰等多种症状。它提示这一阶段的病因是肌体感受风寒邪气，病位在肌表，病性属寒，病势处于邪盛正未衰的局面等。由此可见，症只是疾病的表象，证则反映了疾病的本质，而病是对疾病发生、发展等全过程特点与规律的概论。中医辨证是以阴阳、五行、脏腑、经络、病因、病机等基本理论为依据，通过对望、闻、问、切所获得的一系列症状和体征，进行分析和综合，辨明其病变部位、病变性质和邪正盛衰，从而做出诊断的过程。而辨病是临床上根据疾病的主要表现和特征，来确定疾病病名的过程。因此，“病”与“证”的确定，都是以症状为依据的。一病可以出现多个证，一证也可见于多个病之中。比如感冒分风寒、风热、风燥等证，风寒证可以是感冒的证，也可以是咳嗽的证，甚至是头痛的证。因此，临床上必须辨证与辨病相结合，才能诊断得更加全面、准确。

病治异同是中医学辨证论治的特点之一，主要包括“同病异治”和“异病同治”两个方面。由于中医对疾病诊疗的着眼点主要放在“证”上，故其对疾病的治则可以认为是“病机中心说”。不同于辨病治疗和对证治疗，临证之时，其求因、定位、审性、度势都是求得“病机所属”。实际上“同病异治”和“异病同治”都是中医辨证论治的必然结果。在中西医结合领域中病证关系一直是个重点。辨病治疗和辨证治疗各具特色。病证结合有利于吸收中医和西医两种不同医学体系，各自在收集患者信息和分析归纳并最终得出诊断结论方面的优势，很好地指导临床合理用药，促进病的痊愈。“同病异证”和“异病同证”病证结合观的提出对中医现代化和中西医结合产生了积极的作用。病证结合的前提是充分认识病证二者之间的联系和差异。面对一个患者，无论是辨病还是辨证，它的辨证对象都是同一客体，差别只是在于思维方式和适用理论体系的不同，因此得出疾病诊断或证型诊断的不同。这实际上是两种医学理论对同一病变不同的理解和表达而已，而这一表达又直接和各自的治则治法相衔接。沈自尹院士在总结前人经验的基础上提出了“同病异证”“异病同证”和“同病异治”“异病同治”这一著名的中西医结合观点，为病证结合的发展奠定了良好的基础。

有人将“同病异证”和“异病同证”形象地称为病证关系的“经纬论”。同一疾病可以表现为几种不同的中医证型，而同一种证型可散见于不同的疾病。其反映了病证关系的不同侧面。“同病异证”主要强调“病”与“证”之间的异质性。但同一种疾病特别是处于同一病变阶段的疾病，在病与证之间还存在同质性。病证之间的同质性不仅体现在同一种疾病在不同患者身上具有现代西医意义上相同的代谢、形态和功能的改变；还体现在同一病变阶段的患者有着相近甚至相同的基本辨证要素。按照中医理论可以分析出这时患者的主证相同或相近，相互之间的辨证要素是一样的。其证型差异与中医的类证是大同小异的，这时的病证关系是“同病类证”。因此病证之间不但有同病异证，还会有同病类证。

三、中医辨证的基本内容

根据中医基础理论及中医诊断学，可以把中医辨证的内容分为以下几类。

（一）病因辨证

病因辨证是根据中医有关病因的理论，以中医病因、病机理论为指导，抓住患者发病的季节、环境，发病前后的有关因素、生活习惯等推理而得；或从证候表现“审证求因”，作为病理分析的基础，结合病程的长短，分清外感或内伤的类别，以决定采用哪一种辨证方法（如六淫、卫气营血、六经或脏腑经络、气血）。同时，疾病又是病因与机体相互作用的结果，了解病因对治疗有着直接的意义（即采取病因学治疗，如虫积内扰的要驱虫，痨虫蚀肺的要抗痨）或间接的意义（即消除病因造成的病理后果，如郁怒可以伤肝，肝病可能出现肝气、肝火、肝风等病理转归，治疗可分别采用疏肝理气、清肝泻火、平肝息风等法）。

中医很早就对药物的不良反应有了很深的认识，金元四大家之一的张从正首次明确提出“药邪”这一词，之后其理论内容见于诸代医家著作之中。随着中医理论的不断完善，现在“药邪”的含义已不再局限于区分药物有无毒性，而是运用中医辨证的原则对药物进行全面的研究。病因辨证主要内容包括六淫辨证、七情辨证、疫疠辨证、劳伤辨证、食积辨证、虫积辨证、外伤辨证及药邪辨证等。

（二）八纲辨证

八纲是指阴、阳、表、里、寒、热、虚、实八个辨证的纲领。八纲辨证，是指运用八纲对四诊所收集的临床资料进行综合分析，以辨别病证类别的阴阳、病位浅深的表里、疾病性质的寒热、邪正盛衰的虚实的辨证方法。中医学有许多辨证方法，其中最基本的方法是八纲辨证。八纲是从各种具体证候的个性中概括出来的具有普遍规律的共性内容，反映了疾病的基本特点。尽管疾病的表现十分复杂，但基本上都可以用八纲加以归纳。如病证的类别，可总属于阳证和阴证；病位的浅深，可辨别表证和里证；疾病的性质，可区分寒证和热证；邪正的盛衰，可概括实证和虚证。

八纲辨证是将疾病错综复杂的临床表现，归纳为阴与阳、表与里、寒与热、虚与实四对纲领性证候，用于指导临床治疗。其中阴阳是总纲，其可涵盖其他六纲，即里、虚、寒证属阴证，表、实、热证属阳证。因此，八纲辨证是分析疾病共性的一种辨证方法，在临床诊断过程中，具有执简驭繁、提纲挈领的作用。

八纲辨证并不是把各种证候简单地划分为八个类型，它强调八纲证候之间是相互联系、不断变化的。

八纲辨证，突出地反映了中医学的整体观和辩证法思想。因此，学习和掌握八纲辨证，对整个中医学辨证体系的学习和运用具有指导性意义。

八纲辨证主要内容包括阴阳辨证、表里辨证、寒热辨证、虚实辨证等。

（三）气血津液辨证

气血津液辨证，是根据气血津液的生理功能和病理特点，将四诊所收集的病情资料进行综合、分析和归纳，以判断疾病中有无气、血、津液的亏损或运行障碍或代谢障碍的一种辨证方法。

气血津液辨证，既是八纲辨证在气、血、津液层面的深化和具体化，又是对病因辨证不可缺少的补充。病因辨证的重点是探讨六淫外邪等致病的规律，确定疾病的原发病因，如六淫、疫疠、七情内伤、饮食失宜、劳逸失调等，而气血津液辨证的重点在于诊察患者体内生命物质的盈亏及其功能状态。同时，气血津液辨证也是脏腑辨证的基础，因为气血津液与脏腑是不可分离的，所以掌握气血津液病辨证的一般规律，可以为脏腑辨证奠定基础。

气、血、津液病证一般分为两个方面：一是气、血、津液量的亏虚或不足，如气虚、血虚、津液亏虚；二是气、血、津液的运行或代谢发生障碍，表现为气滞、气逆、血瘀、水液内停等。另外，气、血、津液三者之间在生理上有着密切的关系，在病程中，气、血、津液三者的病变之间有因果、兼夹等关系，如气虚血瘀、气滞血瘀、气虚津停、气滞津停、气血两虚等，具有复杂性。

气血津液辨证主要内容包括气病辨证、血病辨证、气血兼病辨证、津液病辨证等。

（四）脏腑辨证

脏腑辨证是在认识脏腑生理功能与病理特点的基础上，将四诊所收集的临床资料进行综合分析和归纳，从而判断疾病所在脏腑部位的病因和病性的一种辨证方法。

中医辨证方法颇多，如八纲辨证、病因辨证、气血津液辨证及六经辨证等，它们虽各具特色、各有侧重，但无一不与脏腑密切相关。而脏腑辨证内容较为系统完整，病位明确具体，便于中医辨证思维的应用和拓展，也利于对其他辨证方法进行阐明和发挥。故脏腑辨证是中医辨证的基本方法和核心组成部分，也是临床各科辨证的重要基础，具有广泛的适用性。脏腑辨证包括脏病辨证、腑病辨证及脏腑兼证辨证三方面。

（五）六经辨证

六经，即太阳、阳明、少阳、太阴、少阴、厥阴。六经辨证中六经的含义与经络学说中的六经含义不尽相同。六经病证候是外感病发展过程中不同的阶段正邪交争所表现出的证候类型，是病程中的不同阶段相互联系又相互独立的证候，故又称“六经病证”。

六经辨证源于《伤寒论》，是张仲景在《素问·热论》六经分证理论的基础上，创造性地把外感病错综复杂的证候及其传变规律加以总结而创立的一种外感病的辨证方法。它以六经所系的脏腑经络、气血津液的病理变化为基础，结合人体抗病能力、病因病势等因素，对外感病发生发展过程中的各种症状进行综合分析，判断证候类型的一种辨证方法。

六经辨证以阴阳来划分病性和病位。三阳经主表而病发于阳，其中又分为太阳主表，阳明主里，少阳主半表半里；三阴皆属里而病发于阴。三阳病证以六腑病变为基础，多实，多热，为正盛邪实抗病力强，病势亢奋所致；而三阴病以五脏病变为基础，多虚，多寒，为正气虚衰抗病力弱，病势虚衰所致。因此，六经病证实质上仍是脏腑、经络、气血津液等病理变化的反映。六经辨证的重点在于分析外感风寒所引起的一系列病理变化及其传变规律。

六经辨证主要内容包括太阳病症、阳明病症、少阳病症、太阴病症、少阴病症、厥阴病症。

（六）卫气营血辨证

卫气营血辨证是清代叶天士在其所著的《温热论》一书中创立的一种诊察外感温热病的辨证方法。叶天士根据《黄帝内经》及历代医家对卫气营血的认识，将外感温热病发展过程的病机与证候分为卫分、气分、营分、血分四个层次和阶段，用以说明外感温热病的病位深浅、病势轻重及其传变规律，并有效指导温热病的诊疗。卫气营血辨证的理论与临床实践，极大地丰富了治疗外感热病（包括某些急性传染性疾病）的辨证治疗手段和内容，弥补了六经辨证的不足，完善了外感病的辨证方法。

叶天士说：“大凡看法，卫之后方言气，营之后方言血。”他指出病邪由卫入气，由气入营，由营入血，病情逐渐加重。卫分主表，病位在肺与体表；气分主里，病位在肺、胸膈、胆、三焦、胃、肠等脏腑；营分为热邪进入心营，病位在心与包络；血分为热邪深入血分，动血耗血，瘀热内阻，病位在心、肝、肾，提示病情危重。

卫气营血辨证主要内容包括卫分证、气分证、营分证、血分证四证。

（七）三焦辨证

三焦辨证是清代吴鞠通在其《温病条辨》中所创立的一种温热病辨证方法。吴鞠通根据《黄帝内经》三焦部位划分的概念，在六经辨证和卫气营血辨证的基础上，结合温热病的传变规律把温热病的证候分别纳入上、中、下三焦病证范围，用以阐述三焦所属脏腑在温病发展过程中的证候特点及其传变规律。

在三焦辨证中，上焦病证包括手太阴肺经和手厥阴心包经的病变，其中手太阴肺经的证候多为温病的初起阶段，病较轻浅。中焦病证主要包括手阳明大肠经、足阳明胃经和足太阴脾经的病变。脾胃同属中焦，阳明主燥，太阴主湿，邪入阳明从而燥化，多呈现里热燥实证，邪入太阴而湿化，多为湿温病证。因此，中焦病证多见于温热病的中期或极期，病情较重。下焦病证主要包括足少阴肾经和足厥阴肝经的病变，多为肝肾阴虚之候，属温热病的末期，病情深重。

（八）经络辨证

经络辨证是以经络理论为指导，对临床病情资料进行综合分析，以判断病属何经、何脏、何腑，从而进一步确定发病原因、病变性质、发病机理等的一种辨证方法。

就疾病的传变途径而言，内脏病变可以通过经络反映于体表；反之，体表受邪又可以借助经络内传于脏腑。因此，经络既是气血流通的道路，又是病邪传变的途径。而且，每当脏腑发生病变时，会在相应的经络，尤其是经气聚集的腧穴处，出现各种异常反应。比如《素问·脏气法时论》曰："肝病者，两胁下痛，引少……肺病者，喘咳逆气，肩背痛。"临床上可通过这些症状，推断疾病发生在何经、何脏、何腑，从而进一步确定其病变性质及发展趋势。由此可见，经络辨证是对局部症状、体征进行辨析以确定病位的重要手段，是脏腑辨证的必要补充。

经络辨证的适用范围较广，在针灸、推拿等专科诊治中尤为常用。经络辨证的主要内容包括十二经脉病证、奇经八脉病证和十五络脉病证等。

第二节　中医辨证方法发展概况

通过历代医家长期临床实践，中医逐渐发展形成病因辨证、气血津液辨证、经络辨证、脏腑辨证、六经辨证、卫气营血辨证、三焦辨证等辨证方法。这些辨证方法，虽有各自的特点和侧重，但在临床应用中是可以相互联系、互相补充的。其中，病因辨证着重从病因角度去辨别证候，是外感病辨证的基础。脏腑辨证主要应用于杂病，是各种辨证的基础。六经辨证、卫气营血辨证和三焦辨证，主要运用于外感热病。经络辨证和气血津液辨证，是与脏腑辨证密切相关、相互补充的一种辨证方法。到了现代，还发展了一些新的辨证方法，比如证素辨证、主诉辨证、微观辨证、方证辨证、络病辨证等。

中医辨证方法体系的形成和发展源远流长，由《黄帝内经》开始，经过历代医家不断思考和探索，形成了各种辨证模式。

一、辨证论治体系的分化及发展

汉代以后至明清，历代医家在张仲景的基础上不断完善和发展辨证思维。形成了不同的中医学派，包括伤寒学派、河间学派、易水学派等。各学派医家思想虽偏重不同，但对辨证都尤为重视。伤寒学派朱肱的《南阳活人书》提出，伤寒三阴三阳病即是手足六经为病，主张经络辨识病位，“因名识病，因病识证”，首次提出病与证结合辨析。许叔微对于《伤寒论》的八纲辨证最有研究，主张以阴阳为纲，统领表里寒热虚实，并把六经分证和八纲辨证紧密地结合起来。易水学派张元素在总结前人成就的基础上，创立了较为系统的脏腑寒热虚实辨证学说。

温病学派是从明朝末年在南方逐渐兴起的一个学术流派，以研究外感温热病为中心。叶桂在所著的《温热论治》主张以卫气营血为纲辨治温病，在提出辨证的同时，对论治也有相应的特殊研究，认为治疗宜“在卫汗之可也，到气才可清气，入营犹可透热转气……入血就恐耗血动血，直须凉血散血”。继叶桂之后，吴瑭又著《温病条辨》，强调以上、中、下三焦为纲领论治温热、湿热与瘟疫。温病学派提出的卫气营血辨证和三焦辨证理论丰富和完善了中医对疾病的认识，扩展了中医的思维方式，与六经辨证、脏腑辨证、八纲辨证等共同组成了中医的辨证体系，使中医学在辨证方面的认识不断丰富和深化。迄今为止，中医传统辨证方法在指导临床实践中仍发挥着重要作用。

当代中医学发生了巨大变化。中医的医疗、科研和教学已由过去的个体活动代之以群体形式。八纲、脏腑、六经、卫气营血、三焦等辨证纲领是在不同的历史时期由不同医家总结而成的，由于这些医家研究角度的不同、探讨对象的差异、以及受论理方法影响，各种辨证纲领虽然各具优势和特点，但在内容上却彼此交叉，应用范围互相重叠，以致在实际应用中常常出现不规范的现象，难以满足现代社会对中医学的要求。因此，在新的历史条件下，对辨证论治进行新的规范化研究，自然成为当代中医学迫切需要解决的课题。许多有识之士积极投身于这一领域的研究，其研究内容大致可归纳为两个方面：

（一）辨证论治纲领的规范化研究

这方面的探索早在清代已肇其端，其代表性例子是俞根初的《通俗伤寒论》。他把伤寒与温病的辨证论治统一在六经之下，并对外感热病辨证论治纲领的规范进行了系统论述。俞根初统一外感热病辨证纲领的尝试得到了当代许多中医学家的认同。如万友生力倡的寒温统一论，其学术观点与俞氏无本质差异。至于如何规范外感热病的辨证论治，当代医家看法并不一致。如裘沛然赞同六经统一论，认为六经辨证是以八纲为主导，以经络脏腑为基础，从病邪的性质、正气的盛衰，以及证候表现来辨证论治。但六经与三焦不可分割，卫气营血不能逾越经络脏腑，温病只是伤寒的一部分内容。因此，外感热病的辨证论治应用六经统一之。万友生则主张八纲统一论。他认为八纲是外感热病和内伤杂病辨证论治的总纲。因此，外感热病可以八纲为总纲、以脏腑经络为基础，进行辨证论治。邓铁涛提倡卫气营血统一论，其依据是从病因、病机和辨证上看，伤寒与温病都有其统一性。尤其是从临床治疗实践和已发表的中医治疗钩端螺旋体病、乙脑、麻疹、流脑等急性热病的资料来看，主要是采用卫气营血辨证进行的。并且提出以卫气营血辨证为主，加上心、肝、肾、肺、脾、胃之阴虚阳虚，建立统一的外感热病辨证纲领。沈凤阁则提出脏腑气血统一论，他认为：六经辨证的精髓是充分体现了八纲的具体运用，卫气营血辨证的要旨是辨病邪之在气在血，三焦辨证的核心是以脏腑为病变中心。因此，要统一六经、卫气营血、三焦辨证必须取三者之长，融三者为一体，赋之以新的概念——脏腑气血辨证，即以脏腑为纲、以气血为辨、以八纲为用。还有一些医家则在系统的理论研究基础上，结合自己的临床体验，超越外感内伤的界限，提出了内伤与外感辨证纲领统一的主张。代表性医家有方药中和欧阳锜等。方药中从中医基本理论出发，分析了《内经》关于求属病机的方法和步骤，结合自身的临床体会提出“脏腑经络定位，风、火、湿、燥、寒、表里、气血、虚实、阴阳、毒定性，必先五胜，治病求本，发于机先”是辨证论治的具体内容。并对其加以系统阐述，认为无论内伤或外感的辨证论治，皆可用之。欧阳锜在整理各种辨证论治纲领的理论和经验基础上，将疾病的表现归纳为“五气为病、藏腑主病、邪留发病”三大类型、21个纲领证，并列举了126个证例，把前人各种辨证纲领集中起来，使之在原有基础上系统化、标准化。上述资料表明：当代中医辨证论治纲领的规范化研究，尽管在具体方案上有较大分歧，但其共同特点是由博返约。

（二）病证诊断与疗效判定的规范化研究

当代辨证论治规范化研究的另一内容是要对各种疾病和证候的诊断与疗效制定统一的标准。中华中医药学会和中国中西医结合研究会对此做了大量工作。这些学术团体定期举办学术会议，研讨制定相关病证的诊疗标准。为促进中药新药临床研究的科学化、标准化和规范化，卫健委多次组织中医药临床、科研和教学等方面的专家，反复论证、制定、编写了《中药新药临床研究指导原则》，作为中药新药临床研究和中药新药审评的标准。该书列出诊断和疗效判定标准的中医病证有哮病、中风、偏头痛、痞满证、泄泻、时行感冒、月经不调、痄腮、小儿厌食症、乳痈、痤疮、鼻渊、气虚证、血虚证、血瘀证、肾阴虚证、肾阳虚证、脾气虚证、寒湿困脾证、湿热蕴脾证、胃热证、胃阴虚证、肺气虚证、肝胃不和证等，其数量已达30余种，涉及内、外、妇、儿、耳鼻喉、眼等各科病证，为辨证论治的规范化做出了贡献。随着时间的推移，这方面的研究将越来越丰富，内容也会日臻完善。

中医传统辨证方法从不同角度总结了证候的演变规律，为指导临床实践做出了重要贡献。但随着中医理论的不断完善以及现代科学技术手段的迅速发展，其在临床应用中的不足之处也日益凸显。因此，现代医家对中医辨证体系进行了更深入的研究，在传统辨证方法的基础上创新发展了诸多新的辨证方法体系，如微观辨证、证素辨证、方证辨证、汤方辨证、病机辨证、病证结合等，进一步发展和完善了中医辨证体系。每一种辨证方法都有着深远的理论渊源，而中医经典的融会贯通则是临床中自如地应用各种辨证方法的前提。只有回归中医经典，如《黄帝内经》《伤寒论》等，追源溯流，从根源中挖掘辨证方法的内涵，掌握辨证体系的精髓，才能做到熟练运用和进一步创新发展。此外，辨证论治和整体观念是中医最重要的两大指导纲领，在运用中医辨证体系的过程中，强调病、证、方、药为一个完整的整体。在疾病诊疗过程中，无论选取何种辨证方法，最终的落脚点依然是运用整体观念治疗疾病，不能忽视整体的辨证思维。可见，中医辨证论治体系总是随着辨证方法的变化而发展。而结合西医检测手段来进行辨证不仅拓宽和加深了传统四诊的视野，而且在某种程度上的确能提高中医临床诊治水平。中医临床疗效的判断不应只满足于整体症状或体征的改善，还有待结合微观指征的变化，以提高中医临床疗效的客观显示度。

二、辨证体系的研究与应用

（一）证素辨证研究与应用

证素辨证是朱文锋近年来创立的一种以证素为核心的辨证新体系，其原理是通过采集患者四诊信息收集临床证候，应用“双层频权剪叉算法”和“加权求和浮动阈值运算”等方法提取、分析证候中所出现的病位、病性证素。证素即辨证的基本要素，证素辨证体系研究的内容主要包括约 800 个临床信息的规范、量化，50 项证素的规范、基本特征、判别和组合规律，由证素组合成的约 150 个常见证的诊断标准及判别方法，疾病中证素的分布规律、演变规律等，其中最关键的是对症状与证素之间的计量关系进行全面系统研究，即明确每一症状在不同证素中的贡献度。证素辨证体系所确立的辨证思维模式，就是根据症状等临床信息而识别证素，然后由证素组合而作出证名诊断。以证素为核心的辨证新体系是在原有中医辨证理论基础上的创新，较为深刻、具体地揭示出辨证思维的原理和内在规律，符合临床辨证的实际，充分体现了中医学的科学性。

证素辨证体系所确立的辨证思维模式，就是根据症状等临床信息而识别证素，然后由证素组合而做出证名诊断。辨证思维的基本原则是以症为据，从症辨证，思维层次分明，近年来越来越多的学者尝试运用证素辨证体系开展各类中医研究，取得了一定的效果。比如在中医临床研究中，最为多见的是证素分布规律的研究，这主要是因为证素辨证这种诊断模式在学习时便于理解，在临床时容易掌握，既有规律可循，又能体现中医辨证的圆机活法，并能克服辨病分型、以证套症的弊端，从而使辨证更准确，为中医辨证提供依据，还可以进一步建立统一的证素辨证规范量表。比如雍小嘉等（2012）对 1262 例病毒性肝炎患者的临床症状进行证素分布特征分析，发现病毒性肝炎患者的症状在病位上涉及除肺、膀胱以外的所有脏腑，但集中在肝、胆、脾、胃、心神五方面；病性证素涉及人体的阴、阳、气、血、精、津各个方面，但集中体现为热、湿、阳虚、阴虚、寒、痰六方面；同时还发现由于病毒性肝炎为传染性疾病，患者会出现很多心神不宁的症状，造成心理压力增大，在治疗过程中，应注意及时进行心理疏导，才能达到事半功倍的治疗效果。刘丽丽等（2022）对 111 例精神分裂症患者的中医证素分布特征进行研究，结果表明精神分裂症是虚实夹杂之证，虚证多为肝脾肾亏虚、阳气不足，实证多为痰气郁结或痰火扰神，辨证时应注意辨虚实，治疗应重视补气、温阳、滋阴。还有就是证素演变的研究，这类研究属于证素分布规律的延伸。临床上疾病的证素是变化的、动态的，所以这类研究对疾病的发生、发展和治疗效果、预后均有较大的参考意义。比如李小平等（2012）选择 60 例卵巢子宫内膜异位囊肿的患者，将其术前及术后 1 个月、3 个月、6 个月、1 年的证候进行调查登记，运用“证素辨证”方法，计算、分析各时间点中医证素特征，结果发现胞宫、肝、肾是该病的主要病位证素。并且发现术后血瘀、气滞为疾病复发的危险因素。段梦遥等（2022）对高血压病中医证素分布规律及证候特征进行研究，结果发现肝阳上亢、阴阳两虚、气滞水停、痰饮瘀血为高血压病的常见证候特点。除此之外还有证素相关性研究，这类研究最为多见的是证素与现代医学指标的相关性研究。如熊红萍等（2011）研究了 340 例代谢综合征患者中医证素与微量白蛋白尿的相关性，结果提示影响微量白蛋白尿的因素有中医证素肾、阳虚、血瘀，表明肾、阳虚呈密切的正相关，由此推测微量白蛋白尿可作为代谢综合征肾、阳虚的参考指标之一。崔同建等（2011）对晚期结直肠癌的中医病位证素与外周血 p53、nm23 的关系进行探索，结果提示了外周血 p53、nm23 基因表达水平与中医证素间存在一定关系，外周血 p53 在肾、肝证素组有较高的表达水平，而外周血 nm23 在肾、肝证素组有较低表达水平，这与中医学的结直肠癌晚期病位累及肾、肝的病机不谋而合。这类证素相关性研究为现代医学指标如何在中医临床辨证中发挥作用进行了探索，为中西医结合辨证提供了一些依据。证素还给各类研究提供了一些客观化标准，具有一定的借鉴意义，但由于各种原因缺少多中心、大样本的临床研究，故结果可能存在一定的偏倚。有学者尝试基于文献的庞大数据库，对文献资料进行回顾性研究，提取证素，可避免地域、时间对研究的差异影响，并能减少不同研究者的主观因素，为中医诊断规范化提供更可靠的依据。李风雷等（2013）基于文献报道探讨了成人咳嗽变异性哮喘中医证素分布与组合规律，结果显示病性证素以风出现频次最高，其次为气虚、热、火、寒，病位均在肺，偶可累及肝和肾，两病性证素组合时，风寒、风热的组合频次较高，其病位主要在肺，其余病性证素组合出现频次较低。戴芳等（2011）选取全国当代295位著名中医专家的7680例医案后发现，红舌与病性证素热、阴虚及病位证素肝的关系较为密切，这也证实了中医关于红舌主热、阴虚的传统观点。刘福贵等（2022）对梅尼埃病的中医证型及证素分布规律进行文献研究，纳入病例数1585例，发现梅尼埃病共有证型28种，结果提示梅尼埃病基本病机为本虚标实，病理因素主要是痰，病位在肝、肾、脾，临床辨证论治需注意病性虚实，要注重祛痰，可从肝着手兼顾肾、脾。

证素辨证体系还揭示了多种传统辨证方法的普遍规律，避免了各种辨证方法错杂重复、不易掌握的缺陷，比六经、八纲等辨证方法更为全面，适用面更广，具有更强的生命力，可提高辨证的准确性、一致性和可重复性，能明显提高中医诊疗水平，对科研和教学亦有直接指导意义。同时，在证素辨证新体系的基础上进行多学科综合研究，可进一步阐发中医辨证的规律和科学原理，实现中医理论的源头创新，增强中医辨证理论与其他学科的交融性，为其他学科的介入提供通道、契合点，丰富生命科学的研究内容，解决中医辨证论治中的关键科学问题，对解决中医发展滞缓的症结问题起到积极作用。

（二）主诉辨证研究与应用

主诉辨治法由湖南中医药大学郭振球教授提出，是围绕主诉收集病情资料，进行综合分析，对疾病的类别、病因、病位、病性、病势等进行辨识的诊断方法。确定主诉诊病的历史由来已久，汉代张仲景的六经辨伤寒、清代叶天士的卫气营血辨证、吴鞠通的三焦辨温病，都是围绕主诉进行辨证论治的。主诉辨治法基本内容为：抓住主诉，开展有序的望、闻、问、切四诊，以外揣法、整体观、病传论为三大原则，推进询问病史、探讨病因、落实病位、阐明病机、分清病性、详悉病势、确定证名、依证立法、按法制方、验证疗效10个步骤。主诉辨证方法体现了中西医结合病证结合的思想，使临床诊疗指向性更明确，更能体现中医理法方药的统一性和针对性，大大提高了诊疗效率。比如异病同证的问题如果用主诉辨证，问题就迎刃而解了，如腹泻为主者用健脾丸、参苓白术散，不思饮食、脘腹胀痛者用香砂六君子汤、异功散，气短乏力者用四君子汤等。主诉往往反映了疾病的根本矛盾，也提示了是什么病种，比如以巅顶痛为主诉，辨证为寒凝肝脉证，这里病、证都已明了，就可以确定治法、处方，可以选用吴茱萸汤。如果单纯辨证论治而病种或者主诉不明，则会遇到不知该选择暖肝煎、天台乌药散还是吴茱萸汤的疑惑。因此，主诉辨证体现了病证结合的思想，而病证结合的优势在于治疗的指向性更加清晰。临床辨证论治应以主诉辨证为中心点确立诊疗路径、程序和步骤，明确诊疗的具体过程。

主诉辨证又可分为单一主诉辨证和复合主诉辨证。复合主诉辨证要考虑多症状之间的主次关系并进行风险评估，使医生避免漏诊，优先解决主要问题，急则治其标，缓则治其本。主诉辨证的诊疗一般程序是从最先开始的主诉出现，再到“抓住主症问全”，到“再问主症紧相连”的症状，逐步完善收集到的四诊资料，边查边辨，边辨边查，去伪存真，去粗取精，逐步发现疾病本质，缩小判断范围，最后确定病种和证型，进而遣方用药。“抓住主症问深全”应该针对主症的部位、性质、程度、缓急、发作时间、加重或缓解因素进行了解。“再问主症紧相连”时应该根据主症的特点有选择性地有目的地进行询问，并与其他三诊进行互相参合，避免询问过于机械化，否则往往很难抓住关键问题，没有针对性。比如哮喘患者，通过发作时间了解是在发作期或者还是缓解期，发作期者多实，则应首先辨寒热性质，区分冷哮还是热哮，从而了解寒热症状；缓解期多虚，则应集中于落实病位属肺虚、脾虚还是肾虚。针对主诉构建相应的规范的主诉辨证诊疗路径可为计量诊疗、人工智能判别奠定基础。总之，主诉辨证是中医诊断学与时俱进发展的新成果，改变了以往重辨证轻辨病的传统辨证论治模式，以中西医结合为切入点，更能体现中西医结合病证结合的优势。构建和完善主诉辨证体系，围绕证、法、方、药等各方面进行规范化，是解决中医模糊、抽象、不具体等问题的关键，也是推进中医标准化、信息化、现代化，实现人工智能诊疗的基础，对提高中医诊疗水平、提升中医服务能力、提高中医药产业化水平亦具有积极的促进作用。

主诉所包含的伴随症状归属于四要素之范畴，即可以对每一个伴随症状进行一次想象竞合法则，再围绕主症统筹在主诉之下。比如，全身乏力 1 年伴双下肢水肿 3 个月。伴随症状为“双下肢水肿 3 个月”，这 3 个月患者机体出现水肿，水液代谢能力障碍达 3 个月，可归于“时间”；水肿，痰湿之邪明显增加，可归于“病性”；双下肢，下焦出现水肿，可归于“部位”；乏力者气机不舒或少气，更添水肿，说明病情加重，可归于“程度”。再以想象竞合法则分析，患者全身乏力在前，近 3 个月出现水肿，可知气机不舒或少气为本，代谢能力下降出现水肿为后续症状，但水肿明显为当下的主要矛盾，可以“水肿—气虚湿盛证”为诊断结论。在郭振球教授提出主诉辨治法的背景下，宋佳洋（2016）通过解读郭振球教授的理念，而提出“主诉辨证”的思维方式，并收集整理了主诉辨证在五脏病症中的应用。比如主诉辨证在肺系病证中咳嗽的应用研究中：以咳嗽为主症，再根据其病程的长短而概括其主诉。诸如咳嗽 10 日，即为主诉。则可初步确定病变部位在肺。咳嗽多为肺气上逆的表现。咳嗽多由外感或内伤及其他病因而引起。咳嗽病程短，突发咳嗽者多为外感。久病咳嗽，病程长者，多为内伤。外感咳嗽多因邪气所犯，内伤咳嗽多因阴虚、气虚等所致。

【病案举例】陈某，女，36 岁。初诊日期：2022 年 9 月 2 日。主诉：咳嗽咯痰 10 日，加重 3 日。病史：患者近 10 日来咳嗽咯痰，加重 3 日，咳痰量多，外院诊断为急性支气管炎，用药史不详。现症见阵咳，喉痒，痰每日 30 余口，痰块大、白泡、黏、易咯，胸闷，多汗，纳减，口干欲饮，喜温，大便溏日行 4 次，舌偏暗红，有齿印，苔薄黄，脉小弦。诊断：咳嗽。辨证：风寒痰湿内阻，肺气失于宣肃。

【讨论】在此例病案中，医家在诊病及辨证过程中，乃是首先明确主诉为：咳嗽 10 日。在确定主诉之后，围绕主诉进行四诊合参。即根据其咳嗽、咯白痰量多等诸多兼症，以主诉为核心推断其病机多系由风寒痰湿内阻、寒邪侵袭等致肺气宣发肃降功能异常，故诊断为咳嗽，辨证为风寒痰湿内阻，肺气失于宣肃。此病案的诊断和辨证体现了主诉辨证的思维方式。

再如慢性疲劳综合征，主诉以慢性或反复发作的“极度疲劳”为突出表现，同时伴有头痛、咽痛、肌肉关节疼痛、失眠和多种精神神经症状，但无其他慢性器质性疾病及精神的症状群。慢性疲劳综合征按《金匮》“虚劳”、五劳、六极为治。慢性疲劳综合征主诉辨治，以虚为主，但从辨证来说，虚与实病情的变化，据其体质肥瘦、生活环境等不同，也是有差异的。大概病程短的多伤于气血，可见气虚、血虚、气血两虚之证；病程较长的则伤及阴阳，除气虚、血虚、气血两虚外，气血又与阴阳密切相关，病久者变化复杂，处方用药加减及剂量上应当注意。

（三）微观辨证研究与应用

1986 年，沈自尹院士首次提出“微观辨证”一词，并明确其含义是指用微观指标认识与辨别证。沈自尹院士 1986 年对微观辨证定义：在临床上收集辨证素材的过程中引进现代科学，特别是现代医学的先进技术，发挥它们在较深入的层次上，微观地认识机体的结构、代谢和功能的特点，更完整、更准确、更本质地阐明证的物质基础，简言之，是用微观指标认识与辨别证。微观辨证是指在传统中医学理论指导下，充分利用现代科技，包括现代影像学、内镜检查、实验室检查、病理组织学以及基因检测等先进手段，采用取象比类的思维方式，尝试从器官水平、细胞水平、亚细胞水平、分子水平乃至基因水平等微观层次上，对患者进行中医辨证分析。从微观角度为中医学临床提供客观量化证据的辨证方法，是对中医传统辨证论治体系很好的补充，也是中医现代化发展的一个方向。微观辨证学的理论基础是中医经典辨证学，辨证学认为任何疾病的发生，都是源于邪气（病因）侵入相应脏腑，才致发生相应的病形，因此，邪气脏腑病形是治疗疾病察其源、候病机的病机学基础。

从微观辨证学的角度看，疾病证候的发生是在一定病机刺激的前提下，引起经络、脏腑、气血、阴阳发生病理性变化，其中包括神经、激素、免疫系统和代谢调节病机等。微观辨证学以中医经典辨证为向导，四诊“司外揣内”宏观辨证，结合应用现代新科技，深入到细胞化学、神经递质、激素、免疫乃至基因调节，以阐明病证传变规律。其学科群包括：①微观舌诊学，如虚寒性白苔形成的细胞学内在机制是细胞内生物氧化迟缓，溶酶体活性处于低下状态，细胞分化和退化溶解处于低水平的相对平衡，而黄厚苔则正相反；②微观病机学，如气虚血瘀者单核细胞、酸性磷酸酶显著降低，气滞血瘀者却高于气虚血瘀者；③微观药证（效）学，如高血压肝阳上亢者治以熄风潜阳，活血通络，研究表明该法有降血压和降心率与保护心、脑、肾等靶器官的一系列作用。

微观辨证学的发展策略有：①微观证治学以诊断与辨证相结合为前提，提高证治的针对性、准确性，证治与专方、专药相结合，创新中药单方和复方是提高临床疗效的关键，融入循证医学，使微观证治规范化及技术标准化；②开展微观药证（效）学研究，深化中药有效组分辨析，着重研究中药方剂主要微观药效物质群，阐明方剂作用的主要途径、主要环节和主要靶位点，提示微观药证学基本规律，建立适用多层次的生物活性评估和疗效评定标准。

与微观辨证相对应的是被称为“宏观辨证”的传统中医辨证。微观辨证在临床实践运用过程中具有一定的优越性和自身的独特性。微观辨证从器官—细胞—分子—基因等水平，多维度探索中医辨证的发生机理和相关物质基础，为中医辨证提供了现代科学内涵。以定量研究方法为主体的微观辨证，可极大削弱因个人经验和感官差异带来的辨证主观性，提高辨证的客观性和准确性；对于宏观症状无症可辨的隐匿性疾病，微观辨证甚至可以在诊断中发挥主导性的作用。因此，微观辨证自诞生以来，发挥自身优势，成为宏观辨证的有力补充，丰富了现代中医辨证体系。

微观辨证是在疾病诊疗中通过微观指标辨识证的过程。运用多种现代科学技术检测手段，在中医理论的指导下，结合微观理化检查结果，在疾病的治疗与防变中可以起到重要作用。如对乳腺增生患者进行 B 超检测，可以判断疾病病机变化，直观地通过 B 超影像观测乳腺增生物从滞到瘀的过程，即从无形到有形的规律演变。若出现多发囊肿、低回声改变患者，因囊肿内容物多为液态脂类物质，故中医理论认为其可用与痰凝相关的治疗，如用活血化瘀、化痰散结、软坚消痞的方药。而 B 超显示以导管扩张为主要表现的中年女性，由于年龄因素且伴有乳腺腺体萎缩退化，故可判断为冲任失调，临床治疗可选取补肝肾、调冲任的方药。丰富微观辨证的研究包括对传统四诊信息的微观量化，如在望诊中望舌苔的微观辨证研究中，舌苔脱落法细胞学检查可以更客观地辅助辨证，现阶段该项检查已经被广泛用于各种疾病的前期诊断。通过检测舌苔脱落细胞的种类、分布及伴随病理改变可以客观判断舌苔色、质情况，其机制也得到科学阐述。在黄苔的舌脱落细胞检测结果中显示中性粒细胞、淋巴细胞、白细胞数量分布增多，或伴有局部炎性渗出，原因可能是消化功能障碍和自主神经系统紊乱等导致舌丝状乳头增殖，再加之某些产色微生物的着色作用而形成黄苔。舌苔脱落法细胞学检查使黄苔的发生机制“病邪入里，邪已化热”得到了客观阐释。近年来，微观辨证在中风病临床诊疗中的应用研究，包括现代影像学、实验室检查、病理组织学等多个方面逐渐深入，取得了不小的进展，对中风病临床诊疗以及科学研究均起到了重要的推动作用。

（四）方证辨证研究与应用

方证辨证源于张仲景的《伤寒论》，顾武军于 1987 年首先提出方证辨证的概念。方证辨证，又称为方剂辨证、汤方辨证、辨方症论治等。方证辨证即以方剂的适应证、病机、治法、使用禁忌等作为大体方向，对疾病的表现、体征等进行深入理解的辨证方法。著名医家张仲景在《伤寒杂病论》中发明了“汤证”的概念，如“麻黄汤证”“桂枝汤证”等。此后药王孙思邈也提出了“方证”一词，他运用“方证同条，比类相附”的方法在《千金翼方》对方证做出了具体解释，开拓了方证治法研究体系。清代柯韵伯《伤寒来苏集》谓“仲景之方，因证而设，此证即为此方，为仲景活法”，即为“有证便是方”。《伤寒论》中的 113 方被徐灵胎划分为桂枝汤、麻黄汤、葛根汤等 12 类，各类主证中主方为先，随后将用此方之证列于方后，形成以方类证、证从方治的“方证对应”学说。如柴胡类方证表现为“寒热往来，胸胁苦满，默默不欲饮，心烦欲呕，口苦咽干目眩”；葛根汤证为“项背强紧，无汗恶风”，而“手足不温、手足冷”即为四逆汤、四逆散方证。

方证辨证简化了更深层次的思维步骤，是中医学辨治过程中的一种“黑箱理论”，其融入各大辨证体系（如八纲辨证、脏腑辨证、卫气营血辨证等），是各体系的精炼与提高。在临床实践中，体现了医者的直觉思维，在辨证论治中至关重要，是方证辨证思维的更高层次。从临床实际应用而言，方证辨证又称为方证对应，是辨证论治过程的重要环节，或者说是辨证论治中应有之义。中医辨证论治落实到临床诊疗中，就是证、法、方、药四个环节的有机统一。贾春华等（2007）认为方证论治系统要研究的是证与方的相应，临床治疗也在寻求方与证的相符。辨证论治的过程，就是寻求疾病的病机，根据病机拟定治法，然后在治法的指导下组方用药，其中以法统方原则无疑是辨证论治的根本要求，故辨证论治同样要寻求方与证的相符。因此，杨江萍等（2011）在对方证关系的系统阐述中，明确指出据证立法、依法选方遣药为辨证论治的核心内容，临床中无论是选用成方或对其进行变化，还是医家根据自己经验进行遣药组方，都必须考虑所施方药于当前病证的针对性，寻求其最大程度的关联以获得最好的疗效。认识方与证之间的适配或关联规律及其现代内涵是揭示中医辨证论治原理的重要途径。

从个体思维发展的角度而言，方证辨证又是辨证论治的简化，是在经验积累基础上直觉思维的运用。朱邦贤明确指出，在方剂辨证的运用上，既有“方”与“病症”的直接对应关系，也有方之“理法”与“病证”的间接相对关系。方证对应类似于“专方”与“专病”的关系，显然是临床医师对某方治某病的深刻理解和长期实践经验积累升华的结晶，表现为跳跃了“辨证论治”的思辨过程，而带有触发性“直觉思维”的特征。贾春华等（2007）也认为，方证论治是指中医临床以寻求“方证相应”为宗旨的诊疗疾病的系列活动，其可能是中医诊疗疾病的最早形式，也可能是一种最简洁最有效的方法。因此，方证辨证作为辨证论治的早期或丰富经验基础上的简化形式，是临床医生经验积累基础上直觉思维的体现，是辨证论治的重要环节，具有灵活性、简捷性、实用性的特点。

辨证论治是中医诊疗疾病的基本方法和原则，在辨证论治的理法方药体系中，方药占据着核心地位。因为辨证是为了论治，而论治的手段之一就是方药，如何使方药的治疗作用（即疗效）得到提高，方证辨证的准确与否是关键。方证辨证的方包含该方组成的药物，证是对患者的症状、体征、体质、患病时间、病因、病机、病性、病位等的分析和归纳。方证辨证或方证对应中的证不仅仅是一组症状群，还包括舌脉变化、体征特点、体质因素、环境因素、气候因素、发病因素、遗传因素、传播途径等中医学基本理论指导下的各种辨证因素。经方大家胡希恕先生言：“以八纲为基础理论之方证，既涵方药，亦涵相适应的证，既有理，亦有法；每一个方证都是经过几代、几十代反复实践验证取得的经验总结。”方证对应长期运用的经验产生了六经辨证理论体系，该理论体系的形成能更准确地指导辨方证，提炼方证病机，根据病机选方，更好地体现了“异病同治”的理念，使中医治疗的灵活性与准确性得到了极大提高。

（五）亚健康中医证候研究

20 世纪 80 年代中期，苏联 Berkman 教授通过研究发现，除了健康状态和疾病状态之外，人体还存在着一种介于健康与疾病的中间状态，称为“亚健康状态”，自发现以来，其得到了国内外越来越多专家的认可。但是目前国内外对亚健康没有公认的定义。2007 年，中华中医药学会发布的《亚健康中医临床指南》指出：亚健康是指人体处于健康和疾病之间的一种状态。处于亚健康状态者，不能达到健康的标准，表现为一定时间内的活力降低、功能和适应能力减退的症状，但不符合现代医学有关疾病的临床或亚临床诊断标准。

在现代医学中，亚健康并不属于疾病状态，因此治疗起来颇为棘手。对亚健康的干预和调理与中医学中“治未病”的理念不谋而合。我们对亚健康状态有总体的辨别与认识，才能更好地对亚健康进行干预。王立军等（2014）通过临床试验观察认为，运用中医“未病先防、既病防变”的观念和方法，可以使亚健康者恢复到健康状态。依照中医证候分型对亚健康进行系统规范化的研究和治疗将是一项重大有力举措，具有重要意义。证候作为机体对致病因素作出反应后所处的一种功能状态，不但与致病因素的性质强弱有关，还与患者的个体体质因素有关。当不同的个体处于亚健康状态时，其表现的证候是有差别的。即使是同一患者，在不同阶段所表现的证候也不尽相同，即中医所谓的“同病异证”和“异病同证”。现代医学对于亚健康有较多的观察和探索，但是相比于中医，在理论和治疗阶段还是略显不足。

中医具有完善的理论体系，能够准确地用“证候”把握亚健康的发展转归状态，对亚健康进行认识、分类和辨证论治，结合整体观给予亚健康者个性化干预。中医对于亚健康的认识处于百家争鸣状态，仅在某些方面达成共识。就亚健康状态而言，其临床表现可以归结为中医的某些“证”，如肝气郁结、湿热内蕴、瘀血内阻、痰湿内阻等。但是由于个体差异性，“证”又分为多种状态，其中轻度心身失调的亚健康状态又表现为各种“证候”。因此可以在证候辨证论治亚健康的过程中抓住亚健康共性特征，同时准确辨识个性，形成具体论治、具体处方，进而进行相应的特色治疗。“治未病”最早见于《素问·四气调神大论》：“是故圣人不治已病治未病，不治已乱治未乱，此之谓也。”孙思邈在《千金要方》中阐明了“未病之病”的内涵。后代医家对其在临床和理论上不断探索和研究，累积了丰富的理论和经验，形成了中医独具特色的诊疗体系，在防治“亚健康”方面具有优势，弥补了西医的不足，能够发挥积极有效的作用。

国内研究认为，人的个性与体质类型也会影响亚健康的发生、转归和临床表现。预防的关键是根据个性、体质的具体类型对亚健康状态进行分型及针对性调理，社会心理干预、行为干预和改善生存环境亦为预防亚健康的必要措施。亚健康状态研究越来越受到广泛重视，中医药对亚健康的诊断及疗效评价方面具有极大的优势，结合中医四诊客观化信息探讨亚健康状态中医证候特征及证素要素的分布特点有助于建立更有效、客观的中医亚健康评价标准。曾文颖等（2014）回顾亚健康疲劳门诊678例临床资料，探讨亚健康疲劳的临床发病特点及中医证候分布规律，发现不适主诉前五位依次为乏力（92. 77%）、神疲（86. 14%）、困倦（45. 43%）、多梦（40. 56%）、双目干涩（35. 99%），且女性比男性容易出现多梦、胸闷憋气的症状，男性比女性更容易出现自汗、盗汗、性欲降低、注意力不集中的症状。崔骥等（2013）观察亚健康状态大学生中药干预前后脉象客观量化指标变化，为中医客观诊断和亚健康的疗效评价提供客观研究依据。根据中医辨证筛选大学生气虚型、血虚型、阴虚型、气郁型亚健康状态，分别予以四君子汤、四物汤、六味地黄汤、柴胡疏肝散干预2周。结果发现中药干预前后脉图指标可一定程度反映亚健康状态的变化，适用于亚健康的辨证和疗效评价。许家佗（2013）等利用现代中医诊断技术，对207名大学生进行健康状态评估、舌象面色图像、脉搏波图采集分析、四诊信息采集与辨证，发现大学生亚健康状态各证型与健康状态之间在面色、舌象、脉象的客观检测指标上存在差异。为亚健康状态评估和分类提供依据，同时也证明了将现代中医诊断技术用于亚健康状态的评估和分类是可行的。

（六）体质辨识研究与应用

中医对体质的认识早在《内经》中就有论述，但一直未形成完整的体系，更没有统一规范的体质类型判定标准。直到20世纪70年代末，王琦教授提出7种中医体质类型（后增补为9种），并对每种体质特征进行描述才正式揭开中医体质诊断的帷幕。此后，王琦教授及其所带领的北京中医药大学体质研究课题组制定了《中医体质分类判定标准》及《中医9种基本体质分类量表》，在对个体体质做出初步预测的同时，进一步量化评分，判定受试个体的体质类型。在此基础上，王琦教授又撰写《人体体质辨识与养生》一书，以通俗易懂的语言对每一种体质的总体特征、形体特征、常见表现、心理特征、发病倾向、对外界环境适应能力六个方面进行了描述，并明确指出判定体质类型的方法：通过回答《中医体质与分类判定表》中全部问题，计算原始分及转化分后依标准而定。这是对中医体质类型判定的进一步完善，也是目前中医界较为公认的体质诊断标准。此外，诸多医家也对体质诊断进行了研究，提出了相应的见解和思路。宋咏梅（2006）认为体质诊断应重视体质的形成因素，把握体质的结构特征，分析体质的时相状态，进而扩展体质的辨识法。张洪钧（2008）提出了体质的分层分类诊断方案，包括先天体质、后天体质及邪气体质等几个方面。

综合运用包括分子生物学、遗传学等在内的多种现代化的研究方法和手段，研发具有旺盛临床生命力的中医诊断仪器，有效弥补现有体质诊断方法的不足，实现体质诊断的客观量化，是中医体质诊断客观化、规范化发展的必然趋势。纵观国内对于中医诊断仪器的研究，或被“中医特色”所困，缺乏临床实用性，或因临床推广力度不够而被束之高阁，或其初衷只是单纯的科研而始终无法走出实验室的大门，使得中医诊断学在自身的诊断方法和手段上没有大的突破。韩医学界根据四象医学中四类体质的鉴别特点，开发应用体型检测仪、颜面形象检测仪、声谱检测仪、压力检测仪、自我评价等十余种“四象”诊断的仪器，且已在医疗实践中被病人所接受，被医生认可，并在不断地被改进。Bu-YeoKim 等指出可用遗传学语言和现代方法识别体质构成要素以描述体质特性，使四象医学原理科学化成为可能。此外，Han Wook Song 等根据四象医学中的体质思想设计了通过测量手部皮肤的弹性以区分太阴和少阴体质的系统，认为该系统适合用于区分太阴和少阴体质的定量诊断。上述研究可能尚不十分完善，但却在很大程度上为中医体质诊断客观化、规范化提供了借鉴和思路。

（七）络病辨证研究与运用

络病学说首见于《内经》，历经发展，贡献最大的是清代名医叶天士，他在《临证指南医案》中提出了“久病入络”“久痛入络”的理论，并提出了相应的治法和治则，进一步丰富和完善了络病学说。络病学说是研究络病发生发展及诊断治疗规律的应用理论，病久入络作为一个综合性的病理概念，是一般疾病都能适应的基础病机。现代医学研究多以细胞、亚细胞、活性蛋白、基因为络病机制研究的主要结构载体，从病理解剖学、生理学、生化学、免疫学、血液流变学等不同角度进行检测与表述，或从现代分子生态学角度，将“络病”理解为机体“分子网络”病症。近代有吴以岭著《络病学》一书，提出了“三维立体网络系统”的络病学理论框架。络病辨证是在认识中医学脏腑经络生理功能和病理变化的基础上，以络病理论为依据，分析、判断疾病中有无络病的相关证候存在，并将收集到的络病症状、体征及有关络病的病情资料进行综合思考，判断络病所在的部位、病因、病机、病变趋势，从而为临床提供治疗依据。

络病辨证是中医学新的辨证方法，适用于内伤疑难杂病和外感重症中络病这一共同病理变化的临床诊断。多种致病因素伤及络脉均可导致络病，引起络病的主要有外感六淫、疫疠之邪，内因七情过极、饮食劳倦所致脏腑功能失调，病久入络，或因痰湿、瘀血阻滞络脉，亦包括内外因素所致络脉损伤等。在络病复杂的证候表现及其与不同疾病临床症状的缠绕交叉中归纳总结而成的络病辨证体系，有利于临床把握广泛存在于内伤杂病和外感重症中的络病。这一病理状态的形成原因、病程阶段、病理类型、病机转趋等，形成络病治疗中的异病同治及同病异治。既针对在不同疾病中共同存在的络病这一病机变化而进行的通络治疗，又因病种不同以及络病发病因素及病理类型的不同，而给予通络及与其他治疗的不同配伍，从而使建立在络病辨证基础上的治法方药更具有针对性。络病是疾病的重要组成部分，也是疾病的一种表现形式。实际上，临床其他疾病，与络病不无关系。如胃脘痛，初病不一定表现出络病。此时可以看作是隐性的病变，久病必会显现。因胃为多气多血之腑，所谓气血之聚，其络必丰，孰有络脉不病之理？络病的轻重在很大程度上反映了疾病的轻重和脏腑功能的状态。络病之轻，气血阻滞不畅，脏腑功能则趋于完整；络病之重，气血运行失常，脏腑功能渐次重笃。因此，络病辨证在临床辨证诊疗中占有重要的地位。它既是其他辨证方法有益的补充，也是临床诊疗不可或缺的辨证手段。

（八）新冠传染病中医病证研究

2020年初，新冠疫情暴发，据国家卫健委、各省市区政府卫健委和世界卫生组织等海外权威官方渠道和媒体的公开信息可知，截至2020年10月23日14点39分，31个省份共报告91621例确诊病例，死亡4746例；全球已有疫情国家212个，共报告41934465例确诊病例，死亡病例1137807例。根据《中国救荒史》统计，西周至民国发生的全国性大疫情共241次。面对疫病流行，历代医家积极寻求遏制之法。《云梦秦简》记载，秦代已有“疠迁所”用于收容隔离麻风病人。汉唐时期张仲景总结东汉末年疫病防治经验创立《伤寒论》，“清肺排毒汤”便由《伤寒论》中的多个经典方剂优化配伍而成，是国家中医药管理局推荐的治疗COVID-19的“三药三方”之一。宋代《太平圣惠方》《圣散子方》《三因极一病证方论》等极大促进了成药在疫病防治中的应用。明清时期，医家万全、吴有性、袁体庵、喻昌等均认为疫病之邪由口鼻而入，提出并发展了“戾气”学说。《经验良方全集》中载有“辟疫方：用雄黄末，菜油调，涂鼻中”。除雄黄外，苍术、米醋等也可涂抹于鼻孔内预防戾气。《肘后备急方》《温疫论》《温病条辨》《疫疹一得》等专著都提供了行之有效的疫病防治经验。

武汉地处江汉平原东部，长江及其最大支流汉江在城中交汇，市内江河纵横、湖港交织，水域面积占全市总面积四分之一。从2019年12月以来，武汉出现暖冬，时值冬至、三九，寒令当至而未至，应寒而未寒，反为热，同时阴霾冷雨缠绵近旬，不时之气流连持续。这种物候学的异常是本次疫情发生的外因基础。《温病条辨》记载，温病者，有风温、有温热、有温疫、有温毒、有暑温、有湿温、有秋燥、有冬温、有温疟，计有9种之多。吴鞠通自注曰：“温疫者，厉气流行，多兼秽浊，家家如是，若役使然也。”《黄帝内经》言：“五疫之至，皆相染易，无问大小，病状相似。”吴又可在《温疫论》中指出：“温疫之为病，非风非寒非暑非湿，乃天地间别有一种异气所感。”温病命名其实和季节密切相关，当时武汉市的新冠疫情具备流行性、传染性，为急性传染病，属于中医感受天地间的杂气——疫疠之邪的温疫范畴，是一种以肺部为主要病位的传染病。从前期搜集的200余例的中医资料表明，本病的病因是以湿为基本属性的疫疠之气入侵，从发病季节及病邪性质而言，可归属于湿邪为主的疫疠范畴，可称之为“湿毒疫”。

新冠传染病属于中医学“湿毒疫”范畴，感受的是天地间的杂气即疫疠之邪，而非伤寒、普通温病所感受的天地间之常气，如外感六淫等。从中医证候学看来，湿毒为核心病机，湿毒蕴热、化热，进而肺肠同病，逆传心包而表现为危重症。因武汉及北方仍处于流感流行季节，要与风温、春温、冬温进行鉴别。湿毒疫早期可有表证，但实无表邪，因此不应单纯辛温发汗解表，而重在透散邪气。进展期、极期的出血并非热入营血，而是湿毒伤络所致。危重症湿化热更多见，湿为主体，湿毒化热伤络，侵袭肺脾。中成药如藿香正气水（胶囊、口服液）、防风通圣丸（颗粒）亦可随证选用。

在近30年新发现的传染病中，已明确病原体的有60%由病毒引起，其中呼吸道疾病有50%左右由病毒引起。而目前针对新型冠状病毒感染，抗病毒药物及激素治疗仍缺乏循证依据。在数千年中华文明史上，中医药学对温疫诊治积累了丰富的临床经验，为中医药参与呼吸系统传染病的治疗提供了机遇。总之，中医药参与本病的治疗，更加注重疾病的阶段性，治则治法需辟秽化浊，以祛邪为第一要义，以分解湿热、宣畅气机；把握早期治疗是减少危重症、降低病死率的关键，因此要重视早期治疗，同时避免轻症转为重症。针对早期轻症病例，建议居家隔离治疗。中医药的参与有助于降低病死率、提高预后，对于重症患者，建议中西医结合治疗。在抗击新冠疫情中，仝小林团队以“清肺排毒汤”阻断了轻症向重症发展。张伯礼院士深入武汉市江夏方舱中医院病房对患者进行诊治，他强调，中医药对轻症患者有着很好的治疗优势，要充分发挥优势，中西结合，协同取效。在新冠疫情期间，中医药发挥了重要作用，也受到了国际社会的认可。

参考文献

[1] 葛秀梅，胡欣．辨证论治发展史略［J］．中华医史杂志，2004，34（3）：31－34.

[2] 陈蓉．浅谈中医辨证论治理论体系的形成与发展［J］．内蒙古中医药，2015，34（5）：164－165.

[3] 朱文锋．创立以证素为核心的辨证新体系［J］．湖南中医学院学报，2004，24（6）：38－39.

[4] 李灿东，甘慧娟，林雪娟，等．中医证研究的思路与方法探讨［J］．中华中医药杂志，2012，27（1）：145－148.

[5] 朱文锋．构建“证素辨证”新体系的意义［J］．浙江中医药大学学报，2006，30（2）：135－136，142.

[6] 雍小嘉，严石林，陈为，等．1262例病毒性肝炎患者临床症状的证素分布特征分析［J］．辽宁中医杂志，2012，39（1）：64－65.

[7] 刘丽丽，陈晓兰，陈俊堃，等．111例精神分裂症患者中医证素分布特征研究［J］．福建中医药，2022，53（6）：6－8.

[8] 李小平，兰巧英，林舒，等．卵巢子宫内膜异位囊肿术后复发的中医证素变化研

究［J］. 福建中医药，2012，43（4）：1－2，7.

［9］段梦遥，栾景民，张一鸣，等. 高血压病中医证素分布规律及证候特征研究［J］. 辽宁中医杂志，2022，49（9）：13－16.

［10］熊红萍，李灿东. 340 例代谢综合征患者的中医证素与微量白蛋白尿的相关性研究［J］. 中华中医药杂志，2011，26（12）：2943－2945.

［11］崔同建，陈香莲，焦军全，等. 晚期结直肠癌的中医病位证素与外周血 p53、nm23 的关系探讨［J］. 福建中医药，2011，42（5）：1－3.

［12］李风雷，李建生，王明航，等. 成人咳嗽变异性哮喘中医证素分布规律文献研究［J］. 中医学报，2013，28（4）：488－489，555.

［13］戴芳，唐亚平，龚超奇，等. 红舌与证素关系的文献研究［J］. 时珍国医国药，2011，22（6）：1472－1473.

［14］刘福贵，刘玲，方洁. 梅尼埃病中医证型及证素分布规律文献研究［J］. 山东中医药大学学报，2022，46（4）：475－480.

［15］郭振球. 关于"主诉证治学"的思考［J］. 云南中医学院学报，2011，34（1）：1－2.

［16］刘旺华，梁昊，谢梦洲，等. 关于中医诊疗规范化的思考［J］. 中医杂志，2016，57（9）：721－723，733.

［17］宋佳洋. 主诉辨证在五脏病证中的应用研究［D］. 昆明：云南中医学院，2016.

［18］沈自尹. 微观辨证和辨证微观化［J］. 中医杂志，1986（2）：55－57.

［19］郭延林，张树泉，王小亮. 中风病微观辨证应用研究进展［J］. 中医临床研究，2021，13（1）：145－148.

［20］徐云浩，王洋，陶文娟，等. 中医辨证的象思维属性及对微观辨证的指导价值［J］. 中医杂志，2022，63（10）：901－904.

［21］侯雅静，闫秋莹，张曼，等. 完善微观证治体系对发展现代中医辨证论治的影响［J］. 中华中医药杂志，2019，34（12）：5620－5623.

［22］余梦琦. 中医应用 B 超辨证论治乳腺增生疾病的临床研究［J］. 中国现代医生，2011，49（30）：86－88.

［23］陈群，徐志伟，武哲丽，等. 舌苔脱落细胞学在中医辨证分型中的应用规律探讨［J］. 中医杂志，2005，46（5）：377－379.

［24］顾武军. 应重视方证辨证规律的研究［J］. 南京中医学院学报，1987，3（3）：4－5.

［25］邢玉瑞．中医方证辨证概念争鸣探讨［J］．中华中医药杂志，2018，33（7）：2747－2750.

［26］畅达．汤方辨证及其临床思维［J］．山西中医，2011，27（9）：1－4.

［27］李国臣，王冠民，崔文艺．胡希恕方证辨证说略［J］．上海中医药杂志，2003，37（10）：39－41.

［28］李佳颖，曾普华．曾普华基于“癌毒致病”和“方证辨证”治疗肝癌临床经验［J］．亚太传统医药，2022，18（5）：107－110.

［29］贾春华，王永炎，黄启福，等．基于命题逻辑的伤寒论方证论治系统构建［J］．北京中医药大学学报，2007，30（6）：369－373.

［30］杨江萍，谢鸣．“方证关系论”辨析［J］．辽宁中医药大学学报，2011，13（8）：133－136.

［31］李发枝，李萌，张明利．辨病与辨证及方证辨证的临床运用经验［J］．中医研究，2021，34（6）：73－77.

［32］赵晖，陈家旭．亚健康状态中医证候学研究述评［J］．中医药学报，2008，36（3）：1－4，83.

［33］朱嵘．《亚健康中医临床指南》解读［J］．中国中医药现代远程教育，2009，7（2）：79－80.

［34］罗劲娜，黄鹂．亚健康状态的辨识与分类研究进展［J］．中国中医药现代远程教育，2015，13（11）：154－156.

［35］王立军，张霁，刘金五，等．浅谈运用中医治未病理念调控血管亚健康状态临床观察［J］．中医药信息，2014，31（2）：101－103.

［36］乞文旭，赵晴，马燕．亚健康中医证候分型研究的思考［J］．辽宁中医药大学学报，2006，8（6）：141－142.

［37］袁曙光，邢潇，陈春彦，等．中医调治亚健康的优势［J］．现代中西医结合杂志，2009，18（27）：3287－3288.

［38］杨秋莉，徐蕊，于迎，等．中医个性、体质类型与亚健康［J］．中国中医基础医学杂志，2009，15（5）：383－384.

［39］徐琎，许朝霞，王又闻，等．亚健康状态中医证候特征研究进展［J］．中华中医药杂志，2016，31（4）：1356－1358.

［40］崔骥，许家佗，邸智，等．大学生亚健康状态中药干预前后脉图分析［J］．中华中医药杂志，2013，28（5）：1564－1567.

［41］许家佗，屠立平，邸智，等．亚健康状态的四诊信息分析与辨证分类研究［J］．北京中医药大学学报，2011，34（11）：741－745，750.

［42］王琦．9种基本中医体质类型的分类及其诊断表述依据［J］．北京中医药大学学报，2005，28（4）：1－8.

［43］任小娟，王琦．应用《中医体质分类判定标准》进行个体化健康管理研究初探［J］．中国中医药信息杂志，2007（7）：1－2.

［44］宋咏梅．体质诊断的基本思路［J］．山东中医药大学学报，2006，30（1）：19－20.

［45］张洪钧．体质的分层、分类诊断初探［J］．中国中医基础医学杂志，2008，14（4）：285－287.

［46］包海燕，吴承玉．中医体质诊断客观化规范化刍议［J］．辽宁中医杂志，2011，38（7）：1314－1315.

［47］雍小嘉，陈钢，赵莺．韩医“四象”诊断仪对中医诊断仪器研发启示［J］．时珍国医国药，2009，20（9）：2342－2343.

［48］雷燕，黄启福，王永炎．论瘀毒阻络是络病形成的病理基础［J］．北京中医药大学学报［J］．1999，22（2）：9－12.

［49］江厚万．遵循中医学基本原理探究络病分子生态机制［J］．疑难病杂志，2004，3（6）：343－344.

［50］吴以岭．络病辨证八要［J］．疑难病杂志，2005，4（1）：22－25.

［51］常富业，王永炎．络病辨证浅析［J］．北京中医药大学学报，2003，26（6）：9－11.

［52］刘理想，胡镜清，林明欣，等．中医学防控疫病历史回顾与思考［J］．中国中医基础医学杂志，2020，26（3）：281－284.

［53］李董男．明清医家疫病邪气传变规律学术观点辨析［J］．湖北民族学院学报（医学版），2017，34（3）：44－47.

［54］张伟娜，李兵，李立，等．古代瘟疫预防方法探析［J］．陕西中医，2018，39（6）：787－789.

［55］刘丽静，邓鑫，许克祥．中医药防治新冠肺炎的路径与现状分析［J］．陕西中医药大学学报，2022，45（2）：7－11.

［56］何权瀛．必须继续严密关注各种呼吸系统传染病流行趋势［J］．中国呼吸与危重监护杂志，2005，4（5）：332－333.

[57] 王玉光，齐文升，马家驹，等．新型冠状病毒肺炎中医临床特征与辨证治疗初探 [J]. 中医杂志，2020，61 (4)：281 –285.

[58] 杨艳梅，黄姗，黄玉静，等．从武汉抗疫看中医药文化认同与新的医学模式 [J]. 中医药文化，2020，15 (2)：1 –7.

[59] 李琳，杨丰文，高树明，等．张伯礼：防控疫情，中医从参与者变成主力军 [J]. 天津中医药大学学报，2020，39 (1)：1 –3.

[60] 邹璐，喻晓，吴雨沁，等．中医药防治重症新型冠状病毒肺炎的分析和思考 [J]. 上海中医药大学学报，2020，34 (2)：11 –16.

[61] 王刚，金劲松．新型冠状病毒肺炎中医认识初探 [J]. 天津中医药，2020，37 (3)：247 –250.

[62] 任应秋．中医的辨证论治的体系 [J]．中医杂志，1955 (4)：19 –24.

[63] 曾文颖，谢晓磊，徐志兰．678 例亚健康疲劳患者发病及中医证候分布特点观察 [J]. 中国中西医结合杂志，2014，34 (10)：1278 –1280.

（黄俊卿）

第六章　中医证候动物模型研究

第一节　中医证候动物模型发展概况

中医证候动物模型，是在辨证思想指导下，运用中医病因病机理论，构建与临床疾病症状表现和病理改变相似甚或一致的动物模型。中医证候动物模型是中医学实验研究的主要载体，伴随中医药现代化与国际化进程的逐步推进，已成为中医药研究不可或缺的一部分。目前，中医证候动物模型的研究取得了丰硕的成果。

一、中医证候动物模型研究的源流

在古代文献中早有记载中医对证候动物模型的研究，明代兽医学经典著作《元亨疗马集》中创立了八证论，即寒证论、热证论、虚证论、实证论、表证论、里证论、邪证论、正证论，其中的证已概括了病因、病性、病理、病势、症状等内容，动物出现疾病时，兽医运用八证论进行辨治取得较好疗效。清代以后，出现了不少兽医学的著作，如《养耕集》《抱犊集》等，其中记载了不少家畜的疾病证候。李思汉等（2019）认为，这些中医动物模型属于实体模型，对于中医药的动物模型研究起着至关重要的作用。

中医证候动物模型的真正研究始于20世纪60年代，1960年邝安堃教授首次研制出中医阳虚证的动物模型后，国内的学者开始致力于中医证候动物模型研究。有学者将中医证候动物模型的研究历程分为四个时期：1960—1976年为散在发生期，1976—1984年为方法尝试期，1984—1988年为初步总结期，1988年后逐步进入实用期。目前国内外对于中医证候动物模型的研究已有百余种，包括脏腑、气血津液、六经、卫气营血辨证等，对揭示“证”本质和中医方药研究起到了巨大的推进作用。

二、中医证候动物模型研究的现状

中医证候动物模型所采用的造模方法大致可以分为三大类：模拟中医病因动物模型、

模拟西医病因病理动物模型和病证结合动物模型。

模拟中医病因动物模型是将六淫外邪、劳逸失度、饮食不节等致病因素施加在实验动物上，模拟出与证候表现基本类似的动物模型，如将小鼠置于寒冷环境的寒淫证候模型、恐伤肾的肾虚模型以及过度运动的脾虚证模型等。除了单因素模拟中医病因病机，多因素复合造模还能缩短造模时间、提高造模的效率与质量。例如，采用疲劳、饥饿及受寒同时作用于小鼠，小鼠由于劳则气耗、饥则伤脾、伤脾则寒邪内袭，则可建立虚寒证模型。

模拟西医病因病理动物模型是指依据西医的病因病理，施加化学、物理或生物等因素，造成实验动物的组织器官损伤，复制出类似于中医临床证候的动物模型。这类模型中最常见的为化学药物干预方法造模，如大鼠皮下注射肾上腺素后全血及血浆黏度、红细胞比容、血浆纤维蛋白原等指标均明显升高，血液流变性呈“浓、黏、凝、聚”状态，符合临床血瘀证特征，是较为常用的血瘀证模型。

病证结合动物模型，是在中西医结合体系下，为适应中医临床辨病与辨证相结合的实际情况，而建立的病证结合动物模型，已逐渐成为中医实验动物模型发展的新领域。常见的病证结合动物模型制备思路有两种：一是单纯西医疾病动物模型造模法；二是西医病因病理复合中医病因病机造模法。如王磊沙等采用力竭游泳加睡眠剥夺建立大鼠气虚血瘀证动物模型，在此基础上向颈内动脉注射栓塞微球导致多发型脑梗死，形成脑梗死气虚血瘀证动物模型。李磊等（2022）认为，病证结合动物模型吸收了中西医在造模方面的成功经验，发挥了各自学科对病证产生的致病特色，有利于中西医结合理论研究的发展。

目前，对于证候动物模型的评价标准，不同专家有各自不同的看法和意见，尚待进一步统一。刘志学等开发出“人类疾病动物模型制备效果评价软件”，王少贤等提出“建立中医证候模型评价量表”思路，从不同角度构建证候动物模型评价的思路及方法体系。方肇勤等认为大鼠、小鼠存在体质和证候表征的差异，并开创性地建立了大鼠、小鼠四诊表征采集与分析方法，进行大鼠、小鼠个体化辨证论治。此外，以方测证亦是检验中医证候动物模型建立成功与否的途径之一。基于方证对应的原则，某一特定方剂具有治疗某一特定证候的效果，由此反推这个证候模型的病变性质和部位，应用这种方法对当前阶段的中医证候动物模型进行评价尤为重要。旺建伟等依据“方证相关”理论，以“同方异模”方法，通过痛泻要方对多因素复制肠易激综合征模型干预效应的评价以获得与方剂适配的最佳模型。中医证候动物模型的判定，需要符合临床实际，能准确反映疾病本质，这样才能更好地服务于科学研究，推动中医药现代化发展。

随着现代科学技术的发展，越来越多的研究技术如系统生物学、电子信息学、生物信息学等应用到中医证候模型评价中，这对于阐明中医证候动物模型的生物内涵、扩大中医药的国际认可度、明确中医证候本质、创新中药开发等方面都具有重要意义。

第二节　中医证候动物模型研究思路与方法

中医证候动物模型研究是中医证候研究的重要组成部分，是中医证候基础研究的立足点。中医证候动物模型研究打破了中医长期以来单一的临床观察和文献研究模式，打破了中医学从宏观、定性、抽象研究和微观、定量、实证研究之间的壁垒，使之互鉴互参。现将近年来中医证候动物模型研究思路与方法进行概括。

一、阴阳虚损证候动物模型研制与应用

经过多年来学者们的积极探索，阴阳虚损证候动物模型有较大的进展，主要包括阳虚证候动物模型和阴虚证候动物模型，现将近年来有关阴阳虚损证候动物模型研制与应用进行概括。

1. 阳虚证候动物模型

阳虚证是指人体阳气亏损，其温养、推动等功能减退，以畏寒肢冷等为主要表现的虚寒证。吉琳等（2021）、秦俊俊等（2020）指出，为了更好地认识和了解阳虚本质，研究阳虚的病理生理机制、诊断、治疗等，复制稳定并与临床症状或机制相似的阳虚动物模型尤为重要。

目前，模拟中医病因阳虚证候动物模型多以脾肾两脏为主，且多为复合因素建模，主要方法包括劳倦过度、房事不节、惊恐伤肾、苦寒泻下、寒湿困脾等。模拟西医病因病理建立阳虚证候动物模型的方法包括应用糖皮质激素（如氢化可的松），抗甲状腺素药物（如甲巯咪唑、丙硫氧嘧啶），其他药物（如腺嘌呤、羟基脲），甲状腺切除术，肩胛骨间棕色脂肪组织切除术以及衰老。病证结合动物模型多用于常见阳虚证型为主的疾病，如肾病、慢性心衰、哮喘、骨质疏松、便秘、腹泻型肠易激综合征等。

（1）单纯阳虚证动物模型。林海雄等选用雄性 SD 大鼠，皮下注射未提纯腺嘌呤，使大鼠出现疲倦、饮食量减少、体重减轻等症状，以此建立大鼠阳虚模型。肖凌等建立 D－半乳糖诱导衰老动物模型，结果表明其与阳虚证的表现相符。通过手术方式也是建立阳虚模型的方法之一，黄丽萍和韦祎等分别通过手术切除甲状腺和肩胛骨间棕色脂肪组织的方法建立阳虚动物模型。

（2）心阳虚动物模型。徐攀等通过腹主动脉缩窄手术联合术后冷刺激的方法，建立慢

性心力衰竭心阳虚证大鼠模型。除了通过药物建立阳虚型慢性心衰模型，还有通过手术结扎动脉的方式，如侯衍豹等利用冠脉结扎结合一氧化氮合酶抑制剂建模，杨喆等利用腹主动脉结扎结合寒冷刺激建模。

（3）肾阳虚动物模型。邝安堃等在20世纪60年代，应用“氢化可的松”使动物出现畏寒肢冷、腰膝酸软、精神不振、性功能低下、被毛疏松、失去光泽等“耗竭”现象，这是最常用的肾阳虚动物模型。朱佳杰等通过避水应激建立阳虚型肠易激综合征动物模型，利用大鼠对水的天生恐惧感模拟“恐伤肾”病因，并诱导肠易激综合征内脏高敏感。欧阳轶强等分别使用抗甲状腺药丙硫氧嘧啶和甲巯咪唑制造甲状腺功能降低的大鼠肾阳虚模型。

（4）脾阳虚动物模型。苦寒泻下法多用于建立单纯脾阳虚证，或苦寒泻下和氢化可的松结合建立脾肾阳虚证动物模型，大黄或番泻叶为常用药物。寒易伤阳，湿为阴邪，阻遏气机，损伤阳气，根据这一理论，章敏等的研究将大鼠放在温度区间（6±2）℃、湿度区间（90±4）%的寒湿环境中，每天放置8小时，持续30天，导致大鼠出现脾阳虚症状。鞠大宏等通过对健康雌性大鼠行卵巢切除术并用大黄浓煎液灌胃来制作脾肾两虚证骨质疏松病证结合动物模型。

（5）肺阳虚动物模型。吕圭源等通过烟熏、冰水游泳、服用冰甲巯咪唑溶液等多种造模因素联合应用的方法，构建肺阳虚证小鼠模型。张新芳采用“烟熏+寒冷刺激”造模（0℃～2℃，2小时×2次/天）构建肺阳虚动物模型。嵇冰等采用卵清白蛋白结合氢化可的松皮下注射诱导肾阳虚证支气管哮喘病证结合动物模型。

2. 阴虚证候动物模型

阴虚证是指阴气不足，阴不能制阳，阳气相对偏亢的虚热证，临床上主要表现为低热、潮热盗汗、五心烦热、口燥咽干、身体瘦弱、舌红少苔、脉细数等。白茹等（2020）、王赛等（2021）指出，阴虚证可见于多种临床常见疾病，故建立阴虚证的动物模型对于研究中医药防治疾病有重要意义。

现有的阴虚证造模方法既有模拟西医病因病理给大鼠口服或注射西药、手术和感染的方法，也有模拟中医病因，如予破气、温燥中药等中医病因理论来造模，病证结合动物模型多采用阴虚证型为主的疾病，如冠心病、结核病、高血压病、糖尿病、中风、慢性胃炎、甲状腺功能亢进症等，现对阴虚证候动物模型研制与应用进行总结。

（1）单纯阴虚证动物模型。杨正标、倪莉等每日予甲状腺片混悬液或地塞米松磷酸钠干预大鼠构建阴虚火旺动物模型。王旭等通过行双侧卵巢切除术建立阴虚火旺模型。除了通过西药干预和手术外，单思等（2018）认为，单纯阴虚证动物模型还可通过模拟阴虚证病因病机造模，多采用温燥性中药造模、形劳伤阴造模、利水伤阴造模、暴怒伤阴造模、特殊气候造模、饮食偏嗜造模、复合造模等方式。如凌昌全等将大鼠置于干球40℃、湿球32℃人工气候室内进行热应激3小时处理，建立“热损伤阴”模型。孙晓霞等（2021）通过给予SD大鼠燥热耗阴中药肉桂、附子和吴茱萸水浓缩煎剂灌胃构建阴虚证动物模型。

（2）心阴虚动物模型。心阴虚动物模型主要采用睡眠剥夺造模法，如肖青青等通过束缚法联合水环境站台睡眠剥夺法构建心阴虚证候动物模型。

（3）肾阴虚动物模型。徐文雅等予甲状腺素加利血平灌胃进行肾阴虚小鼠的造模，模型组小鼠出现易惊怕、躁乱不安、身体瘦弱、皮毛无光、毛发脱落、行动缓慢等类似于阴虚证的现象。肖子曾等予氢化可的松注射液灌胃，能成功复制出良好的肾阴虚小鼠模型，造成小鼠体质量下降、烦躁不安、易激怒、拱背聚堆、毛发干枯易脱落、饮食增多、大便干结等症状。遵循“过劳伤阴”的思路构建肾阴虚动物模型也是常用的方法，如吴柳花等对大鼠采用长期超负荷游泳的方法建立阴虚内热模型。通过切除动物的内分泌组织或器官，干预其体内激素分泌，也可建立阴虚模型。如王旭等去除大鼠双侧卵巢建立肾阴虚模型，造模后模型大鼠出现活动减少、毛发无光、低热、身体消瘦、便干尿黄等肾阴虚症状。

（4）脾阴虚动物模型。脾阴虚动物模型主要采用饮食不节、劳倦过度联合伤阴药复合因素造模法。如侯永春等进行大鼠脾阴虚模型的建立，在脾气虚的造模基础上每日灌服伤阴药（吴茱萸、附子等），导致大鼠出现体质量减轻、易激惹、肛温升高、大便干燥、背毛枯槁无光、饮水量增多等脾阴虚的症状表现，且出现回肠黏膜多处水肿。

（5）肺阴虚动物模型。肺阴虚动物模型主要以烟熏+灌服甲状腺素、利血平或二氧化硫熏蒸等复合方法。此种方法的造模思路是甲状腺素致动物阴虚，外加烟熏导致内伤咳嗽，久咳不愈而伤及肺阴，而致肺阴虚。如苏洁、占阮娟、牟秀华等采用烟熏+灌服甲状腺片的方法建立肺阴虚模型，导致大鼠出现体质量明显减轻、肛温和面温显著升高、呛咳、食少、易怒等肺阴虚表现。

（6）胃阴虚动物模型。采用耗阴中药制备胃阴虚模型是目前常用的方法，主要采用草乌、肉桂等温热耗阴中药进行造模。如李莉等用燥热伤阴中药草乌水煎剂予以大鼠灌胃，导致大鼠出现烦躁尿黄、牙龈出血、舌质红等胃阴虚的症状，大鼠胃出血以及溃疡数增加，胃黏膜层均数减少，显示造模成功。

（7）肝阴虚动物模型。肝阴虚动物模型多采用腹腔注射四氯化碳溶液进行造模。如刘文兰、易少凌等通过大鼠腹腔注射四氯化碳橄榄油溶液或四氯化碳花生油溶液，导致大鼠出现体质量减轻、舌面干燥、舌血流速度加快、大便干结、小便赤黄、急躁易怒、饮水减少等类似于肝阴虚证的症状。此种方法能够制备出肝阴虚模型，不过肝肾同源，当出现肝阴虚时必然会引起肾阴虚，故此种方法适用于制备肝阴虚模型，同时也适用于制备肝肾阴虚的动物模型。

目前，学者们已经从动物模型、生理生化指标检测、分子生物学指标检测等多方面对阴阳虚损动物模型开展了大量研究，取得了很多进展。对于阴阳虚损动物模型建立是否成功，目前尚没有规范的统一判断标准，验证模型是否成功主要从以下三个方面入手：外观及行为表现、实验室指标和药物反证。由于证在疾病过程中是逐步演变的，甚至会从单一的证型向复合证型演变，因此，阳虚和阴虚动物模型造模要密切观察时间、药物剂量可能引起的证的变化，以及造模成功比较明确的药物剂量和时间，根据不同的实验目的选择接近实验要求的动物模型进行研究。当然，不管哪种造模方式都只是在某个方面模拟阴阳虚损临床证候，并不能与临床阴阳虚损症状全部吻合。关于阴阳虚损本质及物质基础的研究虽然包括很多指标、许多方面，但特异性不高，且多为实验研究，与临床的诊断与治疗仍存在距离。因此，未来的研究需要更多地关注临床与基础的结合，以临床为切入点，进行大量关于阴阳虚损患者具有特异性的检测指标，将阴阳虚损这一基础证型通过脏腑辨证更细化和全面，完善和规范不同脏腑阴阳虚损证的诊断标准，更有利于动物模型制作方法的统一，也更有利于对阴阳虚损本质的深入理解，为更具体的辨证论治及临床治疗提供相应的依据和参考价值。

二、六淫证候动物模型研制与应用

“六淫”是对风、寒、暑、湿、燥、火六种外感病邪的统称，它是自然界中正常的“六气”太过或不及或非其时有其气所产生的病邪。“六淫”是中医病因的重要组成部分，也是最具有中医特色的致病因素。沈阳等（2019）指出，加强“六淫”研究不仅有助于提升我们对中医基础理论的理解，更能帮助我们应用中医药理论防治气候变化对人类健康造成的威胁。现将近年来有关六淫证候动物模型研制与应用进行概括。

1. 风淫证候动物模型

风为春季主气，与肝木相应，其性主动，具有轻扬开泄、善行数变的特征。目前风淫证候动物模型的建立主要依靠人工气候箱、电吹风等控制风速实现。由于“风为百病之长”，常携其他邪气一起侵犯人体，故目前单纯风邪致病动物模型较为少见，大部分动物模型均是基于风寒、风寒湿病邪相关的疾病或证候动物模型。

杨士友等应用大鼠，通过控制电风扇的转速和距离，将风力控制为 5 ~ 6 级，环境温度控制为 3℃ ~ 7℃，建立风寒模型，导致大鼠出现发热、恶风寒、打喷嚏等症状。徐锡鸿等联合二氧化硫和低于大鼠生活环境 5℃的冷风建立肺气虚证动物模型。肖长虹等对胶原诱导性关节炎大鼠外涂葡萄球菌肠毒素，并采用特别制造模箱，控制风速为 18m/s、相对湿度 100%、温度 7℃ ~10℃或 36℃ ~38℃模拟风寒湿或风热湿条件，建立风寒湿痹和风热湿痹的类风湿关节炎病证结合动物模型。

2. 寒淫证候动物模型

寒乃冬季之主气，与肾水相应，其性凝滞收引，且易伤阳气。寒邪动物模型的建立多将低温作为核心因素进行控制。目前寒邪模型的造模方法较多。根据低温的媒介、接触方式等不同，主要分为形寒法与饮寒法，或者将二者联合应用形成的复合寒邪法。

形寒法多通过低温环境、冰水浸泡、冰袋局部作用等方式建立。郑小伟将大鼠置入温度为 -15℃的低温冰箱 4 小时，模拟寒邪并构建寒邪伤阳和寒凝血瘀的证候，发现大鼠出现蒙眬欲睡、呼吸微弱、畏寒喜暖、唇周发黑，血液黏度增加，凝血酶原时间（PT）、凝血酶时间（TT）延长等表现。谢波等将 SD 大鼠置于 0℃冰水中连续刺激 15 ~20 分钟模拟寒邪，发现连续造模 10 天后，大鼠活化部分凝血活酶时间（APTT）明显延长。张珊珊等在家兔两只后腿的上、下、左、右围置冰袋，利用冰袋和结晶氯化钙将温度降至 -25℃ ~ -20℃，冷冻 1.5 小时，模拟寒邪，发现处理 3 ~5 天后，家兔足背肿胀，皮肤变为紫色，足趾间出现水泡、皮温升高。

饮寒法多选择冰水灌胃法。党海珍等在研究温中消痰方对寒邪干预 S180 荷瘤鼠相关因素的影响实验中，用 0℃ ~4℃蒸馏水灌胃 KM 小鼠连续 2 周制备寒邪模型，发现每日小鼠灌胃冰水后肛温下降约 1.5℃，大约 2 小时后恢复正常，且小鼠在干预 2 周左右逐渐出现耸毛、蜷缩、四肢发冷的症状。

复合寒邪法一般将形寒、饮寒相结合，或形寒、饮寒分别与药物相结合建立动物模型。例如宋玉等每天将 KM 小鼠置于温度为 4℃、湿度为 65% ~80% 的人工气候箱中饲养 2 小时，再给予 4℃冰水 0.3mL，连续 15 天，建立形寒、饮寒的复合寒邪模型。李平等对 Wistar 大鼠皮下注射肾上腺素，并在第 1 次注射后 2 小时，将大鼠浸入 5℃ ~8℃水中 5 分钟，模拟大鼠肾虚寒湿型腰痛。郭家娟等对 Wistar 大鼠腹腔注射氢化可的松后，将大鼠放在 2℃ ~4℃冰水中游泳 5 分钟，连续 14 天，建立先天伏寒鼠模型。

3. 暑淫证候动物模型

暑乃夏季的主气，与心火相应，其性升散，扰神伤津耗气。目前暑邪动物模型多参考热应激模型的建立方法，利用人工气候箱等，以高温为控制因素，并兼顾相对湿度等参数，对实验动物进行干预。

焦玉兰等利用生化培养箱模拟夏季炎热天气，控制条件为：白天 32℃ ~35℃、相对湿度 60% ~70%，夜间 28℃ ~30℃、相对湿度 50% ~60%，造模 3 天后，发现 KM 小鼠食欲减少，大量出汗，饮水量增大，被毛尽湿，狂躁不安。杨昭凤将 SD 大鼠置于人工气候室中，控制空气加湿器、电热炉的数量和功率，调整干球温度为 38℃ ~40℃，湿球温度 34℃ ~35℃，建立暑邪模型，并发现中药王氏“清暑益气汤”可减轻高温环境下的脂质过氧化反应，延长大鼠的运动力竭时间。此外，万娜等将 KM 小鼠放入带鼓风装置的烤箱中，温度设置为（42 ±0.5）℃，刺激 2 小时后，小鼠体质量明显下降，肛温均高于 42℃。

4. 湿淫证候动物模型

湿乃长夏主气，与脾土相应，其性重浊，具有黏滞、趋下的特点。吴清等（2022）总结，目前湿淫证候动物模型的建立多依靠人工气候箱增加空气中的相对湿度造成外湿模型的方法，并在此基础上进一步用通过控制温度模拟寒湿、湿热的外邪模型。

荣光莉等通过外湿因素诱导小鼠湿热证模型，研究人员通过利用人工气候箱联合超声波加湿器来控制造模因素温度和相对湿度，设定条件为昼 12 小时温度（33 ±2）℃、相对湿度 85%，夜 12 小时温度（20 ±2）℃、相对湿度 60%，昼夜交替，连续 14 天。周欣云等将小鼠每日饲养于温度设置为（21 ±1）℃，相对湿度设置为（90 ±5）% 的高湿环境中 12 小时，并以小鼠无卵蛋白饲料喂养构建湿热证模型。谢俏俏构建了寒湿证大鼠模型，具体操作方法为：每日上午 12 时至下午 4 时将大鼠置于明暗周期为 12 小时/12 小时的人工气候室寒湿环境饲养，人工气候室中温度设置为（4 ±0.5）℃、湿度设置为（90 ±2）%，其余时间在温度为 18℃ ~22℃，相对湿度为 50% ~60% 的常规环境饲养，造模时间共 21 天。

5. 燥淫证候动物模型

燥乃秋季主气，与肺金相应，其性干燥，易伤津液。与湿邪相对，燥邪模型的建立主要是应用人工气候箱降低空气相对湿度，并在此基础上进一步通过控制温度模拟寒燥、温燥的外邪模型。

丁建中等将 KM 小鼠置于人工气候箱中，设置温度为（22 ±2）℃、空气湿度为 30% ±5%、风度为 2.5m/s，通过“温度—相对湿度—风”的综合刺激模拟温燥模型，并发现温燥模型导致小鼠气管和肺组织病理及超微组织均出现损伤。高振等每天将 Wistar 大鼠置于温度为（6 ±1）℃、相对湿度为 25.0% ~32.8% 的人工气候箱内 10 小时，连续 30 天建立寒燥模型，并进一步使用弹性蛋白酶联合烟雾构建慢性阻塞性肺疾病模型，发现寒燥会通过肺部蛋白醇抗蛋白酶失衡进一步加重病情，从而加剧模型组体质量减轻和营养不良的症状。李风森等利用相同的模型进一步证实：寒燥病邪可以进一步增加慢性阻塞性肺疾病模型大鼠血清中白介素 1β 含量。

6. 火淫证候动物模型

火为阳邪，其性炎上，易扰心神、伤津耗气，具有生风动血、致疮痈的特点。目前火邪的建立主要是根据火、热在一定程度上具有相似性，以及火、毒常合并出现，利用化学药物、细菌等建立实热或火毒模型。

张发艳等对 Wistar 大鼠背部皮下注射 2,4－二硝基苯酚、生理盐水的混合溶液建立实热模型，并发现造模后大鼠体温明显升高，而中药大黄水煎剂灌胃能够明显起到良好的解热降温作用。司惠丽等使用 2,4－二硝基苯酚、氢氧化钠的混合溶液皮下注射 Wistar 大鼠，发现大黄能够明显降低大鼠血清炎症因子的含量。钮晓红等对 SD 大鼠右下肢皮内注射乙型溶血性链球菌制备丹毒模型，连续干预 5 天后发现：大鼠右肢出现明显红肿，血清炎症因子含量较对照组显著增加，而中药五神汤等清热解毒方能够明显降低大鼠的炎症反应。

“六淫”为外感病邪，属于外因，不同于七情内伤等内因，故目前“六淫”模型的建立主要通过控制环境、气候等参数。“六淫”证候动物模型对探究中医“六淫”病邪本质或评价中医药疗效及药理作用机制具有重要作用。但是，目前中医“六淫”证候动物模型仍存在研究程度深浅不一、建立方法和评价指标尚缺乏金标准等问题。因此，在建立“六淫”病邪动物模型时，适当考虑并控制实验动物的机体因素，更符合中医理论，并有助于建立稳定、有效的实验动物模型。目前中医“六淫”证候动物模型研究初具雏形，但仍需要中医药研究者积极进行多学科联合，尤其是与实验动物学研究者的合作，以进一步探索并构建科学、合理、完善的中医“六淫”证候动物模型。

三、痰饮证候动物模型研制与应用

痰饮是中医特有的概念，指由水液代谢失常所形成的病理产物及其病理变化和临床症状。痰饮证候动物模型多从脏腑分类，五脏多择于肺、脾、心，六腑多择于胃、大肠。现将近年来有关痰饮证候动物模型研制与应用总结如下。

1. 肺脏痰饮证候动物模型

肺脏痰饮证候动物模型常见痰浊阻肺证、寒饮壅肺证、痰热壅肺证等，根据各病证形成机制，模拟其形成条件，从而建立相应动物模型。

肺的功能与肺中之气、津等物质代谢密切相关，肺失宣降可产生痰饮并滞留其中。1996 年王九林等就开始尝试采用硫黄粉撒布于清艾条中烟熏及氨水刺激大鼠的方法，制作肺虚痰阻证动物模型以探讨痰证。目前痰浊阻肺证动物模型常采用化学物质刺激呼吸系统的方法，具体方法是将二氧化硫、氨、丙烯醛、硫酸、枸橼酸、辣椒素等刺激性化学物质，气雾吸入或直接注入呼吸道内；也有将肥皂粉、淀粉或滑石粉直接吹入呼吸道内的方法，咳嗽是该模型的主要症状。除此之外，赵宏艳等（2017）认为，可通过观察呼吸道黏液分泌、肺功能指标、气道炎症因子的变化等方法判断痰浊阻肺证的程度，因此痰浊阻肺动物模型可用于肺脏痰饮证候的研究。

寒饮蕴肺证是常见的肺脏痰饮证候，多由肺阳气虚衰，脾失转输，饮邪上犯所致，目前多采用寒凉食物或风寒湿刺激诱导动物模型，所谓形寒饮冷皆可伤肺。乔梁等先以卵蛋白致敏刺激和雾化进行造模形成支气管哮喘模型大鼠，后以冰水喂养给以“饮冷”刺激，冰箱冷冻给以“形寒”刺激进行寒饮蕴肺证造模，造模后大鼠出现吸气时的气道阻力、呼气时气道阻力、炎症因子升高等支气管哮喘寒饮蕴肺证表现。

痰热壅肺证是常见的肺脏痰饮证候，指痰热互结，壅闭于肺，致使肺失宣降而表现的肺经实热证候。陈锦标等采用气道内滴注脂多糖联合烟熏构建慢性阻塞性肺疾病气道黏液高分泌大鼠模型，并将大鼠置入温度（39±1）℃，相对湿度50%，风速0.7m/s的鼓风干燥箱中进行风热刺激复制痰热证模型，造模后大鼠出现肺泡融合，肺泡间隔破坏，气道黏膜皱缩、脱落，管腔缩小，内痰黏潴留等表现，提示慢性阻塞性肺疾病气道黏液高分泌痰热证大鼠模型造模成功。

2. 脾脏痰饮证候动物模型

“脾为生痰之源、肺为储痰之器”，脾失健运，转输无权，上不能升输及肺以通调水道，下不能降归助肾以蒸发开合，从而导致津液输布与排泄的失常。因此，脾是痰饮产生的关键所在，脾虚则痰生，脾健则痰消，所以脾虚动物模型应可用于痰饮的研究。为探究脾虚痰浊证的本质，现代学者建立了众多脾虚痰浊证的动物模型，在此基础上对脾虚痰浊证以及各种疾病的脾虚痰浊证型进行研究。脾虚痰浊证临床表现中的食少、体胖、便溏可以直接通过观察和测量等方式进行研究。腹胀、困倦、嗜睡等表现则可以通过观察动物行为等手段进行分析，并将动物行为转化为对应的中医症状。疲乏、嗜睡等在实验动物中常表现眯眼、少动嗜卧、耐力下降等。对于大型动物，体格形态可以通过体质量、体长、腹围、臀宽等数据的变化来体现。由于动物的舌脉难以观察、收集与评价，故主要以口唇颜色以帮助评价模型。除此之外，臧玉涵等（2021）认为，脾虚者由于运化不及，后天之本不能化生气血，往往伴有面色萎黄等表现，对应动物模型的评价则多以皮毛的色泽、状态来体现。目前，常用建立脾脏痰饮证候动物模型的方法有泻下法、过食肥甘法、饥饱失常法、复合法和劳倦法等。

张会永等将雄性去势巴马小型猪单笼饲养于相对狭小笼中，使其活动受限，多处于卧位，每日给予3%体质量的高脂饲料2次，每日下午对小猪进行跑步训练至力竭，共计14周。至造模第4周，小猪出现喂食行为淡漠、便溏、口色淡以及体质量增加，体长、腹围、臀宽显著增长的肥胖表现等脾虚痰浊证的表现。柯斌等将大鼠单日禁食并以大黄水煎剂灌胃，双日予以充足的高脂饲料并猪油灌胃1次，每日令大鼠游泳至力竭以建立脾虚痰湿大鼠模型，并联合小剂量链脲佐菌素建立2型糖尿病胰岛素抵抗脾虚痰湿证模型。造模后根据脾虚量表对大鼠进行了脾虚证的评估，将痰浊证评估的标准制定为肥胖、行动迟缓、血脂升高，可伴有脂肪肝。

3. 心脏痰饮证候动物模型

痰浊致病既具广泛性，又有特殊性，与心脑血管疾病关系密切。痰浊流窜经脉，其性黏涩，既可以附着于动脉血管壁上面形成病理产物，又可以影响血液的正常运行，导致血瘀，更甚者损伤人体阳气。王佳楠等采用活动受限联合高脂饲喂建立脾虚痰浊巴马猪动物模型，结果显示造模后巴马猪冠状动脉内膜增生，结构紊乱，动脉内侧可见硬化斑块形成，并存在大量脂质、泡沫细胞及增生纤维组织。李洪雷等采用高脂饮食联合冠脉手术构建痰浊壅塞证大鼠心肌梗死动物模型，结果发现造模后大鼠左室射血分数降低，左心室舒张末期内径、左心室收缩末期内径变大，血肾素、血管紧张素和醛固酮含量明显升高。

4. 胃肠痰饮证候动物模型

痰饮停聚不同部位会呈现不同的临床症状，如痰饮留滞肠胃则会出现脉弦、呕吐、肠鸣、下利等，胃肠痰饮证候是消化系统疾病如功能性消化不良、肠易激综合征、胃食管反流症等的常见证候。曹峰应用温度为0℃的盐酸大鼠灌胃建立功能性消化不良胃虚饮停证的动物模型，结果显示造模后大鼠出现饮水、进食量减少，胃液体排空明显减缓，胃部肉眼观察发现大鼠胃较正常组明显胀满，胃底尤为明显。

目前痰饮证候动物模型研究取得了一定的成果，但痰饮证界域宽阔，内容复杂，很多因素可导致痰饮证的发生。痰饮反过来也可导致多种疾病的发生，且痰饮证形成时多可见兼证形成，因此导致痰饮证动物模型仍很难有统一的制作标准。从中医理论的角度来说，舌象和脉象是判断和鉴别病证的重要指征。但动物的舌象和脉象的收集较为困难，有的学者在模型评价时使用口唇颜色代替舌象，但是舌苔的状态依然不能体现。因此，在影像学的基础上，使用合适的设备对动物的舌脉进行分析，对评价模型很有意义。总而言之，痰饮证候是常见的临床证候，仍需不断对其开展理论研究、临床研究及实验研究。

四、气血证候动物模型研制与应用

气与血密切相关，辨气血证候，是根据患者所表现的症状、体征等，对照气血的生理、病理特点，分析、判断疾病中有无气血亏损或运行障碍的证候存在，现将近年来有关气血证候动物模型研制与应用总结如下。

1. 气虚证候动物模型

气虚证在临床中常表现为形体消瘦、无力、少气、面色淡白、大便溏薄等症状。李崇等（2018）总结，气虚证候动物模型主要包括单纯气虚证动物模型与病证结合动物模型，建立单纯气虚证动物模型常见的方法包括中药泻下法、控制日常摄食量法及疲劳法等，病证结合动物模型主要以心气虚、肾气虚、脾气虚、肺气虚动物模型为主。现将近年来气虚证候动物模型的研制与应用进行总结。

（1）单纯气虚证动物模型。徐宇杰采用控制日常摄食量建立小鼠气虚证模型，将小鼠由群居生活变为个体生活，控制日常摄食量控制为每天125g/kg，自由饮水，共需14天建立模型。结果显示从第2天开始，小鼠先出现精神萎靡，逐渐精神异常亢奋，急切四处寻找食物，第7天后小鼠逐渐恢复到相对安静状态，第14天后，小鼠精神严重萎靡，蜷缩不动，被毛明显可见枯槁脱落现象，尾部出现尾绀角化现象，极个别小鼠出现行动困难、匍匐爬行等现象。贺志有等采用中药泻下法建立小鼠气虚证模型，将大黄水煎剂对小鼠进行连续7天以上的灌胃，其他方面按常规饲养进行，结果显示，小鼠出现体重下降，大便不成形呈稀溏状，摄食量减少，懒惰不喜运动，毛色发黄且干燥的现象，由此判断气虚证模型建立成功。刘旭东等通过游泳力竭至疲劳法建立气虚证动物模型，其结果显示大鼠的爬行距离、爬行速度和垂直活动次数显著减少，在实验箱中心及其周边停留时间显著增加，箱角停留时间相对较短，前肢握力减弱。

（2）心气虚动物模型。姚立等采用强迫跑步、控食等复合因素促使动物在疲劳、饥饿的干预下达到气虚状态，并通过灌服大剂量普萘洛尔溶液增强对心功能的抑制作用，将气虚病位定位于心，成功建立大鼠的心气虚证模型，使其在整体上客观表现出心气虚的病机变化特点。金戈等采用2次游泳法对大鼠进行造模，让大鼠负重游泳，最大限度地耗竭大鼠体能，并在每日游泳的基础上，给大鼠灌服大剂量普萘洛尔溶液使造模定位于心，诱发心气虚证动物实验模型。王莹等（2020）指出，诸多研究报告表明心气虚证与左室收缩和舒张功能异常有同一性，有学者对大鼠、小鼠、犬、兔等动物采用冠状动脉结扎法、腹主动脉缩窄法、主动脉瓣穿刺法等模拟西医病因病理建立心气虚证动物模型。

（3）肾气虚动物模型。太史春利用卡那霉素药物注射方法制作肾气虚证大鼠模型，大鼠肾脏水通道蛋白2低表达，或可在分子水平上揭示肾气虚表现为尿量增多的原因，为中医学“肾主水”理论提供实验依据。恐伤肾，劳则气耗，石幼琪等基于中医“恐伤肾”“房劳伤肾”理论和运动性疲劳的特点，采用递增负荷游泳加悬吊应激的方案，给予动物较长期强应激，迫使其高强度运动，使其长期处于恐惧、紧张、过劳状态，成功建立运动性疲劳肾气虚动物模型。刘莹等参照惊恐应激大鼠模型、应激致“肾虚”动物模型和运动性疲劳低血睾酮模型，采用惊恐应激、悬吊应激和游泳疲劳的方案，结合哮喘造模方法，建立肾气虚证哮喘病证结合动物模型。

(4) 脾气虚动物模型。张彩云等采用劳倦伤脾加饮食失节多因素复合法建立脾气虚证大鼠模型，造模过程中，模型大鼠出现毛发直立稀松、无光泽，尾巴细瘦、淡白，体质量持续减少、体型瘦削，粪便松软、不成形等体征变化，白细胞数、淋巴细胞数可作为判定脾气虚证动物模型成功建立与否的参考指标。施旭光等分别采用酒醋硝黄饲料法、酒硝黄灌胃法、大黄灌胃法和利血平法复制四种脾气虚证动物模型，综合比较各组大鼠生物学体征的变化及体质量、胸腺指数、脾指数、血清肌酸激酶水平等指标，结果显示通过酒醋硝黄饲料法复制出的动物模型最接近中医脾气虚证候特征，是目前最理想、最有效的脾气虚证动物造模方法之一。冯果等采用饮食失节、劳倦过度、苦寒泻下的方法复制脾气虚证大鼠模型，并在此基础上给大鼠饲喂乙醇、去氧胆酸钠、吲哚美辛等，将氨水作为日常饮用水，成功建立大鼠脾气虚胃炎动物模型。

(5) 肺气虚动物模型。目前制作肺气虚证动物模型的方法主要包括：脂多糖加烟熏法、香烟熏法、锯末烟熏法、二氧化硫烟熏加木瓜蛋白酶刺激法、博来霉素气管内注入法、呼吸道生物被膜铜绿假单胞菌滴鼻加冷水游泳法、烟熏加冰水法。烟熏材料有香烟、锯末、刨花、烟叶、硫黄粉、艾条等。王朝兰等采用烟熏及气管滴入脂多糖双因素复合制作慢性阻塞性肺疾病肺气虚证模型大鼠，通过观察证候表现、检测支气管和肺组织形态病理学变化来判断模型成功与否，最终发现该模型从形态到功能基本符合人类慢性阻塞性肺疾病肺气虚证特点。

2. 血虚证候动物模型

血虚证是中医常见的证候，临床表现有以肌肤、毛发、爪、甲、舌象色泽客观变化为主，也有以月经量少而淡为主，同时又可具有心悸、多梦、视物昏花等症状，临床常见心血虚证、肝血虚证、心肝血虚证或心脾血虚证等证型。钱宏梁等（2018）认为，血虚证既可表现为血液成分方面物质性的减少（类似于现代医学中的贫血），也可仅与血液的功能失常有关，而不呈现任何贫血特征。目前，血虚证候动物模型的造模方法主要包括单纯失血法、综合失血法、乙酰苯肼法、环磷酰胺法、化学药物联用法、放射线损伤法和免疫介导法。现将近年来血虚证候动物模型的研制与应用总结如下。

袁拯忠等应用单纯失血法构建血虚证候动物模型，造模方法为自造模之日起隔日从眼底静脉丛放血 0.3mL，不限摄食，自由饮水，持续 2 周。结果显示小鼠出现倦卧少动嗜睡，皮毛蓬松枯槁、呈浅黄色，眼睛淡白无神，鼻唇淡白失泽，明显消瘦等症状，小鼠红细胞数和血红蛋白数都有明显减少。

谭玮等应用复合失血法构建血虚证候动物模型，主要包括以下三种方法：①眼眶静脉丛放血：6～8 滴，隔日重复 1 次，直至模型成功；②控制饮食：饮食量控制在每日 50g/kg，自由饮水；③劳倦：小鼠每天在温水池中强迫游泳 2 次，每次时间不定，以将下沉于水为限，持续 15～20 天。造模后小鼠出现皮毛干燥、光泽差、懒动等血虚征象，红细胞总数及血红蛋白显著降低，且出现骨髓细胞降低，胸腺及胸腺指数显著降低。

焦立红等应用乙酰苯肼法构建血虚证候动物模型，造模方法为以乙酰苯肼皮下注射小鼠，造模后小鼠出现不同程度的懒动、毛色干枯及尾、耳、眼苍白，实验室检查提示红细胞、血红蛋白、红细胞比容均降低。

周俊等应用环磷酰胺法构建血虚证候动物模型，造模方法为小鼠腹腔注射环磷酰胺，连续 4 天。结果显示白细胞在造模开始时降低，环磷酰胺停用后明显升高。红细胞、血红蛋白、红细胞比容均降低，小鼠骨髓有核细胞数明显下降。

黄丽萍等应用化学药物联用法构建血虚证候动物模型，造模方法为于实验开始第 1 日、第 4 日皮下注射乙酰苯肼，从第 4 日起，每日腹腔注射环磷酰胺，连续 4 天。结果显示小鼠血虚症状较单纯使用乙酰苯肼和环磷酰胺明显加重，其骨髓抑制表现较难逆转。

谭洪玲等应用放射线损伤法构建血虚证候动物模型，造模方法为采用^{60}Coγ 全身照射 1 次，照射剂量 3.5Gy。结果显示小鼠表现出精神萎靡，行动迟缓，口唇、眼睑、耳郭苍白，毛蓬竖，少光泽等血虚症状，小鼠血红蛋白、造血祖细胞集落均显著降低。

梁毅等应用免疫介导法构建血虚证候动物模型，造模方法为取 DBA/2 小鼠胸腺及颈、腋下、腹股沟淋巴结，制备单细胞悬液，BALB/c 小鼠经 X 射线 6.0Gy/3 分钟亚致死剂量照射后 1～4 小时内，经尾静脉注入上述细胞悬液，每只小鼠注入 0.2mL。结果显示造模后的 8～14 天，小鼠表现出精神萎靡，倦卧少动嗜睡，皮毛蓬松枯槁，眼睛、鼻唇、耳尾苍白，团缩拱背，明显消瘦，食欲下降，饮水增多，于第 15 天出现濒死状并陆续开始死亡。实验室检查提示小鼠全血细胞减少，骨髓有核细胞显著减少，胸腺、脾脏器官明显萎缩。

3. 血瘀证候动物模型

血瘀证通常是指因气虚、气滞、寒凝、血热等病因病机导致的血行不畅，或因外伤或各种急、慢性病导致出血而未能及时消散引起的瘀滞，主要表现为局部固定性疼痛、肿块、出血、舌紫、脉涩等症候。我国传统中药治疗血瘀证有着悠久的历史和独特的优势，廖利等（2021）、刘校彤等（2021）指出，建立不同证型的血瘀证模型以深入探索血瘀证的本质及筛选活血化瘀类中药具有重大意义和广阔应用前景。根据血瘀证不同的病因病机，血瘀证模型可以分成：气滞血瘀、气虚血瘀、外伤血瘀、血虚血瘀、寒凝血瘀、阳虚血瘀、阴虚血瘀、痰浊血瘀、热毒血瘀和慢性血瘀，现将近年来血瘀证候动物模型的研制与应用总结如下。

气滞，则血行不畅，导致血瘀，出现血瘀证候。章正祥等通过对大鼠血液流速的动态监测，采用肾上腺素皮下注射的方法形成气滞血瘀状态，发现血流流速明显减慢。刘丹彤等采用夹尾、束缚后腿、食用油灌胃联合皮下肾上腺素注射复合造模，具体为：用贴有纱布的止血钳夹鼠尾，使动物保持激惹争斗状态，每周 1 次，每次 2 分钟；绷带束缚大鼠后肢使之行走困难，每周 1 次，每次 30 分钟，食用油灌胃，每周 1 次；每只大鼠皮下注射肾上腺素，每周 1 次。以上操作 1 周内交替进行。造模后大鼠出现精神萎靡，易激惹，胡须下垂，背毛耸立且无光泽，耳缘红紫，舌质紫暗等症状，基本符合气滞血瘀证的表现。通过检测多巴胺、去甲肾上腺素的含量，显示气滞血瘀证的体内变化，提示模型复制成功。

气虚，则运血无力，血行变缓，从而引起血行不畅导致血瘀。致气虚的因素主要有：体虚致气虚，生气之源减少，正气消耗增加，情志失调致气虚。将以上几点转化为造模因素则有：饥饿、力竭、惊恐、疲劳等因素。扈新刚等在“劳则耗气”的理论基础上，使用游泳力竭的方法造模，力竭的标准为：大鼠沉入水中 10 秒不能自行浮出水面。可见大鼠精神差、活动减少、体重下降、反应迟缓等表征，检测凝血酶原时间、活化部分凝血活酶时间出现缩短，血浆黏度升高。黄烁等采用疲劳跑步运动的方法造模，具体是让大鼠在跑台水平状态中进行每天 1 次为期 2 周中等强度的跑步运动，观察到大鼠出现精神萎靡、被毛无光、活动度降低、大便稀，鼻尖、口唇、舌面均产生不同程度的紫暗的症状。呼吸幅度和脉搏都显著下降，检测见全血黏度切变率均出现升高。许颖智等选用饥饿、疲劳和寒湿刺激的因素造模，具体为：根据体重计算，给予大鼠 40g/kg 的饲料，在室温（15±1）℃下，强迫大鼠游泳至疲劳，平均（10±5）分钟后，不予以保温任其晾干。可观察到大鼠倦怠萎靡、毛发稀疏呈黄白色、反应慢、胸前皮肤颜色淡暗。检测可见血小板聚集率升高，血浆颗粒膜蛋白水平升高，降钙素基因相关肽水平降低。

气血同源，“气为血之帅，血为气之母”。血虚则气虚，气虚则血行不利形成瘀证。常复蓉等采用股动脉放血的方法制备血虚血瘀证候动物模型，具体方法为：每天放 1.5% 的血量，总放血量为家兔自身总血量的 50% 左右。放血结束后检测结果与放血前对比可见，家兔的红细胞总数、血红蛋白降低，全血黏度和血浆黏度升高，红细胞比容降低，红细胞变形能力下降，凝血酶时间和凝血酶原时间降低，纤维蛋白原升高。

由创伤、跌打损伤及金刃损伤等多种原因所致的脉管破损，致使血溢于脉外，成为离经之血后未能及时消散或排出体外，积聚于体内后而形成瘀血。魏荣锐等用铁杵击大鼠右后肢软组织，使之形成外伤血瘀模型，具体为：实验前 1 天将大鼠右后肢脱毛并测量其周长，实验当天，以钝器自由落体击伤大鼠右后肢，造成肉眼可见皮下出血伴明显肿胀的非开放性软组织损伤，再测量周长并评分。观察损伤部位可见皮下瘀血、组织肿胀、肌肉颜色暗红或紫暗。检测可见全血黏度和红细胞聚集指数升高，全血黏度切变率均升高。沈欣等选用击打高度10.5cm，重1013g的落体击打仪，自由落体击打大鼠右小腿的中部外侧。可见大鼠真皮及皮下组织、肌外膜、肌束膜和肌纤维间出现不同程度的出血、渗出、炎细胞浸润，肌纤维间距增大、存在不同程度的变性和坏死。

寒凝血瘀是临床常见证候，或由于外感寒邪入于血脉，或阴寒内盛于里，寒主收引，血脉挛缩，导致血液凝涩而运行不畅，形成瘀血。王丹丹等采用低温冷冻法复制寒凝血瘀大鼠模型，具体为：将大鼠放置于0℃～1℃的冰水20分钟，每日1次，连续两周。观察可见大鼠寒战，蜷缩少动，喜扎堆，爪尾部紫暗，耳色暗红，舌质紫暗，舌下脉络增粗增长，便溏。吴卓霖等采用改良暴露法造模，具体为，将大鼠放置于(－10±2)℃的低温冰柜中，使用含91.5%氮和8.5%氧混合气体的气袋，放入冰柜内并缓慢放气，持续1小时后取出，每天1次，连续5天。观察到大鼠也出现蜷缩少动，食少便溏，被毛无光等体征，检测可见全血黏度切变率、血浆黏度和红细胞聚集指数皆升高。

阳虚则脉道失于温通而滞涩，阴虚则脉道失于柔润而僵化，阴阳失衡则会影响气、血、津液的输布从而形成瘀证。温瑞兴等采用断食一夜后将大鼠放入－15℃冷冻4小时造成阳虚血瘀的模型，检测可见凝血时间缩短，但未见血浆黏度发生明显变化，提出阳虚是导致机体功能下降区别于有形之瘀的证候。张明雪等采取高脂饮食、寒冷刺激复合垂体后叶激素注射的方法复制阳虚血瘀证模型。具体为：给予大鼠高脂饲料，将大鼠放于－2℃～4℃的寒冷环境中持续6周，并于第35天时皮下注射垂体后叶激素。造模后，大鼠出现心肌损伤且心功能减退的现象，心电图显示心肌缺血，检测可见血脂和心肌酶升高，血小板聚集率升高。叶宏军等采取氢化可的松联合肾上腺素复制阴虚血瘀证模型，具体为：对大鼠连续14天进行肌肉注射氢化可的松注射液，在第14天和第15天取血前1小时皮下注肾上腺素。检测可见全血黏度切变率均升高，血浆黏度、血沉、红细胞比容和血小板黏附率均升高，血小板聚集率也同样升高。

津液和血均来源于精气，在运行输布中相互转化，且都具有滋润濡养的作用，血液不循常道成瘀，而津液不循常道则成痰浊。张蕾等采用颈动脉针控线拴法、维生素D_3注射结合高脂饮食的方法复制痰浊血瘀的模型。具体为：在大鼠的颈总动脉旁平行放置直径为0.06mm的针头，用6号尼龙线将两者扎紧，抽出针头待血流恢复后即可造成一定程度的颈总动脉狭窄。术后第5天，连续3天对大鼠注射维生素D_3，同时给予高脂饲料喂养2～8周，分时间点取材检测。检测可见大鼠血脂和血胆固醇升高，全血黏度、血浆黏度和红细胞比容升高。HE染色可见颈动脉内皮和中膜内有脂滴和泡沫细胞，动脉壁结构破坏，弹力纤维断裂等。

外感火热两邪，或体内阳盛而化火入血，血热互结而煎灼血中津液，则血液黏稠运行不畅；或热灼脉络，迫血妄行使内出血，以致血液滞于体内不散成瘀。杜巧辉等采用角叉菜胶溶液结合脂多糖溶液复制热毒致瘀动物模型，具体为：在末次给药 5 小时后，给大鼠腹腔注射角叉菜胶溶液，8 小时后再经尾静脉注射脂多糖溶液，尾部出现明显且肉眼可见的血栓为造模成功。观察大鼠出现反应迟钝、扎堆少动、便溏、四肢瘫软无力，检测发现大鼠白细胞升高，血小板和红细胞降低，红细胞比容、全血黏度和全血黏度低切变率均升高。

衰老后，元气衰弱，因气血同源，故血行减缓易滞成瘀。毛腾敏等选择 24 ~ 27 月鼠龄的老年大鼠为复制慢性血瘀动物模型，检测全血黏度低，高切变率，血浆比黏度和血清比黏度出现升高的现象；红细胞电泳速度降低，红细胞变形能力下降，电刺激老年鼠颈动脉后，体内血栓形成时间明显缩短，老龄鼠的体外血栓长度、湿重和干重均有增加，血浆胆固醇含量明显增高。

近年来，随着对气血证候研究的不断深入和完善，气血证候动物模型得以改进和充实，其造模原理也主要体现在病因病机与证候的结合。气血证候常夹杂多种证候出现，用单一的刺激因素作用于模型并不能完全满足实际需要，故而现在常选择多因素复合刺激进行气血证候的模型复制。这样的模型既符合中医对气血证候的诊断，又能在现代医学上得到体现。然而，目前已有模型还难以将气血失调杂糅的证候完全体现，在这一点上还需进一步探索。另外，气血证候中的血瘀证模型常需通过施加病理因素诱发产生，这与人类的实际发病情况并不完全一致，且有一部分自然成瘀的模型耗时较长难以模拟。对于今后的模型复制而言，延续和改进现有的造模原理和方法，采用较为温和的造模方式仍很重要。总之，更科学、合理、接近临床特点的模型制作仍是气血证候相关研究的关键环节，相信通过更优的模型制作，可为中医药学和现代医学的研究发展提供重要参考。

五、脏腑辨证动物模型研制与应用

脏腑辨证是根据脏腑的生理功能和病理特点，辨别脏腑病位及脏腑阴阳、气血、虚实、寒热等变化，为治疗提供依据的辨证方法。脏腑辨证是中医诊察、识别疾病证候的基本方法，亦是临床各科进行诊断的重要基础，在中医学辨证体系中占有突出的地位。目前，脏腑辨证动物模型多与其他辨证动物模型相结合，如与阴阳虚损证候动物模型、气血证候动物模型相结合，形成多种辨证方法（如心阳虚证、脾胃湿热证等）同时使用的动物模型。现将近年来有关脏腑辨证动物模型的研制与应用总结如下。

1. 心与小肠辨证动物模型

心居胸中，其经脉下络小肠，两者相为表里。心的主要功能是主血脉，又主神明，为人体生命活动的主宰。小肠为“受盛之官”，有泌别清浊、化物的功能。心的病证有实有虚。虚证大多由于久病伤正、禀赋不足、思虑太过等因素，导致心气心阳受损，心阴心血亏耗；实证常由于寒凝、瘀滞、痰阻、火扰等导致心的生理活动失常。

结合心的生理特点，心脏辨证动物模型多与阴阳虚损、痰饮和气血辨证动物模型相结合，出现如心阳虚、心阴虚、痰浊扰心、心气虚和心脉痹阻等证。因此，心脏辨证动物模型可参考其他辨证动物模型构建方法。如王朋采用垂体后叶激素静脉注射的方法复制心脉痹阻型冠状动脉痉挛动物模型，结果显示大鼠在造模后心率减慢，心脏表面血流量减少，心肌表面微血管收缩，管径明显减小，红细胞流速减慢，提示心脉痹阻证动物模型构建成功。小肠的病变主要有小肠实热证，刘声等应用家兔耳缘静脉注射强毒力的大肠杆菌建立心火亢盛证模型，经口腔灌饲辣椒汁、白酒混合液建立小肠实热证模型。结果显示：心火亢盛证组与小肠实热证组心率、左室舒张末期内径、左室收缩末期内径、左室射血分数、左室短轴缩短率、血清磷酸肌酸激酶、肌酸激酶同工酶、乳酸脱氢酶均明显升高，为“心与小肠相表里”理论提供了更好的依据。

2. 肺与大肠辨证动物模型

肺居胸中，主气，司呼吸，主宣发肃降，通调水道，外合皮毛，开窍于鼻。肺之经脉下络大肠，与大肠相表里。大肠的生理功能是主传导，排泄糟粕。肺的病变，主要是肺气宣降失常，表现为肺主气司呼吸功能的障碍和卫外功能的失职，以及水液代谢的部分病变。肺的病变有虚实之分，虚证有气虚、阳虚和阴虚，实证多由六淫等外邪侵袭和痰湿阻肺所致。大肠病证有湿热内侵、津液不足和阳气亏虚等。

结合肺的生理特点，肺脏辨证动物模型多与阴阳虚损、六淫、痰饮和六经辨证动物模型相结合，出现如肺阴虚、肺气虚、痰浊壅肺、风热犯肺等证。因此，肺脏辨证动物模型也可参考其他辨证动物模型构建方法。大肠辨证动物模型多与脾虚证相结合构建脾虚湿盛泄泻动物模型，还可见津亏肠燥证和大肠湿热证动物模型。如程静等应用限水联合复方地芬诺酯灌胃的方法，建立复合因素津亏肠燥大鼠模型，结果显示造模后大鼠大便量减少，粪粒干，粒形缩短，首次排便时间延长，排便粒数减少，同时还出现肺泡充血、水肿，肺组织水通道蛋白表达降低等表现，提示津亏肠燥大鼠模型构建成功，其呈现出肺部相关的病理改变可为“肺与大肠相表里”脏腑相关理论提供实验依据。惠华英应用综合因素造模方法构建肠道湿热证动物模型。具体方法为：小鼠高糖高脂饲料喂养 11 天，于第 12 天早上模型组小鼠放入温度为（32 ±0.5）℃、相对湿度为 95% 的人工气候箱中，持续 8 小时后移出至正常环境，并于放入人工气候箱前、后灌服白酒稀释液，中午灌胃0℃冰水，正常饲料喂养，每天更换垫料，至模型动物全部出现腹泻。结果显示：与正常组相比，高糖高脂饲料喂养11天后，部分模型小鼠出现毛色发暗，大便干硬，小便色黄，推测此时模型小鼠肠道可能出现了热结现象；高温高湿＋白酒＋冰水处理1天后，模型小鼠出现懒动、活动量减少，部分小鼠出现腹泻症状，造模4天后，模型组小鼠精神萎靡，爪甲抓握能力差，肛门污秽，全部出现大便稀或黏腻，提示造模成功。

3. 脾与胃辨证动物模型

脾胃共处中焦，脾主运化水谷，胃主受纳腐熟，脾气主升，胃气主降，两者共同完成饮食物的消化吸收输布，为后天之本，气血生化之源。脾与胃经脉互为络属，具有表里关系。脾还有统血、主四肢肌肉的功能，脾开窍于口，其华在唇。脾胃病都有寒热虚实的不同。脾病常见症状有腹痛腹胀、泄泻、浮肿、少气乏力。胃病多见脘痛、不欲食、呕吐、嗳气等症。

结合脾的生理特点，脾脏辨证动物模型多与阴阳虚损、六淫、痰饮和气血辨证动物模型相结合，出现如脾阳虚、脾阴虚、脾气虚、脾虚痰湿、寒湿困脾等证，脾脏辨证动物模型多采用复合因素造模。胃辨证动物模型多与脾脏辨证动物模型紧密结合，以脾胃虚弱、湿困脾胃、脾胃湿热证动物模型为主。如柴华采用高糖高脂饮食、白酒灌服、手术方式暴露在胃窦小弯处以100%冰醋酸诱发建立胃溃疡湿热证大鼠模型。造模后，模型出现明显的胃溃疡湿热证表现，其他症状及胃组织病理学改变也符合胃溃疡湿热证表现。在用黄连温胆汤干预后，胃组织溃疡评分、炎细胞浸润评分、纤维化评分较前显著改善。单纯胃的动物模型主要有胃热、胃寒和食滞胃脘证动物模型。杨锦兰（2020）采用辣椒液、乙醇灌胃方法复制胃热证大鼠模型，采用冰水＋氢氧化钠灌胃方法复制胃寒证大鼠模型。结果显示：胃热证大鼠兴奋躁动、舌质红、牙龈红肿、大便秘结、小便色黄、爪趾发红，肉眼观察胃黏膜出现充血、水肿，有点状或片状出血点及糜烂，组织病理学观察有炎症细胞浸润或渗出，上皮细胞、黏膜缺损。胃寒证大鼠喜群聚、神情淡漠、耳郭爪趾颜色变淡、大便黄软，胃黏膜出现皱襞收缩，颜色变浅变淡，病理学观察具有胃黏膜炎症病变，接近轻度胃炎病理病变。邵好青等利用自食高蛋白高热量饲料联合灌胃植物油模拟饮食不节制备食滞胃肠泄泻小鼠模型，并运用保和丸进行干预以验证模型。结果显示：模型小鼠出现便溏、秽臭、摄食量减少、体重增长缓慢等宏观表征以及粪便含水量升高，肠内纤维素酶、淀粉酶、乳糖酶活性降低，血清脂肪酶、胃泌素、胆囊收缩素水平下降等微观理化指标改变，各宏观表征和微观指标与泄泻食滞胃肠证的诊断和辨证要点具有一定等效对应性。

4. 肝与胆辨证动物模型

肝位于右胁下，胆附于肝，肝胆经脉互相络属为表里关系。肝主疏泄，主藏血。胆的主要功能为贮藏和排泄胆汁，有助于食物的消化，并与人的情志活动有关。肝的病变主要表现为肝失疏泄和肝不藏血两个方面，常见胸胁胀痛或窜痛，烦躁易怒，肢体震颤，手足抽搐或目糊，出血，月经不调等，有寒热虚实之别。胆的病变主要表现为胆汁排泄异常或情志异常，表现为口苦、惊悸、失眠、黄疸等。

结合肝的生理特点，肝脏辨证动物模型多与阴阳虚损和气血辨证动物模型相结合，出现如肝阴虚、肝血虚等证，气滞证候动物模型也常从肝入手进行造模。胆辨证动物模型常与肝脏辨证动物模型紧密结合，以肝胆湿热证候动物模型为主。朱闽等（2017）选择夏季时，采用“高脂高糖饮食＋湿热环境＋α－异硫氰酸萘酯”复制肝内胆汁淤积（黄疸湿热证）大鼠模型。造模后大鼠湿热症状明显，结合血清学及病理学检查符合中医黄疸湿热证和西医肝内胆汁淤积的特点。在腹腔内注射茵栀黄注射液后可有效改善模型大鼠的相关症候群，减轻胆汁淤积造成的肝脏损害、改善肝功能。

5. 肾与膀胱辨证动物模型

肾位于后腰部，左右各一，膀胱位于小腹中央。经脉上两者相互络属，故为表里关系。肾藏精，主生长、发育和生殖，主水液，主纳气。膀胱具有贮存和排泄尿液的功能，依赖于肾的气化功能，故隶属于肾。肾的病变主要是由于上述功能异常所导致，大多为虚证。常可表现为腰膝酸软，耳鸣耳聋，发白早脱，齿牙松动，遗精阳痿，精冷不育，女子经少经闭及水肿，二便异常等。膀胱的病变主要表现为排尿异常，如小便不利、尿频、尿急、尿痛，以及遗尿、小便失禁等。

结合肾的生理特点，肾脏辨证动物模型多与阴阳虚损和气血辨证动物模型相结合，出现如肾阳虚、肾阴虚、肾气虚等证。林也等（2020）总结，肾精亏虚证候动物模型也是现代研究常用的动物模型，造模方法主要分为药物干预、手术切除、物理方法和模拟中医病因四大类，主要与生长发育迟缓、不孕不育症、骨质疏松症、更年期综合征、早衰等疾病相关，模型评价指标主要反映生长发育迟缓、生殖功能低下、衰老或相关疾病病理特征等。如吕建芳采用模拟地震振动、光电刺激复合应激恐吓以及长期小剂量苯皮下注射和短期大剂量环磷酰胺腹腔注射，建立肾精亏虚大鼠模型。结果显示模型大鼠出现毛发干枯、耸立不齐、进食量下降、活动度减少等肾精亏虚的现象，其造血功能亦显著减退。膀胱的动物模型主要为膀胱湿热证候动物模型。如杜恒复制肾炎湿热证大鼠血尿模型，具体方法为：采用牛血清白蛋白口服并定时尾静脉注射，同时给予不同的干预（注射葡萄球菌肠毒素 B，注射 SEB＋环境因素＋饮食因素，环境因素＋饮食因素，施加两次环境和饮食因素），建立具肾炎湿热证大鼠血尿模型，造模后大鼠出现不同程度的膀胱湿热证症状。结合相关血清学检测结果，施加两次环境和饮食因素的造模方法与传统造模方法比较，能升高大鼠的体温、加重大鼠的血尿、水肿及相关生化指标，与人类肾炎湿热证型近似。

6. 脏腑兼证动物模型

凡同时出现两个以上脏腑病证的称为脏腑兼证。人体是一个整体，脏腑之间在生理上有着互相滋生、制约的有机联系。病理上也同样，当某一脏或某一腑发生病变时，在一定的条件下可影响另一脏或另一腑，从而导致脏腑兼证病证。脏腑病证之间的相互传变，取决于两脏腑之间的关系，具有表里、生克、乘侮关系的脏腑更容易发生传变。

脏腑兼证动物模型主要包括肝火犯肺、肝胃不和、肝郁脾虚、肝肾阴虚、肺肾阴虚、脾肾阳虚、心脾两虚、心肾阳虚、心肾不交等证候动物模型。陆钰辉等采用流感病毒滴鼻结合拘束应激处理（限制其肢体活动，拘束期间禁食禁水）的方法构建肝火犯肺型流感病毒性肺炎病证结合动物模型。陈冬雪采用食管十二指肠侧吻合术结合慢性不可预见性刺激复制胃食管反流病肝胃不和证病证结合动物模型。岳利峰以慢性束缚方法制作肝郁脾虚证慢性应激大鼠模型，将大鼠束缚于束缚架上，用两条粘贴软带分别固定大鼠的胸部和腹部，放入饲养箱中，每日 3 小时，连续 21 天。李玉波等采用慢性不可预知温和应激构建肝郁脾虚证抑郁动物模型，所采用的应激方式有禁食禁水、鼠笼倾斜、潮湿饲养、冰水游泳、45℃热烘、束缚、夹尾、36V 电击，采用随机数字表法每日随机予 3 种应激，持续 14 周。肝肾阴虚和肺肾阴虚证候动物模型多采用肝阴虚、肺阴虚结合肾阴虚动物模型造模方法。杨铭等采用负重游泳法复合药物诱导建立心脾两虚证失眠小鼠模型，发现造模后小鼠体质量、游泳时间和睡眠时间明显下降。曾雪爱等采用复合刺激结合腹腔注射对氯苯丙氨酸建立心肾不交失眠大鼠模型，造模后大鼠睡眠总量及睡眠次数明显减少。

中医有多种辨证方法，各有其不同特点，但在确定病位时，往往必须落实到脏腑，脏腑辨证在临床诊治疾病时具有其他辨证方法无法代替的重要作用。脏腑辨证主要是以模拟中医病因联合化学、物理或生物等因素建立动物模型。目前，脏腑辨证动物模型的研制，已经获得许多成功的经验，但在有些方面还有待进一步完善和提高，如在模型方法的设计上应靠近中医传统病因，在症状诊断上要制定符合动物特性的统一的脏腑辨证诊断标准，在客观指标的确定上应根据中医理论选择与脏腑辨证相关性更高、特异性更强的实验指标，在反证方药的选择上应力求标准化。脏腑辨证动物模型研究技术的改进，对于揭示脏腑病证理论的本质、探索其新理论、寻求其治疗的新方法具有重要作用。

六、六经病证动物模型研制与应用

汉代张仲景著《伤寒论》，将外感疾病演变过程中的各种证候群，进行综合分析，归纳其病变部位、寒热趋向、邪正盛衰，而区分为太阳、阳明、少阳、太阴、少阴、厥阴六经病。几千年以来，其有效地指导着中医学的辨证施治。现将近年来有关六经病证动物模型研制与应用进行概括。

1. 太阳经病证动物模型

太阳病为外感热病的初期阶段，多因外邪侵袭人体，机体卫表不固，营卫失调所致。在关于太阳病的动物实验研究中，利用人工气候箱和高温仓模拟自然界的风、寒、湿和热，对动物进行刺激。为模拟人类患病的过程，从动物种类、致病因素及观察指标，都应根据不同的病证类型进行调整。

沈映君等应用皮下注射新鲜啤酒酵母的方法复制太阳经病证动物模型，观察到皮下注射新鲜啤酒酵母后 2～3 小时大鼠先出现低体温时相，表现为耸毛、蜷缩、四肢发冷、耳壳苍白、肛温下降约 1.5℃，3 小时后逐渐升高转向高体温，7～8 小时发热达峰值。大鼠皮下注射一定剂量的肺炎球菌活菌也具有类似现象，攻毒后 2 小时开始体温下降 1℃左右，体温下降的同时伴有耸毛、蜷卧、活动减少，寒战，后继持续高热等符合太阳风寒表证的症状。雷娜等以急性上呼吸道感染模型复制太阳经病证动物模型，具体为：将实验小鼠放入 -20℃寒冷环境中刺激 15 分钟，构建上呼吸道黏膜免疫低下模型。战晓玲（2018）采用不同配比的聚肌胞苷酸和脂多糖组合刺激大鼠构建太阳经病证动物模型，造模后大鼠肛温明显下降，肺组织中白介素 1β 和抗肿瘤坏死因子的蛋白含量明显上升。青海大学医学院对上述造模太阳病—风寒表证以及“欲解时”进行了部分验证，发现造模后小鼠体质量先减后增，脾脏重量增加，而系数变化不明显，且系数高于对照组，胸腺质量变化不大，但系数下降明显。动物红细胞在疾病的极期水平升高，随后体积增大，推测红细胞参与了风寒表证的免疫反应。风寒表证小鼠将要康复的时候，白细胞表现为昼高夜低的变化。对比风寒表证造模前后的小鼠外周血细胞和血小板变化可知，在发病的极期，血小板参数水平普遍升高。太阳病（风寒表证）“欲解时”模型组白介素 1，白介素 10 在发病第 3～4 天达到高峰，高于对照组，此后逐渐回落，到第 7 天接近对照组水平，基本与外感表证 7 天自愈的“周节律”吻合。模型组和对照组白介素的表达呈现夜间高、白昼低的节律性。

2. 阳明经病证动物模型

阳明病是外感伤寒病变发展过程中，阳热亢盛，胃肠燥热所表现的证候。其性质属实热证，为邪正斗争的极期阶段，因邪热内实的机制不同，又分为阳明经证和阳明腑证。

阳明腑证以热邪实证为主，李冰鹄等应用热性药物（附子、干姜和肉桂）灌胃结合腹腔注射脂多糖的方法构建阳明经证动物模型，造模后观察到大鼠大便硬结，小便色黄，后期排量减少，血浆脂多糖、白介素 6、白细胞、中性粒细胞含量均明显升高，淋巴细胞明显下降。宋晓彤等采用灌服热性中药、自身粪便灌胃、注射内毒素的复合造模构建阳明腑实证动物模型，结果发现大鼠造模后精神不振，出现竖毛、喜静卧、毛发色泽晦暗、排便减少、大便干结、肛温趾温升高等符合阳明腑实证的表现，同时发现造模后大鼠粪便含水率较空白组低，大鼠肠上皮细胞排列不整齐，绒毛顶端破损，伴有严重的毛细血管淤血及炎性浸润，肠上皮与固有层分离，腺体结构不完整。复合造模后大鼠肠道菌群与空白组差异显著，益于肠道黏膜的乳杆菌属和拟杆菌属等比例降低，破坏肠道黏膜的梭菌目和普雷沃菌属等比例增加。宋晓彤（2021）研究表明，粪菌移植模型大鼠肠道多种菌群变化与复合模型一致，且具备阳明腑实证的典型特点和病理变化。

3. 少阳经病证动物模型

少阳病是指以口苦、咽干、目眩、往来寒热、胸胁苦满、默默不欲饮食、心烦喜呕、脉弦为主症的病变。属于病位既不在表，又未入里的半表半里证。本经病证动物模型多以以方测证的方式进行研究。

石晓理采用复合病因造模法（慢性束缚应激+过度疲劳+饮食失节+夹尾）构建肝郁脾虚型功能性消化不良大鼠模型，并以小柴胡汤进行干预。具体为：每日8：00将大鼠固定于自制矿泉水瓶束缚盒中，抽出大鼠尾巴并将近尾根部分用小号书夹子夹住，大鼠束缚时间为3小时，夹尾时间为30分钟。其间将装有大鼠的束缚盒摆在饲养箱中，反复推拉饲养箱造成束缚盒持续晃动5分钟，14：00将大鼠放入水（22±1℃）中，强迫大鼠进行持续游泳10分钟。对造模大鼠隔日断食，隔日不限食，每日自由饮水。造模时间为21天。观察到造模后大鼠毛发枯槁凌乱，皮肤黏膜黯淡，目色暗红，眼角有白色至淡黄色分泌物，耳郭色淡，神态倦怠，活动减少，叫声细弱，喜蜷缩于角落，大便时干时溏，体质量明显下降，经小柴胡汤干预后以上症状和体征明显好转。王钦等应用复合造模法构建2型糖尿病合并抑郁大鼠模型，具体为：高脂饲料结合柠檬酸缓冲液构建2型糖尿病模型后，进行应激刺激，主要包括：禁食禁水24小时、昼夜颠倒、电击足底、悬尾（3分钟/次）、鼠笼24小时倾斜45°、潮湿垫料、4℃冰水游泳（5分钟/次），共7项，4周造模期内应激刺激每天施加1次，每种随机施加4次。结果显示造模后大鼠旷场实验中水平得分、垂直得分和悬尾实验中挣扎时间、晃动时间显著降低，悬尾实验和强迫游泳实验中不动时间显著增加，海马神经元结构损伤，经柴胡加龙骨牡蛎汤干预后明显好转。

4. 太阴经病证动物模型

太阴病以“腹满而吐，食不下，自利益甚，时腹自痛”等中焦虚寒证为主要临床表现。太阴经病证多采用复合因素建模，主要方法包括劳倦过度、苦寒泻下、耗气破食法、化学药物法等。

樊新荣等（2008）应用大黄与猪油灌胃复制太阴病脾虚寒湿证动物模型，连续干预

14 天，每日经口灌服，结果发现模型大鼠活动减少，体温略低，小肠吸收 D－木糖的功能减弱，能量代谢相关酶钠—钾—ATP 酶的活性降低，胃黏膜萎缩，小肠上皮细胞轻度肿胀，肝细胞明显萎缩、肝细胞排列紊乱，胰腺细胞深染、内外分泌腺基本正常，结肠细胞核固缩、排列紊乱，脾脏体积显著缩小、脾小体数目减少，符合太阴病脾虚寒湿证模型的表现。张发斌等应用灌胃室温大承气汤造成脾阳虚证，并在造模成功后分别于子时、午时、卯时、酉时的中心时段灌胃室温理中汤，连续干预 12 天。结果显示实验大鼠血清淀粉酶含量在子时、午时、卯时、酉时四个时点，模型组高于药物组，药物组高于正常组。经理中汤干预后其含量下降，干预 7～8 天后药物组和正常组趋于一致。干预 12 天后，干预组小鼠体重增长率和正常组比较差异无统计学意义，模型组低于干预组，也低于正常组，差异均有统计学意义，提示理中汤干预脾阳虚证具有明显的“温阳”“健脾”功效，发挥着双向调节作用。

5. 少阴经病证动物模型

少阴病多因邪传少阴，心肾阳气衰微，阴寒内盛所致。以脉微细，但欲寐为主要临床表现，分为寒化、热化两种证型，主要通过心和肾两个脏器建立动物模型。

李花（2021）采用大鼠腹腔注射盐酸阿霉素及氢化可的松注射液构建少阴病（心肾阳虚证）的实验动物模型，结果显示模型组实验大鼠体温、体重增长、心肌酶学指标均低于正常组，提示腹腔注盐酸阿霉素注射液及肌肉注射氢化可的松注射液复制实验动物心肾阳虚证模型是可行的，且氢化可的松致实验动物肾阳虚的功能具有累积剂量依赖性。在少阴病欲解时其心肌组织能量代谢的相关分子水平均表现为低表达，提示少阴病欲解时对于心脏疾病的恢复具有重要意义。杜丽等以给动物灌服寒凉药及结扎冠状动脉并逐渐缩窄升主动脉口径制作家兔充血性心力衰竭少阴病阳虚水停证模型。结果表明，造模动物出现蹲卧，活动明显减少，四肢逐渐出现水肿，稍活动后出现呼吸困难，耳唇发绀，毛发枯燥，畏寒，四肢不温，进食减少。处死后，尸体解剖发现，模型兔胸腔积液，腹水，肺充血水肿，肝充血，左右心室明显扩大肥厚，证明少阴病阳虚水停证模型成功。

6. 厥阴经病证动物模型

厥阴病以“消渴，气上撞心，心中疼热，饥而不欲食，食则吐蛔，下之利不止”为主要临床表现，是六经病的最后阶段，以阴阳胜复、寒热错杂为主要病理特点。厥阴病证动物模型研究较少，主要以寒热错杂证候动物模型和乌梅丸以方测证的方式进行研究。

宋捷民等（2013）采用多因素制寒热并见模型，先以丙硫氧嘧啶和寒凉中药石膏、知母、番泻叶长时间灌胃，加上冰柜中冷冻的复合造模法，制作虚寒证模型。在此基础上，皮下注射干酵母混悬液致大鼠发热，造成约 40 小时的“寒热错杂”动物模型。结果显示大鼠出现发热、大便稀软、弓背蜷缩、爱扎堆、懒动嗜卧、行动迟缓无力、形体消瘦、尾巴变凉、毛发枯槁无华等寒热错杂的临床表现。闫曙光等采用苦寒药物灌胃加三硝基苯磺酸和乙醇灌肠的方法诱导寒热错杂型溃疡性结肠炎动物模型，并给予乌梅丸干预。结果显示：造模后大鼠相继出现黏液脓血便、懒动、拱背、扎堆、竖毛、毛色晦暗不洁、精神萎靡、消瘦、拖尾等症状，体温、炎症因子和白细胞均明显升高，经乌梅丸干预大鼠临床症状及各项指标均好转。

六经病证动物模型造模方法多样，既有根据各经病证的中医形成理论，如风、寒、湿、热等病因进行动物模型构建，又有采用病理因素，如对相关病脏腑进行手术，以得到相应的证候。但是大多以中药方剂进行以方测证研究，缺乏公认的证候客观指标进行确证研究。因此，未来仍应以临床为切入点，研发更加符合六经传变特点的动物模型，为《伤寒论》六经辨证的临床治疗提供相应的依据和参考价值。

七、卫气营血、三焦病证动物模型研制与应用

随着中医温病学理论研究的不断深入和现代科学技术的介入，温病卫气营血和三焦辨证的研究已经深入到了血液、分子乃至基因层面，不仅为临床的疗效提供了科学佐证，也促进了温病理论的进一步发展。现将近年来有关卫气营血、三焦病证动物模型研制与应用总结如下。

1. 卫气营血病证动物模型

卫气营血辨证由清代叶天士所创，即以外感温病由浅入深或由轻而重的病理过程，分为卫分、气分、营分、血分四个阶段，各有其相应的证候特点。温病卫气营血理论为中医辨治外感热病奠定了理论基础，充分体现了中医中药治疗传染性和感染性疾病的优势。温病动物模型的制作方法主要有两类：一类是用病原微生物感染动物，另一类是利用非细菌类致热原诱导动物的发热证候，其中细菌内毒素成为最常用的致热原。

（1）卫分证动物模型。战晓玲等采用大肠埃希菌耳静脉注射造成家兔卫气营血传变模型，以恶寒或寒战，或已发热，或未发热，神清为卫分证特点进行观察，结果发现家兔注射后 15 ~ 25 分钟即出现典型卫分证候特征，如蜷缩、耸毛、懒动、喷嚏、不饮少食等，多数家兔出现体温下降，呼吸加深变慢，球结膜充血不明显，二便及舌象无明显变化。同时伴肝糖原减少，多种酶（胞浆内膜酶、线粒体酶以及溶酶体内酶等）活性逐渐增强和体液免疫力（脾和淋巴结内 B 淋巴细胞、浆细胞数）逐渐增高。这种模型证候传变迅速，卫分证模型时间窗仅 15 ~ 60 分钟，实用性受到限制。为解决该模型传变迅速，卫分模型时间窗短等问题，战晓玲等（2018）采用健壮家兔，改用适量肺炎双球菌菌液鼻腔接种，

卫分证模型时间窗延长至4～20小时，大大改善了模型实用性，并进一步使用银翘散进行了以方测证研究。

（2）气分证动物模型。近年来选择给家兔注射脂多糖制作气分证动物模型的研究报道较多。张世栋等研究表明，经肌肉或静脉注射灭活大肠埃希菌后，家兔很快可将病原菌免疫清除，机体发热呈一过性反应，不易观察到气分证证候；而注射活菌后，由于活菌的增殖和动物个体的免疫力差别，往往无法控制实验进程，动物或一过性发热，或很快死亡。但是，经一次性静脉注射足量脂多糖后，家兔在3小时内均出现显著的气分证证候表现，且组内个体差异不显著，静脉注射脂多糖制作气分证模型是目前比较科学且合理可行的。以方测证是动物模型研究的常用方法，为了验证气分证动物模型成功与否，有关白虎汤对脂多糖诱发的动物气分证高热的解热研究也有不少报道。刘健、张世栋等以静脉注射脂多糖复制了家兔气分证模型，并以白虎汤干预进行模型反证。结果表明，白虎汤可显著降低脂多糖热效应，抑制细胞免疫功能，而白虎汤对细胞因子失衡和细胞免疫机能的恢复具有显著的正向调节作用。

（3）营分证动物模型。营分证的病机复杂，病死率高，是炎症失控、凝血纤溶紊乱、免疫功能紊乱等多方面相互作用的结果。翟玉祥等采用地塞米松、呋塞米及大肠杆菌内毒素联合造模的方法构建温病营热阴伤证家兔病理模型，结果显示家兔体温升高，大部分家兔出现呼吸困难、口唇发绀、结膜充血、精神萎靡、瘫卧或抽搐惊跳，舌质欠润、色深红或紫暗等表现。实验室检查提示其存在脂质过氧化水平升高，体外血栓测定其湿重和干重皆升高，血小板聚集率上升和心肌酶学升高等符合中医热毒、阴伤和血瘀等营热阴伤证的病机特点的结果。戴丽莉等采用地塞米松每日后肢肌肉注射构建营分证动物模型，并予清营汤干预。结果显示模型大鼠出现喘促、呼吸困难、口唇发绀、双眼球结膜充血、耳郭血管充盈、精神萎靡、软瘫、不能站立，甚至有部分动物出现抽搐、尖叫，舌质呈紫暗或紫灰色等症状，并表现出稠、黏、聚的血流变异常特点，经清营汤干预后明显好转，并能改善营分证血瘀病理变化。

（4）血分证动物模型。卞慧敏等通过金葡菌、大肠杆菌内毒素、地塞米松加内毒素等三种不同的攻毒方法复制了血分“热毒血瘀证”的动物模型。结果提示三种模型在血凝学指标上均表现为部分凝血酶原时间、凝血酶原时间明显缩短，而在血液流变学指标上则有不同。金葡菌所造模型表现为明显的高黏状态，内毒素模型则表现为明显的低黏状态，地塞米松加内毒素模型则改变不明显。彭珍香等（2012）采用耳缘静脉推注内毒素建立卫气营血辨证动物模型，按照注射后2、6、12、24小时分为卫分组、气分组、营分组、血分组，结果显示：造模后动物存在血液流变学和微循环障碍，呼吸、心律等异常，症状随卫气营血辨证逐渐加重。血分组（24小时）动物耳朵苍白冰凉，神昏嗜睡，瘫卧或者呈半瘫卧状，大便稀溏，小便无，唇舌发绀，心律不齐，呼吸轻微，尖叫，抽搐，甚至死亡，心、肝、肾、脾、肺等脏器出现不同程度的瘀血、变性、坏死以致功能衰竭。这种变化趋势与气分至营血分病位由浅到深、病情由轻到重的规律是比较符合的。

2. 三焦病证动物模型

三焦辨证为清代吴鞠通所创立，吴鞠通根据《黄帝内经》有关三焦部位的概念，结合温病发生、发展变化的一般规律，及病变累及三焦所属脏腑的不同表现，对温病过程中的病理变化、证候特点及其传变规律进行分析和概括，划分为上焦、中焦、下焦三个阶段，确立治疗原则并借此推测预后转归。温病由口鼻而入，鼻通于肺，故温病开始即出现肺卫受邪的症状，表现为上焦病证。温病顺传到中焦，则见脾胃之证。胃喜润恶燥，邪入中焦而从燥化，则出现阳明经（胃、大肠）的燥热证候。脾喜燥而恶湿，邪入中焦而从湿化，则见太阴（脾）的湿热证候。温邪深入下焦，多为肝肾阴伤之证，表现为下焦病证。三焦病证标志着温病病变发展过程中三个不同阶段，其传变过程，虽然自上而下，但并不是固定不变的。因三焦辨证及卫气营血辨证均属温病辨证体系，有着紧密的联系，且病因病机大致相同，故建立三焦病证动物模型可参考卫气营血证动物模型。

（1）上焦病证动物模型。吴瑞军应用附子、干姜、黄芪、党参水煎液大鼠灌胃复制（上焦之火）实热证动物模型，并予中医临床治疗实热证“上焦”之火的常用代表性方剂牛黄上清丸进行干预，结果发现牛黄上清丸30%、60%乙醇洗脱部位分别为其清“上焦”之火（实热证小鼠模型）和抗肺炎链球菌（微量热法）的有效部位。郑晓珂等采用腹部皮下注射盐酸异丙肾上腺素、大鼠气管插管、寒冷刺激复合因素干预诱导上焦水饮内停动物模型，结果显示：造模开始后，各模型组大鼠在注射药物0.5～2小时期间，出现急性死亡，此过程死亡率较高。盐酸异丙肾上腺素注射期间，大鼠口鼻有红色分泌物，口唇发绀，活动量减少，逐渐出现掉毛、弓背现象，个别大鼠出现乳白色尿液。气管插管后，呼吸过程伴有“痰鸣”音。寒冷刺激后大鼠出现毛发蓬松，双耳发白，同时出现“便溏”现象，即大便稀软不成形。造模结束后，大鼠出现腹水，符合上焦水饮内停证的特点。

（2）中焦病证动物模型。中焦病证动物模型以湿阻中焦证和中焦脾胃湿热证研究为主。柯畅等应用力竭游泳联合猪油或蜂蜜灌胃复制湿阻中焦证动物模型，具体方法为：每日定时将大鼠放入水深25cm，水温25℃的水桶中游泳15分钟，游泳结束后，按25mL/kg的剂量灌胃液态猪油或蜂蜜（第1、3、5、7天灌胃液态猪油，第2、4、6天灌胃30%蜂蜜）。灌胃结束后饲养于装有垫料200g（用1000g水浇湿）的大鼠笼中，并用保鲜膜覆盖减少蒸发，提高环境湿度。造模期间大鼠正常饲喂，自由饮水。大鼠造模后，出现纳差、少尿、呆滞、大便稀而黏稠、竖毛、毛色发黄等湿阻中焦的症状。徐秋颖等应用慢性轻度不可预见性应激抑郁模型结合脾胃湿热大鼠动物模型，建立中焦脾胃湿热动物模型，具体方法为：随机给予禁水、夹尾、45℃环境、4℃冰水游泳、12/12 小时昼夜颠倒、禁食、水平振荡的方法构建慢性轻度不可预见性应激模型，结合高温高湿环境、高糖高脂饲料、灌胃红星二锅头的方法构建脾胃湿热动物模型。

（3）下焦病证动物模型。李慧君等应用化学药物法复制肾阳虚下焦水肿大鼠模型，具体方法为：造模第 1 天和第 8 天尾静脉注射盐酸多柔比星，同时每日腹腔注射氢化可的松，连续注射 14 天。造模后大鼠毛色无光泽，大便溏泻，精神萎靡，畏寒喜暖，自主活动减少，24 小时尿蛋白含量明显升高，提示模型复制成功。张世鑫等采用甲状腺素联合阿霉素溶液制备肾阴虚下焦水肿大鼠模型，结果显示：造模后大鼠脱毛现象明显，毛色枯黄易掉，饮水增多，尿量减少，大便干结，出现轻度水肿，大鼠血浆环磷酸腺苷含量升高，环鸟苷酸含量降低，三碘甲状腺原氨酸和甲状腺素水平显著升高，符合下焦肾阴虚模型造模成功的评判标准。

温病卫气营血和三焦辨证理论，是中医热病学的重要组成部分，实践证明，其对多种发热性急性传染病和感染性疾病的辨证论治有重要的指导作用，为了深入探讨此重要理论，卫气营血证、三焦病证动物模型的研究得到了飞速发展，并用于指导临床实践。目前卫气营血证和三焦病证动物模型广泛应用于多种感染性疾病、急性传染病和临床常见疾病，如肺炎、登革热、痢疾、急性肺损伤、慢性浅表性胃炎等的研究。对于感染性疾病，急性传染病可采用病原微生物感染法进行造模，并对其不同发病阶段进行监测。对于其他常见临床疾病，可采用复合病因法进行造模，在致热因素的基础上结合致病因素的刺激，制备病证结合动物模型，用现代医学理论揭示卫气营血证和三焦病证中蕴藏的科学内涵。此研究对揭示证候的微观本质、研发中医疾病防治药物具有重要的指导价值。

参考文献

［1］李思汉，李书楠，周福，等．关于中医证候动物模型研究的思考［J］．中华中医药杂志，2019，34（8）：3357－3361.

［2］李磊，刘建勋，任钧国，等．中医药动物模型研究现状及展望［J］．中国比较医学杂志，2022，32（1）：104－110.

［3］吉琳，申琪，郭向东．阳虚动物模型及检测指标的研究进展［J］．中国比较医学杂志，2021，31（1）：138－145.

［4］秦俊俊，李雨丝，高惠贤，等．阳虚体质动物模型构建设想［J］．中华中医药杂志，2020，35（9）：4410－4412.

［5］白茹，刘欣欣，李凤金，等．阴虚证动物模型的造模方法［J］．中华中医药学刊，

2020，38（2）：69－71.

［6］王赛，白明，苗明三．阴虚证动物模型诊断指标及分析［J］．中国比较医学杂志，2021，31（1）：132－137.

［7］单思，严小军，刘红宁．阴虚的现代研究探析［J］．世界科学技术—中医药现代化，2018，20（9）：1501－1505.

［8］孙晓霞，任威铭，崔荣兴，等．阴虚证动物模型的建立与评价［J］．中医杂志，2021，62（13）：1156－1163.

［9］沈阳，杨学，王丽娜，等．中医“六淫”的动物模型研究进展［J］．现代中西医结合杂志，2019，28（28）：3189－3192.

［10］吴清，莫秀梅，陈达灿，等．中医湿证动物模型的研究进展［J］．世界中医药，2022，17（8）：1184－1191.

［11］赵宏艳，胡明华，从仁怀，等．可用于痰浊研究的动物模型探析［J］．中国中医基础医学杂志，2017，23（12）：1694－1696，1700.

［12］臧玉涵，张会永，闵冬雨，等．脾虚痰浊证动物模型的造模方法与模型评价的研究进展［J］．实用中医内科杂志，2021，35（7）：21－25.

［13］李崇，王世坤，司红彬．气虚证动物模型建立方法研究进展［J］．动物医学进展，2018，39（9）：92－95.

［14］王莹，刘艳俊，刘莹，等．气虚证病证结合动物模型的研究进展［J］．河北北方学院学报（自然科学版），2020，36（2）：52－54.

［15］钱宏梁，潘志强．中医血虚证及其动物模型制备方法评析［J］．广州中医药大学学报，2018，35（1）：176－181.

［16］廖利，赵兴桃，王成，等．血瘀证模型研究进展［J］．中华中医药杂志，2021，36（12）：7256－7260.

［17］刘校彤，吕光华，王巧稚，等．血瘀证动物模型制备的研究进展［J］．中国实验动物学报，2021，29（3）：371－380.

［18］杨锦兰．艾灸对胃热证、胃寒证大鼠的代谢调节机制研究［D］．广州：广州中医药大学，2020.

［19］朱闽，何清湖，荀建宁．中医“湿热证”病证结合动物模型研究进展［J］．中华中医药杂志，2017，32（2）：656－658.

［20］林也，张婷，李鑫，等．肾虚证动物模型研究进展［J］．中华中医药学刊，2020，38（1）：136－139.

［21］战晓玲．基于方证相应原理——以不同配比的 Poly（I：*C*）－LPS 组合尝试建

立桂枝汤汤证模型的研究［D］. 北京：中国中医科学院，2018.

［22］宋晓彤. 基于肠道微生态的阳明腑实证模型建立及评价［D］. 济南：山东中医药大学，2021.

［23］樊新荣，黄贵华，朱文锋，等. 太阴病脾虚寒湿证大鼠模型的建立与机理探讨［J］. 中华中医药学刊，2008，26（1）：58－60.

［24］李花. 少阴病（心肾阳虚证）“欲解时”与实验大鼠心肌组织能量代谢的研究［D］. 西宁：青海大学，2021.

［25］宋捷民，洪寅，钱旭武，等. 寒热错杂证模型建立及附子、黄连对其的影响［J］. 湖北中医杂志，2013，35（12）：22－24.

［26］战晓玲，唐恬，徐文慧，等. 桂枝汤含药血清对不同比例 Poly（I：*C*）－LPS 组合刺激肺巨噬细胞的干预效应［J］. 中国实验方剂学杂志，2018，24（14）：84－90.

［27］彭珍香. 卫气营血辨证肺损伤肺表面活性物质动态变化研究［D］. 广州：广州中医药大学，2012.

［28］张珊珊，倪瑾，吴垦莉，等. 寒凝血瘀证动物模型的研制［J］. 南京中医学院学报，1992，8（1）：21－23.

（李楠）

第七章　中医证候生物学基础研究

中医证候的生物学基础是中医基础领域的重要内容，也是中医药现代化的重要组成部分。自19世纪细胞学说建立以来，生命科学研究从细胞到基因组，再到表观遗传，不断加深人类对生命现象与本质的理解。随着细胞学、系统生物学及信息分析技术等的飞速发展，加快了中医证候生物学基础研究的进程。现代医学理论、生理生化、病因病理、疾病诊断检测方法等均可作为传统中医学微观辨证的思路和客观辨证的依据。客观化的辨证指标、生物标记物对中医证候有一定的客观反映，随着现代科学研究的不断深入，特别对于分子和细胞的研究越来越微观，生命科学的理论越来越繁杂，彼此间缺乏整体统一性，而中医证候是中国古人用以解释疾病发生发展不同阶段的理论，其与现代生命科学、病理学等涉及的某些微观物质对机体的作用有共通性。近年来，中医药学者借助现代科学技术研究中医证候与生物学之间的可通约性，建立起中医药学与现代生命科学的沟通桥梁，这是发展和创新中医理论基础和中医临床应用现代化的重要手段。

第一节　八纲证候生物学基础研究

八纲，即阴、阳、表、里、寒、热、虚、实。八纲是从各种具体证的个性中抽象出来的具有普遍规律的共性纲领。中医八纲辨证强调了从整体上把握疾病病理变化，体现疾病动态改变中的规律，是相别而相联的八类证候。阴、阳是区分疾病类别、归纳病证的总纲，并可涵盖表、里、寒、热、虚、实六纲；表、里以辨别病位；寒、热、虚、实以辨别疾病性质。在本节中，以阴阳、寒热虚实为重点对象阐述其现代研究。

一、阴阳

（一）细胞阴阳理论

阴阳辨证是中医辨证里重要的一环，为中医认识疾病带来了丰富的理论基础。在现代诊断体系中，我们可以从物质上认识疾病，许多科研和临床工作者想找到阴阳的物质基础，为治疗疾病的方法带来更多的可能。多位中医研究者提出“细胞阴阳理论”，他们认为可用阴阳理论来说明细胞的结构、解释细胞的生理功能、阐释细胞的病理变化，以及用于细胞疾病的诊断与治疗、物质合成与能量代谢的关系（田进文等，2012；郭妍等，2012；温泉等，2014）。在细胞生物学中的遗传中心法则是实现阴阳转化的典型例子，从阴阳属性来说，DNA 属阴，基本保持稳定；RNA 属阳，可以根据 DNA 模板复制表达其生物信息；RNA 又可以逆转录为 DNA，插入 DNA 序列中作为模板进行复制甚至形成稳定遗传，从“阳”转化为“阴”；从阴阳消长方面来说，在细胞增殖过程中，从细胞核内的 DNA 复制、蛋白质合成开始，到对称分裂成两个相同的细胞，然后到成熟稳定的状态，再到自然死亡，充分体现了阴阳的消长规律。正常细胞在某些因素的影响下，可能因基因突变而成为肿瘤细胞，反之通过基因突变也可能诱导肿瘤细胞分化而治疗肿瘤。这种突变过程也可能是细胞类型的阴阳转化过程。总之，细胞的生命活动符合中医阴阳学说的运行规律，存在阴阳的对立、互根、消长和转化等变化。

（二）阴阳与核酸、蛋白质的现代研究

脱氧核糖核酸（DNA）是遗传的基本物质。作为 DNA 的重要成分，A、T、G、C 四种碱基是以中心法则相配对的。如果 A、G 属阳，则 T、C 属阴；反之亦然。在 DNA 的复制过程中，若 DNA 结构中的“阴”和“阳”失调，或 DNA 复制过程中的“阴”和“阳”组合失调，将会导致遗传性疾病或其他疾病的发生，甚至会使生物物种变异（张学毅等，2013）。比如，在一个基因的表达过程中，启动因子在转录中起激活作用，属阳；终止因子在转录过程中起终止作用，属阴。启动因子与终止因子，一阳一阴，一动一静，相反相成，保持基因转录的节制与平衡（张学毅等，2013）。

在哺乳动物中，Activator protein－1（AP－1）主要由 Fos 和 Jun 互相结合形成异二聚体，此二聚体能识别相同的 DNA 结合序列，也称为 TPA 反应单元。独立的 c－Jun 和 c－Fos 不能发挥生物学功能，但 Jun 可形成同源二聚体，亦可与 Fos 或 Fras 形成异源二聚体发挥生物学功能，而 Fos 则只能与 Jun 形成异源二聚体发挥生物学功能。AP－1 的活性受不同因素影响，包括 Fos 和 Jun 的差异表达、转录水平、翻译后修饰及其他癌蛋白和辅助蛋白，其中翻译后修饰是 AP－1 的主要调节方式（Duncan，2022）。c－Jun 与 c－Fos 之间存在着相互促进或拮抗作用，二者蛋白表达水平是调节 AP－1 活性最基本的方式。不同形式的 AP－1 二聚体的稳定性及其与 DNA 的亲和力均不同。在静息状态下，AP－1 以 c－Jun 同源二聚体为主；当细胞受到佛波酯、血清、生长因子、细胞因子、神经递质和紫外线等刺激时，AP－1 以 c－Jun、c－Fos 异源二聚体为主。异源二聚体较同源二聚体更稳定，且与

DNA 亲和力更强，同时诱导转录能力也大大增强（Duncan，2022）。AP－1（Fos/Jun）的很多属性与中医阴阳学说相似，有学者认为研究 AP－1 蛋白是中医阴阳学说现代化研究的最佳切入点。

（三）阴阳与自噬的现代研究

细胞自噬在中医辨证理论体系中的研究方向多以阴阳对立制约、相互转化、阴阳消长、自和平衡等方面为主。黎铭玉等（2020）认为自噬的功能是维持机体的“阴阳平衡”：一方面，自噬清除衰老或受损的细胞器等代谢产物的生理过程为“阴”，通过此过程产生的新的供能物质为“阳”，废弃物的清除和新能量的生成维持了机体的阴阳自和；另一方面，机体受外邪侵袭，自噬被过度激活或被抑制，均会造成阴阳紊乱。若自噬被抑制，细胞降解废弃物质的能力减弱，病理性物质（属“阴”）过多沉积，出现“阳虚阴盛”；自噬过度，细胞清除能力增强，则可能会导致细胞损伤不可逆，呈现“阴虚阳亢”的假象。韦云等（2013）认为各种疾病的发生归根结底都是阴阳动态平衡的破坏，若不得纠正，可继发多个甚至是整个机体的失衡，从而引起机体相应的组织或器官功能障碍，如在神经系统中自噬过度会损伤神经元，导致神经性疾病；王志丹等（2017）发现脂质代谢中细胞自噬功能不足，会促进脂肪的堆积，容易诱发心血管疾病。近年来，大量实验证据表明自噬在神经退行性疾病和肿瘤等多种疾病中具有重要的作用。自噬调节如同阴阳一样，通过制约、转化、互根互用等方式维持机体微环境。通过研究细胞自噬进一步深化了中医阴阳理论。此外，郁悦等（2020）从阴阳的角度解读子宫内膜异位症的发展阶段，自噬参与细胞代谢和能量转换发挥了助邪作用，参与了肾阳虚血瘀的病机转化。

（四）阴阳与神经系统的现代研究

在应急情况下，交感神经兴奋，加快呼吸和心跳、增加冠脉血流量、收缩皮肤和内脏器官的小动脉，进而导致血压升高等一系列应急反应，属阳；副交感神经则侧重于维持机体在相对平和、安静状况下的生理反应，属阴。交感神经和副交感神经二者协同支配组织或器官的基本生理活动非常符合阴阳对立统一的属性。二者又彼此制约，如下丘脑分泌的多种激素，下丘脑释放激素可促进腺垂体细胞分泌生长激素、卵泡刺激素等，从而促进机体的生长发育等生理活动，属阳；下丘脑释放抑制激素抑制腺垂体细胞的分泌活动，进而抑制了机体的生长发育、新陈代谢等，属阴。

人体大脑内存在多种神经递质，包括以谷氨酸（Glu）为代表的兴奋性神经递质和以γ－氨基丁酸（GABA）为代表的抑制性神经递质。许民栋等（2018）认为两种神经递质的关系可以用阴阳对立制约和互根互用来解释，在生理作用上对立制约，相互拮抗，共同维持大脑的生理稳定；贺文彬等（2013）提出在代谢机制上两种神经递质 Glu/GABA-Gln

因代谢环路互根互用，进而存在偶联机制。脑源性神经营养因子（BDNF）在神经元的生存和突触的生长过程中扮演关键角色，与长时程增强/抑制（LTP/LTD）的过程密切相关，BDNF 前体通过 P75 神经营养因子受体促进 LTD，BDNF 通过酪氨酸激酶受体 B 促进 LTP。基于此，西方学者提出 BDNF 对大脑活动的阴阳调控理论（Brunoni et al.，2008）。小胶质细胞是哺乳动物中枢神经系统的常驻免疫细胞，在中枢神经系统完整性的恢复和神经退行性疾病的进展等生理和病理条件中发挥着双向作用。据此，德国学者 CZEH（2011）也提出了小胶质细胞的阴阳理论：一方面，小胶质细胞激活引起的神经炎症对发育和成熟的大脑产生有害的后果；另一方面，在某些特定条件下，炎症反应被认为是组织或细胞受损后的一个自然愈合的过程。此外，小胶质细胞介导的中枢神经系统反应，包括神经保护、神经前体修复动员、重鞘化和轴突再生等功能，表明小胶质细胞在大脑的发育中具有双重作用。

（五）阴阳与免疫系统的现代研究

目前，利用中医阴阳理论阐述肿瘤免疫相关研究较为成熟。大量中医学者将癌变的产生归咎于阴阳失调。阴阳平衡则可成功激活免疫系统，使癌细胞在免疫清除时期即被识别、清除；若阴气更盛，阳气虚衰，阴阳失衡，则转向免疫逃逸，肿瘤细胞不断变异，免疫原性不断降低，致使肿瘤细胞成功躲避免疫系统的识别清除，由此不断积累、繁殖，最终进入临床肿瘤状态。在中医药治疗肿瘤方面，提倡“扶阳、抑阴”的策略，比如提高免疫细胞的识别杀伤作用（如 $CD8^+$ CTL 细胞、NK 细胞、B 细胞等），逆转 T 细胞的功能缺失（如抑制 $CD8^+$ T 细胞的活力、下调 DC 细胞 CD80/CD86 的表达、降低抗原呈递效率等）。沙依拜·沙比提（2021）发现阿里红多糖可调节 T 淋巴细胞亚群水平，提升小鼠 $CD3^+$ T、$CD4^+$T 细胞比例，从而使 $CD4^+/CD8^+$升高，提高机体细胞免疫功能发挥抗肿瘤作用。在肿瘤发生发展和转移阶段，M2 型肿瘤相关巨噬细胞（TAMs）具有促进肿瘤细胞生长、转移、细胞外基质重塑等功能。将 M2 型 TAMs 转化为免疫激活状态的 M1 型可帮助杀伤肿瘤细胞。Qiu 等（2018）发现冬青根多糖可能通过 NF－κB、STAT 信号通路重新编辑 TAMs 类型，促进其 M2 表型至 M1 表型的转化，促进 IL－12 的分泌，下调IL－10，进而恢复肿瘤微环境的局部免疫监视作用。刘怡辰等（2022）分别建立了体外诱导的 M2 型肿瘤相关巨噬细胞模型及 Lewis 肺癌小鼠皮下移植瘤模型，用益气扶正方进行治疗，实验结果发现该方能下调 M2 型 TAMs 中 CCL2、mTOR 的 mRNA 水平，抑制 M2 型 TAMs 标志物的表达，上调 M1 型 TAMs 标志物的表达，最终抑制 Lewis 肺癌小鼠皮下移植瘤的生长。以上研究表明，在治疗恶性肿瘤方面，调和“阴阳”的重要性。

二、寒热虚实

（一）寒热证候的现代研究

“寒、热”是中医辨证“八纲”中具有代表性的两纲。疾病的发生往往伴随有寒热证候因素，寒热证候表现的研究是探索临床多种疾病发病机理与治疗方法的关键内容，研究寒热物质基础能对其本质有更加清楚的认识并指导治疗。近30年，寒热证候相关研究具有较为丰富的积累，涉及神经—内分泌—免疫系统、能量代谢、微循环等方面。李梢等（2007）构建了中医寒、热证网络模型，发现寒证、热证分别与激素状态、细胞因子表达水平有关，但两者与神经递质无明显相关。寒热证候随着激素、细胞因子量等的变化可以相互转化。梁月华等（1996）研究发现，寒证、热证是整体的变化，其形成的机制主要表现在中枢神经系统功能的变化，虚寒证的形成与脑内抑制物和5－羟色胺（5－HT）增多、儿茶酚胺减少等有关，虚热证则与中枢兴奋物质、儿茶酚胺和5－HT的减少等有关。基因组学的研究报道，寒热体质大鼠之间乙酰胆碱酯酶、H^+－ATP酶、胰岛素2表达和硫氧还原蛋白还原酶1基因表达存在差异（魏蓓蓓等，2010，2011）；虚寒证患者与同家系中的正常人比较，与能量代谢相关的差异表达基因达15个，进一步显示了中医寒热证的生物学基础（徐全壹等，2012）。

何春晓等（2018）发现类风湿关节炎患者普遍存在维生素D不足或缺乏的情况，其浓度与患者寒热证候密切相关。王舒婷（2017）则运用LncRNA基因芯片技术研究老年类风湿关节炎的寒热证候情况，从整体基因表达的水平阐明寒热证候的本质。王健等（2011）运用红外热成像技术研究了艾滋病患者寒热证的红外热图，对其督脉、任脉、神阙、肾、命门、三焦、五脏六腑的热态数据进行对比分析，结果表明寒热证候与热态数据具有高度一致性，以上研究为艾滋病中医证候研究提供了潜在的客观化检测指标。王智先等（2013）将慢性心力衰竭分为加重期和缓解期进行分期辨证论治，其中加重期以标实证分类，寒热分治（寒瘀水结、热瘀水结），以此为纲进行用药，使慢性心力衰竭的临床辨证思路简单明了且易于掌握。李果刚等（2011）探讨慢性胃炎脾胃虚寒证与胃阴亏虚证患者体表温度、湿度及舌中温度变化，发现慢性胃炎的虚寒证与虚热证患者体表温度及湿度存在一定的差异性，通过检测其定量值可能对慢性胃炎虚寒证与虚热证的诊断有一定的参考价值。崔鼎（2013）为探讨原发性开角型青光眼患者对降眼压药物存在着明显个体差异的原因，将患者按照疾病的寒热进行划分，以此观察比较了寒证、热证两组患者眼压与疗效的差异。吴小秦等（2019）通过检测变应性鼻炎患者的鼻腔分泌物与血液中促炎因子的水平，发现中药复方温肺健脾汤对肺气虚寒型中—重度持续性变应性鼻炎具有显著的治疗作用。杨国红等（2018）通过观察大承气汤、大柴胡汤对胃肠实热和肝胆湿热证早期急性胰腺炎的临床疗效，发现维持促炎/抑炎因子之间的动态平衡可能是中医辨证四联疗法治疗胃肠实热和肝胆湿热证早期急性胰腺炎的重要作用机制之一。

（二）寒热虚实相兼证候的现代研究

寒热证在临床辨证中又有虚实之分。临床上单纯性的寒热证候并不多见，常为虚实寒热夹杂的证候，如何从虚实寒热夹杂证中找出其相应的比例关系，然后有针对性地处方用药是寒热证临床研究的关键所在。在临床上，郑丽红等（2018）用温针灸联合愈肠栓治疗寒热错杂型溃疡性结肠炎，发现该联合用药方法能促进肠黏膜愈合、显著改善患者的临床症状。从八纲角度，湿热内蕴属于实热相兼的一种证候，比如武兴伟等（2013）分别对HIV/AIDS 16 例湿热内蕴证患者和 20 例健康人的 mRNA 和 microRNA 进行分析，发现HIV/AIDS 湿热内蕴证相关联的靶基因主要参与增殖、凋亡等过程，FOS、CXCR4、CCL4等信号通路主要参与巨噬细胞相关信号通路。

寒热虚实是临床辨证的基础问题，不管是研究阴阳学说还是探讨脏腑机制、临床用药等，均涉及寒热虚实证。鉴于寒热虚实证候的多样性及复杂性，生物机体是各个部分之间高度协调的复杂而精密的系统，对寒热虚实本质的研究也由单一指标向多指标、由分散研究向系统研究发展，尤其在基因组、蛋白质组和代谢组等多维层面开展研究，通过分析涉及生命活动的所有物质，并研究这些物质之间相互作用以及网络调控来揭示生命过程，阐明生命活动的本质规律，为探讨各项指标在寒热、虚实的动态进展过程中的变化提供了更有效的研究方法。目前，寒热证候相关的疾病诊断标准仍有很大的研究空间，如何使寒热证的诊断更加精准化、系统化依然是今后研究的重中之重；临床上相关疾病的寒热属性与对应治疗方法的探索也需要更大样本量的支持和更深层次的探索。因此，对寒热证的研究应从宏观层面理清思路，从微观的角度找到可供观察的寒热证特异性客观指标，深度挖掘寒热证候的生物学机制，跨学科多角度进行证候的研究，吸收相关学科的研究技术和思路。此外，体质因素对证候研究具有重要的参考价值，因而可以更全面地开展证候与体质的相关研究，以期能够为寒热证和中医证候研究带来新的突破。

第二节　气血津液证候生物学基础研究

一、气病证候

（一）气虚证候的现代研究

气虚证的研究主要集中在心功能异常、抑郁症、脑梗死及艾滋病中。韩晶岩团队（2021）阐明了I/R后心脏血管屏障损伤和脑梗死溶栓后血脑屏障损伤气虚不固摄是由血管内皮细胞能量代谢异常，引起的F－actin解聚、血管内皮细胞缝隙开放、质膜微囊增加、血管基底膜损伤所致。芪参益气滴丸补气固摄的机制是改善心脏微血管和脑微血管能量代谢，抑制心血管和脑血管内皮细胞缝隙开放、质膜微囊增加、血管基底膜损伤。此外，该团队还证实了益气复脉的补气成分人参皂苷Rb1可改善能量代谢异常、血管缝隙连接开放、细胞旁途径的渗漏；益气复脉的五味子醇甲可抑制TLR－4、Src、Cav－1的活化，抑制跨细胞途径的渗漏。陈茵等（2018）发现四君子汤能增加抑郁模型小鼠肌肉和海马区中PKA－CREB信号表达。尹春园等（2020）通过代谢组学研究气虚血瘀证的脑梗死患者和大鼠、冠心病心衰患者、缺血性心力衰竭大鼠的生物标志物，结果发现与气虚血瘀证共性有关的有12种内源性潜在生物标志物，主要与能量代谢、血管内皮系统相关代谢通路密切相关。张宁等（2012）分别对HIV/AIDS肺脾气虚患者和健康人各10例的mRNA芯片进行分析，发现HIV/AIDS肺脾气虚证与健康对照组具有各自的基因表达谱。HIV/AIDS肺脾气虚证的相关基因构成了其特有的分子网络，上调基因主要与蛋白质合成、分解、转运过程，离子通道，细胞核生成有关；下调基因主要与细胞凋亡、免疫应答和酶活性有关。刘飒等（2014）分别对12例气阴两虚证患者和20例健康人的mRNA和microRNA进行分析，发现某些microRNA通过靶基因调控细胞增殖、凋亡、氧化应激等，参与了HIV/AIDS气阴两虚证的发生和发展。

（二）气陷证的现代研究

气陷证是气虚升举无力、清阳下陷所表现出来的虚弱证候。孙锋等（2018）通过分析脾虚气陷型Ⅲ度脱垂性内痔患者在补中益气汤干预后的临床表现，并在分子生物学层面进行进一步研究，结果发现在补中益气汤的干预下，治疗的有效率明显提高，且在实验中发现在补中益气汤的干预下，Fibulin－5的mRNA水平和蛋白表达水平明显增加，从而可以认为 Fibulin－5 表达异常可能是脱垂性内痔形成的发病机制之一。钟培等（2016）发现补中益气汤治疗脾虚气陷型内痔患者后，脾虚气陷型内痔组织中 Fibulin－3 蛋白表达在治疗组中明显高于对照组，提示 Fibulin－3 的抑制可能是脾虚气陷型内痔发病机制之一。

（三）气逆证候的现代研究

气逆证是指气机升降失常，应降反升或升发太过所表现的证候。孙鹏等（2009）采用 UPLC－Q－TOF 结合 PCA 模式分析经前期综合征（PMS）肝气逆证模型大鼠及对 PMS 肝气逆证患者不同时间点尿样进行代谢组学分析，发现 2－氨基己二酸，5，7，4′－三羟基异黄酮，4－羟基谷氨酸，褪黑激素前列腺素 F2α 可作为 PMS 肝气逆证模型大鼠潜在生物标志物，组氨酸、N－乙酰谷氨酸－γ－半醛、香草扁桃酸可作为 PMS 肝气逆证患者潜在生物标志物。房芳芳等（2013）通过氟西汀和白香丹的干预研究 PMS 肝气逆证大鼠模型和脑区 RNA 的表达，发现 PMS 肝气逆证的发病机制可能与中枢各脑区的 Glu 及 GABA 的比例失调有关，而与单一的 Glu 或 GABA 含量变化无显著相关性。

二、血病证候

（一）血虚证候的现代研究

血液亏虚的主要原因，一是血液生化或来源不足，如相关脏腑（脾胃、肾等）功能减退；二是血液耗损过多，可见于出血之后或因大病、久病而劳神太过暗耗阴血等（秦甜等，2014；吴江等，2018）。纪鹏等（2015）采用 GC－MS、LC－Q/TOF－MS 代谢组学方法寻找乙酰苯肼（APH）和环磷酰胺（CTX）所致的小鼠血虚模型的血虚差异性代谢物。实验结果显示血虚模型中谷胱甘肽代谢、磷酸戊糖途径等及其相关代谢通路发生紊乱，最终引起血常规指标下降、生化指标异常、临床血虚症状、胸腺组织萎缩。结合生当归和复方阿胶浆处理后的指标变化，可筛选出 7 个血虚生物标志物。孙红国等（2013）通过代谢组学对在 APH 和 CTX 导致血虚模型小鼠进行当归水煎液处理的研究，发现血虚证小鼠外周血中 RBC、WBC、HGB、PLT 含量明显下调，还有血浆中 8 种物质含量上升、1 种下降，脾组织中 6 种物质含量上升、3 种下降，肝组织中 11 种物质含量上升、1 种下降，尿液中 6 种物质含量下降，在当归的作用下能有效地恢复和回落。

（二）血热证候的现代研究

血热证是指火热炽盛，侵入血分，迫血妄行所表现的咳血、尿血、鼻出血等急性出血，或女子月经先期、量多、崩漏，或皮疹紫红密集，或疮疡红肿热痛，发热面赤，心烦失眠，舌红绛，脉滑数的证候。曹筱筱等（2014）通过采用流式细胞技术及 ELISA 技术检测血热证银屑病患者外周血单个核细胞（PBMC）及血浆 Th1/Th2/Th17 细胞分泌主要细胞因子的表达，结果表明血热证银屑病的 CD4⁺IFN-γ 较正常对照组升高，CD4⁺IL-4⁺ 及 CD4⁺IL-17⁺ 较正常对照组稍降低。IFN-γ 较正常组升高，而 IL-4 较正常对照组下降。因此得出血热证银屑病 Th 细胞免疫机制节点起主导作用的细胞亚型及细胞因子可能为 Th1 型，主导细胞因子为 IFN-γ。吴然等（2017）在口服复方青黛胶囊和蒽林软膏局部外用的基础上使用清热凉血消疕汤治疗寻常型银屑病（血热证）患者，并以外周血 Treg、Th17 及血清 IL-2、IL-4 等为指标，结果发现治疗前患者的 Th17 细胞比例、Th17/Treg 及促炎细胞因子水平均显著高于健康组，Treg 细胞比例及抗炎细胞因子水平显著低于健康组，治疗后患者各项指标均显著改善，因此上述指标可能是血热证的生物标志物之一。周玉媛等（2020）在外涂尿素乳膏的基础上，给予复方青黛胶囊口服和土苓饮口服治疗，治疗 8 周后使用土苓饮者较使用复方青黛胶囊者疗效明显更好；治疗后，患者血清中IL-17、IL-23、TNF-α 水平明显降低。

三、气血兼病证候

（一）气虚血瘀证候的现代研究

有关气虚血瘀证的生物学基础多见于心脑血管疾病的相关研究中。其其格等（2010）研究 125 例不稳定心绞痛患者，以中医证候特点进行统计学分析，发现血瘀证患者有 93 例，气虚患者有 68 例，气虚血瘀证患者有 51 例，可得知血瘀、气虚是不稳定心绞痛患者的主要证候且常为合并证候。通过研究不稳定心绞痛气虚证候的理化指标和炎症相关性发现，气虚证形成涉及外周血红细胞、炎症反应机制：气虚证患者红细胞流变性异常，全血黏度增加，可能导致心肌缺血、缺氧加重或降低，且纤维蛋白原、超敏 C 反应蛋白、细胞间黏附分子水平呈低水平表达，说明存在炎症反应，多个细胞因子与血脂间存在相关性。而研究气虚血瘀证患者发现胆红素、红细胞及相关参数、单核细胞、白细胞、中性粒细胞、载脂蛋白 B、AI、IL-1、IL-6、TNF-α、ICAM-1、SAA 等，说明不稳定心绞痛气虚血瘀证的形成与外周红细胞、血流变性异常、脂代谢和炎症反应有关。综上所述，气虚证与气虚血瘀证的不稳定心绞痛患者的发生与外周红细胞的异常和血浆炎症反应有关。舒宇等（2012）采用补阳还五汤加减治疗缺血性中风气虚血瘀证患者，发现血液流变学改变是气虚血瘀证的主要表现。李文星等（2010）将 124 例急性脑梗死患者分型，结果显示气虚血瘀型超氧化物歧化酶含量最高，而肿瘤坏死因子含量则反之，说明气虚血瘀型在病理上表现为缺血、缺氧及脑水肿的出现较慢，炎症反应较低。刘旭强（2013）研究发现，缺血性脑卒中患者气虚血瘀证血清 hs-CRP 含量最高，提示炎症反应相对较轻。刘璐等（2011）采集了 175 例急性脑梗死患者，研究发现，Hsp70、细胞间黏附分子 1 及金属基质蛋白酶9与血瘀证密切相关，Hsp70与气虚证关系密切，提示相关生物学指标可作为这两个证候要素的微观指标。黄立武等（2012）将150例急性脑梗死患者进行辨证分型，研究发现，与其他证型比较，痰瘀阻络型、气虚血瘀型的血浆同型半胱氨酸显著升高。王守运等（2013）选取缺血性中风患者172例，分析发现气虚血瘀型在脑血管狭窄组中所占比重高于脑血管正常组，且随着狭窄程度的增加，气虚血瘀证所占的比重明显增加。朱明丹等（2015）发现心肌梗死恢复期气虚血瘀证患者可能出现能量代谢、磷脂代谢、脂肪酸代谢紊乱等。

（二）气滞血瘀证候的现代研究

现有研究已发现气滞血瘀证与微循环障碍、血液流变学改变、炎症、凝血—纤溶系统失衡、内皮功能障碍、血脂异常、免疫功能紊乱等病理改变相关。而气滞会导致血瘀，血瘀也会导致气滞，两者相互影响，因此应该把两者联系起来讨论。气滞血瘀证是中医临床常见证候之一，其形成与饮食、情绪、环境等因素有关。何浩强等（2018）分析气滞血瘀证RNA差异表达谱，结果显示，气滞血瘀证与肿瘤坏死因子信号通路最为紧密；UCHL5可能是气滞血瘀证RNA层面诊断标志物。另外，气滞血瘀证研究在组学层面也有一定进展。何浩强等（2018）通过qRT－PCR方法验证目标RNA差异表达情况，在9个目标检测RNA中，circRNA－09849、UCHL5、TGF－betal表达呈现下降趋势，circRNA－18046、circRNA－24450、DES、HLA－DAQ1呈现上升趋势，CD62P、HSP70表达未见明显差异。曹美群等（2012）利用iTRAQ和生物信息学技术筛选乳腺癌肝郁气滞患者和健康人的唾液差异表达蛋白，结果发现肝郁气滞患者与健康对照组对比有9种差异表达蛋白发生明显的上调或下调。杨小芳等（2020）通过LC－MS/MS技术进行不同证型冠心病心绞痛尿液样本和血清样本的分析，结果发现气滞血瘀证和气虚血瘀证两种证型的冠心病心绞痛患者和健康人的尿样之间存在明显差异，鉴定得到16种差异性代谢物，包括氨基酸类、肉碱类、鞘脂类、嘌呤类代谢和三羧酸循环及其他代谢途径出现异常。两种证型的患者和健康人的血清代谢物也有明显差异，分析得到86种差异性代谢物。其中包括氨基酸类、肉碱类、糖类、有机酸类、胆酸类、脂肪酸类、鞘脂类等代谢途径出现异常。任建勋等（2010）比较分析临床冠心病不稳定型心绞痛气病致瘀病机演化中不同证型的客观指标，结果发现在病理过程中，与气虚血瘀症患者相比，气滞血瘀证患者的年龄、糖化血红蛋白、促甲状腺激素（TSH）、凝血酶原时间、活化部分凝血活酶时间等存在显著差异。同时，与健康受试者相比，气病致瘀患者TNF－α、层粘连蛋白（LN）表达明显升高，分泌型免疫球蛋白A（sIgA）降低，提示炎性免疫反应可能在血瘀证的病理环节中起重要作用。

四、津液病证候

（一）痰病证候的现代研究

津液内停产生痰、饮、水、湿，四者同源异形，既可相互转化，又可共同致病。李缘缘等（2020）检测MS患者痰证和非痰证的全血FTO mRNA和血清FTO蛋白的表达量，结果显示痰证组FTO mRNA水平及蛋白表达水平都高于正常组，这提示FTO可能是痰证的物质基础之一。崔佩佩等（2011）分析冠心病痰浊内阻与心气虚弱型患者的血清蛋白，其中，载脂蛋白H、补体成分C3和C4－A、血红素结合蛋白等多种成分均在痰浊内阻证患者体内高表达。张萍等（2021）采用1H－NMR定量检测血清代谢物的含量，并采用多元统计分析代谢综合征（MS）痰证与湿证患者血清代谢组学特征，结果发现痰证的潜在标志物为胆碱、二甲胺、脂类、肌氨酸、苏氨酸；酮、乳酸、脂类等可作为湿证潜在的标志物。因此，MS痰证、湿证的物质基础可能是物质代谢及代谢通路的改变，湿证可能是糖代谢异常及脂代谢异常。

（二）湿病证候的现代研究

湿性重浊黏滞，决定了湿证病程缓慢、顽固，不易治愈，湿证病程长还涉及脏腑功能的失调（呼永河等，2013），而湿证的病理表现有一定的物质结构来支撑（杜武勋等，2010），只有系统地了解湿证形成的物质基础，才有助于湿证的临床诊治，若能从物质基础层面揭示湿证内涵，可以促进湿证客观化研究。

目前，对于湿证的研究采用了多种生物学方法，包括基因组学、蛋白质组学、代谢组学、转录组学、肠道菌群等方面，阐述中医湿证的生物学基础，为湿证客观生物学标志物的筛选研究提供了一定的参考。杨泽民等（2012）在慢性胃炎脾胃湿热证患者基因型中发现与能量代谢相关的显著差异表达基因56个。施旭光等（2015）发现慢性胃炎湿热证患者有差异的尿液代谢产物为马尿酸、牛磺酸、2－羟基丁酸等。党思捷等（2017）进行湿证类证鉴别，找出慢性乙型肝炎脾胃湿热证差异microRNAs 2条，肝胆湿热证差异microRNAs 4条。温国军（2012）也对慢性乙型病毒性肝炎脾胃湿热证做了差异基因表达谱。

胃肠微生态系统中存在许多生理性细菌，湿证产生时，菌群结构和功能异常，细菌的比例不恰当或寄居位置变化，会引起腹泻、胀气等表现，通过对胃肠道微生态的相关指标及证候进行分析，可以了解湿证与胃肠微生态改变的关系。“湿性重浊”是湿邪致病的特点之一，其“浊”常表现为排泄物、分泌物秽浊不清，“重”常表现为头身肢体困重、精神倦怠等。陈孝银团队（2020）对“湿性重浊”的病理机制做了系统的深入研究。基于菌群—肠—脑轴的具体变化，使用人工气候箱和高脂饮食分别模拟外湿、内湿之邪，并以20% LD50 FM1 流感病毒作为致病因素，分别建立湿邪证候模型及湿邪病证结合流感小鼠模型。结果发现湿邪可导致肠道菌群的组成结构、菌群丰度和多样性失衡，并改变肠道紧密连接蛋白 Occludin－1、ZO－1 及相关炎症因子受体 AHR 可能是湿邪致病“湿性重浊”中“浊”所表现出的大便黏滞、臭秽不清等症状的生物学基础。湿邪导致肠道微生物及其代谢产物的改变，单胺类神经递质、神经内分泌激素、氨基酸等相关代谢物、血清及脑组织中相关神经递质（5－HT、Trp、Glu、DA、GABA）、炎症因子（IL－1b、LPS）等有可能是湿邪证候及病证结合模型小鼠菌群—肠—脑轴进行信息交流的重要物质基础。此外，湿邪证候及病证结合模型小鼠体内失衡的神经递质，可作用于 GPCR、5HTR 等神经行为相关受体，并通过 PKA/PI3K/AKT/CREB 通路下调前额皮质层，BDNF 可能是湿邪致病，湿性重浊，“浊”与“重”两个证候群之间内在关联的重要途径之一。

湿证与肠道菌群的研究还可以用于分析中药治疗湿证前后肠道菌群的改变，如杨志华等（2016）发现运脾止泻合剂治疗湿热泻时能提升厌氧菌比值，促进肠道有益菌生长及繁殖，平衡需氧菌及厌氧菌在肠道比值。此外，李华锋等（2011）利用肠道菌群构建湿证动物模型，卢立伟等（2015）通过增加哮喘激发还可进行湿热证哮喘大鼠建模。目前，对于湿证的多数研究会把得到的结果，如差异基因、差异蛋白质、差异代谢物及变化的菌群认为是湿证形成的条件，但这些物质可能是湿证发生的平行或者晚期事件，并不能确定是造成湿证的必然原因，这些物质是不是湿证形成的必要早期事件还需要逻辑更为严密的实验研究。

第三节　脏腑证候生物学基础研究

一、肝病证候

在中医脏象理论中，肝脏是指具有一些特定功能的概念的总称，与解剖学概念中“肝脏”有本质的差别。在五行归属中，肝为木，通于春。木曰曲直，因此肝有木舒畅调达的特性。此外，肝具有疏通、调畅全身气机的生理功能。气机是否调畅直接影响津血、脾胃、情志以及生殖等。目前，国内学者发现肝疏泄、藏血、应春功能异常与应激、情志、认知类疾病的发生密切相关，涉及神经—内分泌—免疫调节网络、传导四轴等，而调肝药物可多靶点进行干预，深入发掘中医肝脏象理论的微观机制。

（一）肝主疏泄的现代研究

肝主疏泄功能包括：疏调气血、调节情志、促进消化、通利水道、调理生殖。国际上对于肝主疏泄功能机制的研究主要集中于情绪发生与调控机制研究方面。近年来随着正电子断层扫描、功能性磁共振和分子生物学技术在神经科学和情绪心理学领域的应用，中枢神经递质、激素及其受体、与蛋白合成和代谢有关的酶基因的多态性、脑功能活动状态与脏腑功能和情绪之间的交互关系等成为研究的热点和前沿（魏盛等，2014）。有学者从生物学角度研究，认为肝主疏泄功能同现代心理应激理论相应。神经内分泌与免疫系统通过神经递质、神经肽、免疫因子等相互调节，维持机体内环境稳态及多种生理功能。应激可反复作用于神经系统，使神经网络中的突触连接结构发生变化，出现相应的神经递质传递效率改变，以致功能受抑制，调节情绪功能降低。中枢神经递质是一类在神经突触传递中担当“信使”的特定化学物质，其正常表达对维持机体内环境的稳态起着重要的作用，从作用机理可分为抑制性神经递质和兴奋性神经递质。中医认为肝主疏泄可以调节情志，当人受到外界刺激使肝气不调失于疏泄，则会出现情志异常表现，而神经递质功能的相应改变可能成为肝失疏泄的生物学机制之一。有研究表明，抑制性神经递质 GABA 被抑制会导致头痛、焦虑、暴躁易怒等行为。与之相反，兴奋性神经递质 5－羟色胺已被证实与抑郁症有关。

1. 与情绪的现代研究

肝主疏泄调畅情志的过程是神经—内分泌—免疫网络调节机体的过程，涉及中枢、外周的多个层次、靶点及环节的变化。中医肝脏象调节情志的过程类似于机体生理状态下的应激过程。因此，从“应激医学”作为切入点开展对“肝主疏泄、调畅情志”的生物学机制特别是中枢神经生物学机制研究成为目前研究的热点。应激一般分为两种情况：急性应激时，机体表现出焦虑、烦躁易怒、失眠惊悸、头晕、多汗等，契合“肝木不达，气郁化火”；慢性应激时，机体表现出情绪低落、郁郁寡欢、多愁善感，契合“肝失疏泄，气机郁滞”。急性应激时机体表现出的行为多与自主神经系统紊乱密切相关。早期对肝主疏泄与自主神经系统紊乱的研究发现，肝之虚实两类证候出现截然相反的自主神经系统紊乱现象，肝实证（包括肝火上炎证、肝阳上亢证等）时，血浆去甲肾上腺素、肾上腺素含量增高，出现以交感偏亢的自主神经功能紊乱；而肝虚证（包括肝血虚证、肝阴虚证等）时，血浆去甲肾上腺素、肾上腺素含量降低，出现以副交感偏亢的自主神经功能紊乱。近年来，从急性应激时交感神经亢进作为切入点，系统阐释了“肝失疏泄，气郁化火”的一系列机体反应。具体来说，肝郁化火证可能出现血浆去甲肾上腺素、肾上腺素、多巴胺升高，T_3、T_4 降低，促甲状腺素升高等交感肾上腺髓质和肾上腺皮质亢进的指标变化。从而引起胃肠充气而“胁痛”，雌孕激素水平异常而“月经不调”，血管平滑肌收缩而“紧张、心悸和脉弦”。然而，肝失疏泄情志抑郁所见的以“抑郁”为焦点的情志变化，以及肝郁化火所见的以“焦虑”为焦点的情志变化，可能更多地侧重于中枢神经生物学机制的失调。

肝失疏泄出现“抑郁”样的情绪变化，主要涉及中枢皮层、边缘系统及下丘脑—垂体—肾上腺轴等部位。现代研究集中在以下几大方面：①单胺类神经递质：肝郁大鼠在海马区、下丘脑、前额叶皮质、脑脊液及全脑部位出现单胺类神经递质5－羟色胺、多巴胺、去甲肾上腺素及其代谢产物显著下降。②中枢氨基酸水平：研究发现海马区、杏仁核、皮层的兴奋性氨基酸，以谷氨酸及其受体（离子性受体N－甲基－D－天冬氨酸受体、α－氨基－3－羟基－5－甲基－4－异噁唑受体）等代谢性受体为代表，其产生的兴奋性神经毒性作用，可能是肝失疏泄，引起“抑郁”样精神行为的生物学机制之一（岳利峰等，2010）。③神经肽及神经营养因子：神经肽是一类作用于神经元之间而影响机体摄食、代谢、社会行为、学习记忆等活动的神经元信号分子，其扮演着神经肽激素、神经递质和细胞因子等角色。在众多神经肽中，神经肽Y（NPY）是肝失疏泄、情绪抑郁生物学机制的热点研究对象。这是因为，广泛分布于神经系统的NPY是调节情感及行为的关键因子，同时NPY作为下丘脑食欲调节网络中重要的促进食欲因子，在“肝失疏泄—情志不畅—食欲下降”的过程中起着重要的作用。④中枢神经免疫：近年来，细胞因子特别是中枢细胞因子也是肝失疏泄所致情绪抑郁的研究中的重点。中枢细胞因子主要影响糖皮质激素受体，影响下丘脑和垂体对皮质醇升高的敏感性，导致HPA轴的负反馈减少，最终引起HPA轴的多度激活，参与情绪活动。中枢细胞因子还可以影响单胺类神经递质5－HT的合成及再摄取。此外，细胞因子持续激活，使得星形胶质细胞、少突胶质细胞等相关神经元细胞发生凋亡受损、胶质细胞与神经元交互作用出现障碍，参与情绪行为活动。⑤下丘脑—垂体—肾上腺轴轴体亢进：持续遭受不良应激源刺激的大鼠，出现下丘脑、血浆促肾上腺皮质激素及促肾上腺皮质激素释放激素、血浆皮质酮明显升高，HPA轴下游靶器官肾上腺微观结构受损，这些HPA轴亢进现象在应用疏肝方剂后得以改善。

肝郁化火出现“焦虑”样的情绪变化，主要涉及中枢蓝斑—边缘系统及边缘系统部位的变化：①蓝斑是中枢神经系统对应激最为敏感的部位。在肝失疏泄所致焦虑情绪研究中，着重研究了蓝斑—CRF系统和蓝斑—去甲肾上腺素系统，从应激高位中枢蓝斑投射的信号，可以通过CRF能神经元或去甲肾上腺素能神经递质，作用于边缘系统以及下丘脑，从而引起精神活动异常（Jiang，2016）。②“肝郁化火出现焦虑烦躁”的研究与“肝失疏泄，情绪抑郁”的生物学研究相近，目前从中枢单胺类神经递质、氨基酸水平、神经营养因子、神经免疫以及HPA轴等不同层次均进行过研究，主要涉及皮层和边缘系统的中枢部位。

2. 与消化的现代研究

现阶段国内学者从胃肠动力学角度对肝主疏泄可助脾胃运化这一脏象理论进行研究，着重对与消化密切相关的胃肠激素调节进行研究。随着神经胃肠免疫理论的建立，学者们认识到精神神经功能障碍、自主神经、体液途径、免疫系统等均会影响胃肠动力。胃肠肽在中枢神经系统也能影响胃肠运动。例如：MTL（胃动素）系由22个氨基酸组成的直链多肽，主要由分布于十二指肠近端空肠黏膜隐窝及小肠上部的Mo细胞分泌，可刺激胃蛋白酶分泌，使胃黏膜血流量增加，对胃体、胃窦及幽门不同区域的肌细胞有明显的收缩作用，可促进胃排空。有研究表明肝郁脾虚证大鼠血浆MTL及胃蛋白酶升高，可能是其胃肠功能减弱的发病机制（王玉杰等，2012）。胃肠道是人体最大的“情绪器官”，其功能易受环境应激和情绪变化的影响（柯美云，2012）。中医理论认为七情致病最易伤肝，首先肝失疏泄不能助脾胃运化，其次肝郁而横逆可犯脾胃，两者皆影响脾胃功能，从而导致脘腹胀满、胁痛、呕吐等症状。

肝主疏泄影响消化涉及脑肠轴，其中脑肠肽发挥着重要的生物学效应，可能成为药物治疗肝失疏泄影响脾胃运化的靶点。连接胃肠道与脑之间的主要神经干（迷走神经、内脏神经及骶神经）在消化功能的调节中具有传入和输出的双重功能。情绪变化常伴胃肠道功能的改变及食欲的增减，而情绪是大脑的功能活动，这些都表明脑与消化功能间的内在联系。肠神经系统是胃肠调节机制中的决定环节，肠神经系统由胃肠道、胆道及胰腺中所含的神经节及节间的神经纤维组成，控制着胃肠道的运动、分泌、血流及物质的转运功能，并把胃肠与中枢神经系统及自主神经系统联系起来（王德君等，2016）。中枢神经系统对胃肠运动的调节主要通过反射和释放神经递质来调节交感神经、副交感神经和肠神经系统，或者通过调节位于下丘脑的胃肠运动中枢来调节运动。脑肠肽是发挥胃肠功能调节的重要物质，它不仅可以通过体液途径或作为肠道神经系统的递质在外周对胃肠运动功能进行调节，还可通过影响迷走神经环路在中枢水平发挥作用。研究表明，肝失疏泄可导致脑肠肽表达出现差异，例如肝郁脾虚大鼠模型的血浆Ghrelin浓度降低。而Ghrelin是在下丘脑和胃皆可表达出作用的肽类物质，具有增加食欲、调节能量代谢平衡以及促进胃酸分泌等生物学功能，肝郁失于疏泄可通过影响Ghrelin表达继而影响胃肠消化功能（金钟晔等，2015）。此类研究表明，在体内，内分泌和神经两个调节系统，可能作为一个统一的整合系统——神经内分泌系统而起作用。

3. 与生殖的现代研究

人类的生殖活动是一个非常复杂的过程，肝藏血，肾藏精，精血可互滋互化，肝主疏泄，肾主封藏，二者相辅相成，共同维持人体生殖系统的正常功能。肝气条达，肝血充足则气机调畅、气血调和、冲任协调、精气疏泄，女子则能胎孕，男子则能生育，进而维持生殖机能（王鑫杏等，2016）。当肝失于疏泄则肝肾二者相互影响，冲任不调、肾精不得疏泄，从而影响机体的生殖功能。

从肝—情志—内分泌的关系，以及生殖系统男女有别的角度出发，现代医学研究发现女性肝失疏泄影响生殖主要通过下丘脑—垂体—卵巢—性腺轴，男性则与下丘脑—垂体—睾丸—性腺轴功能异常有关。由于外界的刺激，直接作用于大脑皮层，经神经传导影响下丘脑、垂体，进而影响机体的内分泌系统，使生殖内分泌系统功能失常，分泌的相关激素紊乱，进而引起月经失调、妊娠病及产后病等多种疾病。又或者直接、间接经末梢效应激素作用于免疫系统，通过上述作用使机体处于失衡状态，形成瘀血、痰饮等病理产物，继而影响女性生殖系统健康。这一过程符合中医理论所讲，肝气不舒失于调达，使气血不畅，精气不得上疏于肺下注于肾，继而影响生殖系统。

男子生殖功能与肝相关，肝统前阴，为宗筋之主，阴茎以筋为体，故阴器不用所致诸症亦多责之于足厥阴肝经。现代研究表明男性生殖功能需要多个系统协同作用，包括生殖器官、内分泌系统等，还需要良好的精神状态。男性生殖内分泌疾病主要表现为下丘脑—垂体—睾丸—性腺轴的异常。中医认为“肾藏精，主生殖”“肝主疏泄”，脏象理论对生殖功能中肝肾相关的认识与现代生殖内分泌的理论相类似。例如：血清泌乳素（PRL）升高与情感变化相关，而PRL持续升高可导致下丘脑—垂体—睾丸—性腺轴功能紊乱，引发男性性功能障碍，反面印证肝主疏泄可参与生殖功能调控。中医理论认为情志不畅，肝失疏泄，气机郁滞，经络不畅，甚至气滞血瘀，肝血不足等，可导致精室亏虚，宗筋失养，阳痿难举。

（二）肝藏血的现代研究

肝藏血功能的正常运行与脾胃、肺、肾关系密切。现代医学研究从肝脏的凝血因子产生不足，或门静脉血液的调节、分布异常研究阐释中医之“肝不藏血”。肝脏本身为体内重要的储血器官，人静卧时肝脏可增加血流量25%，整个肝脏系统包括静脉系统可储存全身血容量的55%，肝脏的血流量受神经、激素的调节。肝脏还具有调节血液凝固的功能，主要表现在肝细胞可合成多种凝血因子，这些凝血因子使凝血的生化反应按连锁状态进行，从而达到血液凝固的目的，同时为了保证凝血的顺利进行，可对抗凝血及纤维蛋白溶解等不利因素予以控制。此外，肝脏还能对已经活化的凝血因子进行及时适当的清除，避免不正常的过度凝血。这些肝脏生理功能都与中医脏象理论“肝藏血”中调节血量、收摄血液相呼应，同时“肝藏血”功能与促红细胞生成素（EPO）通路相关，人体中的促红细胞生成素是由肾脏和肝脏分泌的一种激素样物质，能够促进红细胞生成。姜涛等（2014）研究表明运用疏肝调血方剂可以调节辐照后小鼠血清中血小板生成素（TPO）、促红细胞生成素的表达，从而促进骨髓抑制小鼠造血功能的恢复。这体现了中医理论中肝参与血液生成的理念，同时也体现了肝藏血中肾精化血归于肝的思想。

“肝藏血”主要功能是储藏血液、调节血量及防止出血。如果由于某些原因，导致肝藏血功能异常，如肝郁气滞，肝调节血量的功能不能正常发挥，血量调节势必受到影响，就可能使血量分布不均，导致门静脉高压、出血等一系列病变的发生。肝藏血功能失常根据临床表现可分为两类：①肝藏血不足，血虚目失所养则出现两目干涩，头晕眼花甚者夜盲；血不舍魂则失眠多梦；血不养筋则见肢体麻木，手足拘挛，屈伸不利；血海空虚胞宫失养，则见月经后期，量少色淡，甚者经停。史话跃等（2019）证实肝血虚证主症为视力减退、爪甲不荣、月经异常；次症为胁肋隐痛、头晕、肢倦乏力、面色萎黄等。②肝不能正常收摄血液，即肝不藏血，则可见吐血、衄血或崩漏等症状。肝纤维化肝气郁大鼠，肝超声检测结果显示门静脉血液回流受阻，由门静脉回流入肝的血供会减少，肝动脉血流量代偿性增加，临床常出现蜘蛛痣、鼻衄、牙龈出血、皮肤和黏膜有紫斑或出血点，女性常有月经过多等肝不藏血的表现（阎晶璐等，2016）。同样，乙肝肝硬化患者出现神疲乏力、目涩、肝掌、蜘蛛痣等肝失藏血的证候特点时，其血液凝血酶原时间、凝血酶时间及活化部分凝血活酶时间均会有明显延长，表现出不同程度的凝血功能障碍（邢金丽，2014）。

现阶段大都基于“肝—血管”的角度对肝凝血系统、EPO 通路及肝相关血液流变学的研究，发现“肝藏血”功能失常可引发出血、贫血、微循环障碍等。而肝主藏血功能同样依赖于肝主疏泄功能的正常运行，故研究者认为“肝藏血”功能的生物学效应是否同样从脑部到下游的神经、递质、激素、肝脏血管、肝脏非实质细胞系统等整体调节而发挥作用。今后可从“脑—肝—血管”轴的角度，基于肝血管和生理、神经支配等方面，探讨“藏血”的机制。

（三）肝应春的现代研究

近年来国内学者针对“肝应春”进行了理论探讨研究，有学者指出“肝应春”的实质是指肝在春季起主要调节作用的时间调节系统。在当旺的春季，肝的疏泄功能增强，而肝的藏血功能相对较弱。当肝主疏泄与肝藏血的功能不能顺应春季的时序变化，则多发疾病。这体现了中医肝生理功能的季节性变化节律，因其与现代医学昼夜节律的“生物钟”规律极为相似，即衍生出肝应时而变的生物钟作用机制，其实质亦是“肝藏血”“肝主疏泄”自稳调节在不同季节应时而变的体现。

从生物学角度分析这种季节性改变，应是体内神经—内分泌—免疫调节网络在四季变化的综合体现。研究表明（陈玉萍，2013）褪黑素合成限速酶 AANAT mRNA 表达可出现季节性差异，与四季中肝主疏泄的功能的高低趋势正好相反。由此可以理解为“肝应春”的调控机制也就是肝藏血、肝主疏泄的功能在不同时序变化时所表现出来对自身肝系统及其他四脏重要的调控作用。5 - HT 作为一种重要的中枢神经递质，与睡眠、警觉、情绪、记忆、下丘脑内分泌调节等机能有关，其变化反映了神经中枢的活动状态，春秋两季海马区中 5 - HT 含量具有一定的变化。这一变化的产生可能是由于肝的疏泄和藏血功能要顺应季节时序的变化而改变，或成为肝应春的中枢调控作用点（吴菁，2015）。张石革等（2013）已证实，生物节律改变和睡眠障碍可以作为精神疾病（如抑郁症）的预测因子。中医理论认为肝疏泄、藏血功能失调，可能会导致气滞或气逆，两种气机变化均会引发情志异常改变，侧面印证了肝应春功能与机体内神经—内分泌—免疫调节网络有关。

（四）肝开窍于目的现代研究

肝与目在生理上由经络直接连属，肝可藏血，而目受血能视，肝主疏泄而肝和目能辨色，因此目视物辨色功能正常运行与肝疏泄、藏血功能密切相关。针对目与肝的关系，现代研究从与视觉相关的微量元素、代谢途径和肝脏相关性阐发肝开窍于目的生理病理基础。肝藏血，血液中富含多种维生素及微量元素，其中维生素 A 被称为抗眼病维生素，在体内的活性形式包括视黄醇、视黄醛和视黄酸。肝脏是人体内含维生素 A 最多的器官，视黄醇结合蛋白也由肝脏合成，若由于肝细胞疾病等造成血浆维生素 A 水平降低，会引起视黄醛不足，进而导致对弱光敏感性下降，严重时出现夜盲症。维生素 A 的合成及相关活性物质可能是目受血能视与肝藏血生物网络的链接物质。在肝与眼之间，人体某些微量元素发挥生物效应具有直接联系，例如：眼是含锌量较多的器官之一，而锌主要在肝脏吸收，肝部疾病可使锌的吸收减少导致锌缺乏，同时使血浆蛋白锌结合量减少，进一步加重锌缺乏，损害视力。人体内这些维生素及微量元素从肝发挥作用于眼都以血液为载体，体现了中医肝脏象中目受血而能视的理论。肝脏除了可合成或吸收与眼功能相关的微量元素外，还可分泌合成影响眼功能的蛋白物质。由此可见肝脏的代谢功能可影响眼功能变化，当肝失疏泄，肝不藏血引起肝功能异常，其相关代谢途径或可能构成肝开窍于目的生物学网络，而与眼功能相关的微量元素或成为影响两者的效应靶点。

（五）肝主筋、其华在爪的现代研究

《素问·五脏生成》曰：“肝之合筋也，其荣爪也。”筋即筋膜，是一种联络关节、肌肉，主司运动的组织，具有维持肢体的伸、屈、展、旋等活动的作用。肝血充盈，使肢体筋膜得到充分濡养，从而维持其正常的运动；若肝血不足，血不养筋，即可出现手足震颤，肢体麻木，甚至屈伸不利等症，同时肝血不足的病人多出现爪甲变软、变薄和爪甲内部色泽淡白的现象。

现代研究多以肝主筋论治，包括由于软骨、椎间盘、韧带等组织变性或退化引起的相关病变和以手足震颤、肢体麻木为主要临床表现的一类疾病。其中肝硬化引发肝性脑病的扑翼样震颤与血中微量元素含量降低有关（张丽航等，2012）。现代研究发现肝细胞生长因子可参与软骨再生，促进软骨细胞增殖（张洪斌等，2000），符合肝脏象理论中肝主筋的论述，肝血濡养筋脉功能，可能与肝相关细胞促进软骨细胞合成有关。

（六）小结

肝脏象包含多种生理功能，这些功能涉及的体内神经调节网络庞大而复杂，因此目前研究采取以疾病发病机制与肝功能失调的相关性为基础，结合中药以方测证为切入点，从基因、蛋白等层面观测指标表达变化是较为可行的方法。首先，在临床研究中，大部分成果都是针对调肝方药的疗效进行研究分析，以临床验证药物疗效为准，未见有进一步探索，在今后临床研究中，可以综合运用组学方法，深入观察肝功能失调人群体内生理病理变化，从基因、蛋白、代谢等多个层面进行研究期许可以了解肝脏象生物学机制。在实验室研究中，多数研究报道为特定指标的表达变化与病证模型及药物组的比对研究，研究成果多为散乱的点，缺乏系统性，同时在指标的选取中存在非特异性指标问题。其次，近年来少见关于肝脏象功能与组织结构的相关报道，可能因脏象本质是功能的综合表现，若单从形态学角度对独一脏器或结构进行研究难有突破，但我们可在病证结合研究中参考疾病病灶和特异性指标表达涉及的相关组织，并进行形态学观察，可能会在组织结构上发现肝脏象功能的效应器。总览肝脏象研究，我们多从不同疾病与肝脏功能失调关系开展研究，亦是对异病同治的生物学机制进行补充，同时我们可以加入对同一疾病不同证候的研究，运用同病异治与异病同治的研究思路，既可以排除疾病本身对肝功能的影响，又可以找到相同脏象功能的共同生理基础，有利于完善脏象理论的生物学网络。

二、心病证候

心病证候主要集中在两方面：一是心脉本身及其主血脉功能的异常，多表现为心悸、怔忡、心痛、心烦、脉结代促等；二是心藏神的异常，即意识思维活动等精神活动的异常，多表现为失眠、多梦、健忘、神昏、神志错乱等。此外，舌象的变化通常也应归属于心。心病证候有虚实之分，虚证有阴、阳、气、血亏虚，实证多由寒凝、气滞、血瘀、痰阻等引起，而心气虚、心血瘀阻虚是临床常见证型之一。中医心脏本质的研究主要定位于现代医学心血管系统疾病，此外，亦有开展心病中医证候的诊断标准、动物模型研制的工作。

（一）心病证候与心功能的现代研究

许多研究资料均表明心气虚证患者存在左心功能异常。宋一亭等（2012）研究发现心气虚衰程度与左心室收缩功能（PEP/LVET、HI）、心脏舒张功能（TARTI 和 DAT）以及血流动力学指标（CI）减退幅度具有明显关系，同时冠心病的气虚病人心脏收缩功能和舒张功能均存在异常。孙鹏涛等（2014）对 121 例左室射血分数正常的心力衰竭患者左室舒张功能与心虚证分型关系的研究发现，按心血虚、心气虚、气阴两虚、心阳虚的顺序，二尖瓣环舒张早期峰值速度、二尖瓣舒张早期峰值速度、TDI－Tei 指数、左室质量指数及血浆 B 型利钠肽水平等指标反映了舒张功能的变化，可作为舒张性心衰（HFNEF）患者心虚证辨证的量化指标。芪苈强心胶囊等针对心阳虚的中成药能够极大地改善左室射血分数及其他收缩舒张功能指标，从以方测证的角度反映了心阳虚证往往伴随左室射血分数的降低（孙姗姗，2019）。

（二）心证候与冠心病的现代研究

冠脉造影显示：冠心病病变支数主要包括单支病变、双支病变、三支病变等，学者们对其与冠心病中医证候的中医证型的相关性做了大量研究。张鹏等（2010）对 368 例冠心病患者冠脉病变特点与中医证型的相关性研究，结果显示：心血瘀阻证患者冠脉以多支病变为主，痰瘀相兼证、痰浊证、阴虚证、阳虚证等证患者主要为多支病变。张华等（2017）对老年冠心病中医证型与血脂水平的相关性进行研究，结果显示：老年冠心病中医证型以痰阻心脉证和心血瘀阻证多见，痰浊与血脂异常存在一定的相关性，且痰阻心脉证中血脂异常最显著。王恒和等（2013）对冠心病中医证型与血脂、C－反应蛋白及同型半胱氨酸相关性进行研究，结果显示：血清脂质、CRP、HCY 水平与冠心病中医证型存在相关性，可作为冠心病中医辨证分型辅助诊断的客观指标。陈敏娜等（2014）对冠心病各中医证型与多种心血管危险因素的相关性进行分析，结果显示：冠心病中医证型以心血瘀阻证和痰阻心脉证为主；血压、血脂、空腹血糖及吸烟状况与冠心病中医证型存在相关性，可作为冠心病中医辨证分型辅助诊断的客观指标。叶焕文等（2016）通过对不同证型冠心病实证患者动态动脉硬化指数（AASI）分布规律临床研究，发现在不同证型冠心病实证患者中，AASI 及 SAASI（对称动脉硬化指数）具有一定的分布规律，此两项指标的检测可为冠心病实证辨证分型提供参考。

（三）心证候与血液循环、内分泌、免疫及代谢组学等的现代研究

心证候还与血液循环、内分泌、免疫及代谢组学等方面相关。雷健等（2010）研究发现冠脉通胶囊能明显改善甲皱微循环状态，治疗冠心病心绞痛疗效显著。程鹏等（2015）运用代谢组学的方法探讨冠心病痰浊证与气虚证的中医分型与其代谢产物之间的关系，结

果显示：鉴别这两种证型贡献值最大的化合物为丝氨酸，其次为缬氨酸、2－羟基丙酸等，痰浊证丝氨酸、2－羟基丙酸显著高于气虚证组。陆璇等（2017）对心气虚与能量代谢的研究认为，心肌能量物质代谢障碍是慢性心衰心气虚证的病理生理物质基础，心气虚与线粒体能量代谢具有一定的相关性。张氏等（2010）对冠心病心绞痛痰浊证患者和血瘀证患者的尿液样本进行氢核磁共振检测不同证型的患者之间尿液代谢产物谱的差异，结果显示：尿液代谢物变化能在一定程度上区分冠心病心绞痛的不同中医证型。

（四）小结

从上可以看出，近年来中医对心系疾病证候的研究有了很大突破。研究手段上采用了现代医学与科学技术相结合的方法（如冠脉造影、心功能、免疫、内分泌、代谢组学等）；研究着眼点主要集中于从心血管疾病中左心室的舒缩功能这一病理角度去阐发中医心主血脉的生理功能，以及冠心病中医证的分类标准及其关联理化指标研究方面。从整体、器官、细胞、分子乃至基因角度，进一步研究心主血脉的生理功能及心病中医证候的生物学基础和发病机制，如心开窍于舌，开展舌象的变化与心血管疾病的早期诊断及预后判断的相关性研究，为未病先防、既病防变及疾病预后提供依据。在研究思路与方法上仍有待于突破，如中医的心脏除了主血脉外，还具有主神明的功能，心与脑关系密切，如今精神疾病已成为影响人类健康的重要因素，如何开展心脏主神明及心与脑关系的研究将是今后研究的重点和难点。探讨心主神明的物质基础、心肾相交的生理病理机制及心脑之间的关系已成为研究者们不可忽视的方向。如何借鉴和利用现代科学技术成果，如基因组学与蛋白质组学的理论和方法、生物芯片技术的使用，使中医证候的特异性指标的研究取得突破性进展值得探讨。

三、脾病证候

“脾乃后天之本”，中医尤其重视脾脏。近年来，我国学者在已有成果基础上开展了大量相关课题的研究，其中不乏新的突破，极大地丰富和发展了脾胃学说。脾病证型分虚实两端，在脾脏的研究方面，以脾虚证为主，包括脾气虚证、脾阳虚证、脾阴虚证和脾不统血证；同时，对湿热蕴脾证、寒湿困脾证两大实证的研究也取得了一定的进展。

脾脏的生物学基础研究围绕脾的生理功能展开，涉及各大系统（包括消化、内分泌、神经、免疫、物质代谢、血液、肌肉运动及组织的病理形态等），试图揭示脾的生理功能失常与某种或某些客观化指标的相关性。

（一）脾主运化的现代研究

有研究资料表明，脾虚时消化系统的功能处于紊乱状态。战立彬等（2011）通过分析血浆小分子代谢组成分，发现了脾气虚证代谢综合征组不同于其他组的血浆代谢图谱，并发现了脾气虚证代谢综合征的生物标志物，从而揭示了中医脾气虚证的本质。邹忠杰等（2012）首次采用基于NMR的代谢组学方法研究了利血平所致脾虚大鼠血清和尿液代谢表型的变化，并在血清和尿液中分别鉴定了与脾虚相关的12种和10种生物标志物，为探讨脾虚证的本质、诊断的客观化和脾虚证动物模型的评价提供了一种新方法。王棉娟（2012）选取80例辨证为脾阴虚证的功能性厌食症患儿，随机分为治疗组和对照组。对照组选用葡萄糖酸锌颗粒，治疗组采用吴澄的理脾阴正方（太子参、紫河车、白芍、山药、扁豆、茯苓、橘红、甘草、莲肉、陈米、荷叶蒂）为基础的中汤药。两组均治疗4周观察近期疗效，结果显示：治疗组总有效率95%（$P<0.05$），明显优于锌剂的疗效；治疗组用药后症状明显减轻或消失，疗效明显优于对照组；治疗组体重增加也优于对照组。梁丽娜等（2011）通过实验研究发现滋补脾阴方药可能通过影响内质网应激PERK信号传导，而改善脾阴虚糖尿病大鼠的学习记忆障碍。吕凌（2012）认为脾失健运可表现为血清淀粉酶、钠钾ATP酶、琥珀酸脱氢酶活力下降和血清胃泌素含量升高，提示脾失健运与消化吸收功能减弱以及能量的合成代谢能力下降关系密切。

（二）脾主统血的现代研究

丁连翠（2012）通过实验观察脾气虚模型组大鼠全血高、中、低切黏度和PV、TXB2/6-keto-PGF1α均显著升高，且有显著性差异（$P<0.01$）；气虚证大鼠存在心肌组织受损、血液高黏及易形成血栓状态，自拟药膳益脾饮干预对其有改善作用，有利气血的调节。姜晓琳（2016）观察到脾气虚证模型大鼠心功能变化——模型大鼠心肌组织与血清中BNP含量增加，其心肌细胞BNP受体表达上调；心肌组织cAMP含量升高、PKA及bFGFm RNA表达上调。她认为脾气虚证“脾主统血”功能可能属于“脾主运化”功能的一部分，其可能机制之一是由于心肌组织BNP及其受体表达上调，激活了cAMP-PKA通路并通过bFGFm RNA过度表达，从而改变心肌组织形态学，影响其左心室射血功能。

（三）脾主肌肉的现代研究

（1）能源物质的改变：彭艳等（2013）探讨了艾灸对ATP生成与膜蛋白含量的影响，分析艾灸温补脾胃改善脾虚证的作用机理。认为艾灸能显著增加脾虚大鼠血清D-木糖含量，增加脾虚大鼠小肠组织ATP含量、ATP酶活性，提示艾灸可促进脾虚模型大鼠小肠上皮细胞ATP的生成，增加细胞膜蛋白的含量，改善物质跨膜转运，从而改善小肠吸收功能，促进脾虚症状恢复。

（2）磷酸原供能系统的改变：王颖等（2013）采用核磁共振（NMR）代谢组学技术检测模型大鼠血浆代谢组学特征，发现脾气虚模型组、脾阳虚模型组血清D-木糖浓度、血清 CPK、血清 GAS、血浆 MTL 等均出现异常，提示上述微观指标可作为脾虚证的客观鉴定指标，并从微观指标上证实了从脾气虚证到脾阳虚证的递进关系。脾气虚、脾阳虚主要存在能量代谢、脂代谢和糖代谢等异常。赵成文（2013）通过测定血液中 CPK 活性的高低来判定骨骼肌细胞损伤的程度，且实验结果发现，大鼠骨骼肌缺血再灌注损伤模型组 CPK 活性与假手术组相比明显增加，P 值小于 0.05。黄芪甲苷中剂量组和大剂量组与模型组相比 CPK 活性则显著减少，P 值均小于 0.05。而小剂量组 CPK 活性虽减少但并无统计学意义。表明中剂量和大剂量的黄芪甲苷可以增强细胞的抗氧化能力，且效果较好。

（3）糖酵解供能系统：于滢等（2012）经过 6 周大鼠递增负荷游泳训练实验观察，发现健脾补糖运动组与运动对照组相比，D－木糖和肌糖原差异具高度显著性。同时，采用健脾和补糖相结合的方法，能增加运动后机体的糖贮备，加快机体恢复，进而防止了递增负荷游泳大鼠过度训练和脾虚的发生。

（4）有氧代谢供能系统：杨泽民（2012）认为脾虚证患者与其他气虚证不同，主要因代谢相关基因，尤其是酶基因的表达下调而出现营养代谢障碍，具体表现为：脾虚证患者胃肠道组织糖原合成降低，分解增强，并且还存在聚糖合成障碍。这些结果描绘出了脾虚证患者的宏观物质能量代谢草图，支持了《内经》中脾病理生理涉及物质能量代谢的论述，为脾脏象科学本质的现代研究和诠释提供了线索；B3GNT1、ST、RAB、CYP、SLC39A、SNX、FUT、SLC2A、GCNT、ACAD、LDH、RP、PPP1、S100 和 PTPR 可能与脾虚证密切相关，而 RP、PTP 和 UBE2 可能与气虚证密切相关，这些基因为脾虚证的进一步研究提供了线索。张巧全等（2011）认为 ALS 患者自身就存在骨骼肌线粒体功能障碍。孙莹等（2014）探讨中医“脾主肌肉”与线粒体功能的相关性，揭示了中医药从脾论治重症肌无力等神经肌肉病的作用机制。程岩岩等（2016）发现脾虚痰浊动脉粥样硬化对心肌线粒体能量代谢的影响可能与琥珀酸脱氢酶亚基、NDUF 脱氢酶亚基等有关。

（5）骨骼肌形态变化：党凯等（2010）通过实验观察到脾虚小鼠一般健康状况下降；小鼠的体重减轻、体温下降；肌纤维形态发生变化，包括肌纤维变细、松散。朱立君（2016）运用补脾益气药膳干预 D－半乳糖致衰老模型大鼠，在细胞凋亡层面上探索肌肉衰减综合征（Sarcopenia）发生的可能归因，实验结果表明药膳干预能够改善衰老模型大鼠的外观表现及骨骼肌病理组织学形态，使之接近正常；同时能够升高大鼠血清及骨骼肌中 SOD 活性，进而提高骨骼肌抗氧化能力，减轻氧化损伤；药膳干预能够下调骨骼肌细胞凋亡程序中 Caspase－3、Caspase－8 活性/表达，进而弱化细胞凋亡，延缓骨骼肌衰老。盛彤等（2013）从环境因素方面入手，探讨了脾虚在骨质疏松发生和发展中的关键作用。许亚培（2015）通过对临床收集的 400 病例进行问卷调查、骨密度检查及与脾的相关因素的测定，发现脾虚和骨质疏松的发生有关，脾虚程度越重，骨密度越低，故此认为脾虚在一定程度上会促使骨质疏松的发生发展。段永强等（2015）研究选取 $Ca^{2+}-Mg^{2+}-ATPase$、$N^{+}-K^{+}-ATPase$ 活性评判脾虚大鼠骨骼肌基本生理功能，认为红芪提取物、四君子汤可能通过提高骨骼肌组织［Ca^{2+}］浓度，恢复骨骼肌组织 Ca^{2+}/Ca M－Ca MKⅡ信号通路关键分子 Ca M、Ca MK Ⅱ、p－Ca MKⅡ蛋白正常表达而维持骨骼肌组织细胞生理功能的正常发挥，且以四君子汤作用为优。郭俊杰等（2013）研究发现，益气化浊胶囊能够增强 KKAy 糖尿病小鼠 GLUT4 的表达，从而增加骨骼肌对胰岛素的敏感性。徐隽斐等（2016）运用“脾主肌肉”理论，认为骨骼肌可能是中医健脾方药改善 2 型糖尿病胰岛素抵抗的重要作用靶点。脾虚生湿，痰湿潴留于肌肉之中，可能导致 IMAT 增加、骨骼肌功能下降、胰岛素敏感性下降，而健脾助运或有助于改善这种脂肪的异位沉积。

（四）四季脾旺不受邪的现代研究

有研究表明，与正常组比较，脾气虚型亚健康状态各组大鼠脾脏指数与胸腺指数显著降低，$CD4^{+}$、$CD45RA^{+}$T 细胞表达率及 $CD45R^{+}/CD45RO^{+}$ 显著降低，$CD4^{+}/CD45RO^{+}$、$CD8^{+}$、$CD8^{+}/CD45RO^{+}$、$CD45RO^{+}$T 细胞表达率明显升高。以上数据表明，T 淋巴细胞亚群数目与比值的改变影响了脾气虚型亚健康状态大鼠的生理变化过程（王坤芳等，2015）。何昊等（2015）研究健脾益气摄血方对 ITP 小鼠血清中 SIgA（分泌型免疫球蛋白 A）、β－EP（β－内啡肽）的影响，认为健脾益气摄血方治疗 ITP 效应机制与调控 β－EP 含量，影响免疫问答有一定关系。Li 等（2017）研究发现健脾益气摄血中药对 ITP 模型小鼠血清 VIP、5－HT、NE 含量有一定影响。赵琳等（2014）认为加味归脾合剂可以调节慢性 ITP 患者异常 T 细胞免疫功能，增加 $CD4^{+}/CD25^{+}$ Tregs 的数量，增强 $CD4^{+}/CD25^{+}$ Tregs 的免疫抑制功能。刘庆（2014）认为健脾益气摄血方对脾气虚型 ITP 患者的治疗机制，可能与其改善患者免疫功能状态、升高肽类神经递质——血管活性肠肽有关。

（五）脾在液为涎的现代研究

林静等（2015）发现脾虚证患者存在 sAA 含量及其糖基化程度异常和自主神经系统失调的事实，然而导致不同疾病间脾虚证患者基础状态下 sAA 活性异常且研究结果不一致和酸刺激前后 sAA 活性比值下降及该比值临床应用重现性和准确性不高的原因，与 sAA 基因表达和分泌调控密切相关，建议着手对脾虚证患者 AMY1 基因拷贝数、sAA 含量和 β－AR 表达调控进行研究，提高对脾虚证 sAA 活性改变机制的认识。王丽辉等（2016）采集 101 例慢性浅表性胃炎（CSG）和 60 例重症肌无力（MG）患者酸刺激前和酸刺激后的唾液，根据中医“脾主涎”理论证实了 CSG 和 MG 脾气虚证患者不仅仅表现在 sAA 活性异常这个单一的指标上，还表现在 sAA 总活性、唾液流率、pH 值、总蛋白浓度、Ca^{2+} 和 Cl^{-} 浓度这些指标的改变上，将 sAA 活性、唾液流率和 pH 值进行合参后在脾气虚证的检出率相较以往单用 sAA 活性指标提高了约 11.00%。杨龙等（2016）从 N－糖基化及其亚型结构角度深入探讨脾气虚证患者 sAA 活性改变的分子机制及影响因素，发现重症肌无力及慢性浅表性胃炎脾气虚证（虚证）与脾虚湿热证（虚实夹杂）患者在酸负荷后均表现为 sAA 活性下降，sAA 活性比值降低，N－糖基化蛋白缺失及 N－糖链构成比的改变可能是影响 sAA 活性变化的主要因素之一。WGA、LEL、STL 所结合的糖蛋白可区分健康者与 MG 脾虚湿热者，考虑可用于进一步深入研究 sAA 糖链结构类型。王丽辉等（2015）比较采集唾液样品的 3 种方法（EP 管自然流取法、口中转动棉柱法和口中咀嚼棉柱法）对唾液分泌的影响，建议在研究酸刺激前后唾液分泌改变时，选用口中转动棉柱法。林静（2015）认为脾虚患者对酸刺激的敏感性降低是脾虚患者酸刺激前后 sAA 活性比值下降的原因。脾虚患者酸刺激后 sAA 活性低下与 sAA 含量有关，且具有 AMY1 拷贝数变异的遗传学基础。脾虚大鼠受体表达障碍，引起分泌调控通路的障碍，据此得出脾虚患者存在急性分泌功能低下的结论。周贤玲（2014）探讨了“唾液淀粉酶活性比值”与脾虚患者的临床表现特点的关系，提出唾液淀粉酶活性比值改变与单一脾虚症状的关系并不是很密切，而与脾虚症状中的脘腹胀满或食后饱胀、胃脘疼痛、形寒肢冷这一症状组合具有一定的相关性，且在唾液淀粉酶活性比值低下时相关性更显著。唾液淀粉酶活性比值降低反映的是脾虚证中以虚为主的症状，尤其是脾阳亏虚时下降更明显。

（六）小结

关于脾脏相关证候本质的研究广而泛，相关特异性临床指标研究较少。其检测指标较多，近年来已逐渐缩减，有学者通过统计检索 1980—2013 年有关研究脾虚证患者临床试验类文献，提取出研究脾虚本质临床指标，其中前 10 位的分别是胃肠激素、T 细胞亚群、免疫球蛋白、唾液淀粉酶、免疫细胞因子、D－木糖排泄率、微量元素、淋巴细胞转化率、胃肠电和分泌性免疫球蛋白。大多数指标主要处于动物实验研究阶段，尚未在临床患者中推广应用，且同属脾虚证的不同病种间的客观化指标缺乏关联性。对脾虚证实质的研究也相对较少，还不够明晰。对脾脏的研究，首先要统一诊断标准，做到广为学者接受；其次要结合临床流行病学、数理统计学和电子计算机等多学科的方法和手段，将代谢组学、蛋白质组学等运用到脾脏的研究中，才能逐步实现脾脏证候诊断的科学化、客观化和定量化诊断。实验研究要结合临床，多投入临床进行验证。

四、肾病证候

肾为先天之本，藏精主生殖、主水而内寄元阴元阳。近十年来，高通量检测技术的应用及组学技术的发展，促进了肾脏证候学的深入研究，大大突破了以下丘脑—垂体—靶腺轴及神经—内分泌—免疫网络为主的研究范式。学者们用高通量检测手段发现了新的与肾虚证相关的基因、物质或通路，涉及的功能包括免疫、能量代谢、生长发育功能等，检测部位除了肾脏本身、肾上腺、生殖器官、骨和髓、血、尿等之外，还包括唾液、下丘脑上层中枢海马组织。学者们在分子水平上进行了大量的研究，并且从系统、整体角度进行的研究也取得了一定的进展，部分揭示了肾病证候的本质。这些研究工作一方面促进了临床肾病证候内在机制阐释，另一方面也促进了肾病证候临床客观诊断的发展。目前，对于肾病证候的生物学物质基础多集中在肾虚证。

（一）肾虚证候的现代研究

肾虚证的信号转导网络研究取得了一定的成果，涉及核转录调控信号转导通路 NF－κB、海马区 MEK/ERK/CREB 通路、TLR 家族基因介导的信号转导通路，以及 TGF－β1/Smads（弱精症、排卵障碍）、Wnt 通路（肾病）、成骨细胞 ERK1/2、Wnt/β－Catenin 信号通路和 β－Catenin 信号转导通路（骨质疏松）、子宫内膜细胞 PI3K/Akt 信号通路（月经失调）等信号通路。辛文瀚等（2016）通过采集血清进行指标检测，发现肾阳虚证组与肾阴虚证组血清补体 C3、$CD4^+/CD8^+$、IgM、ACTH、Mg、Cu、Zn、Fe 均显著降低，肾阳虚证组多巴胺、肾上腺素显著降低，肾阴虚证 IgG 水平显著增高。肾阳虚与肾阴虚患者均在中性粒细胞、淋巴细胞、嗜酸性粒细胞、嗜碱性粒细胞、NLR、EBR 和血红蛋白方面与健康组呈显著性差异。血维生素 D 水平，因与肾上腺皮质的类固醇化合物合成相关，可能通过对下丘脑—垂体—肾上腺皮质轴产生作用来对肾虚证产生影响。李翠娟等（2016）发现“正常体质—肾虚体质—肾虚证候”唾液生化指标存在着动态演变过程中的变化。肾虚体质、肾虚证候唾液 pH 值升高，肾虚证候 CK、ALT、AST、ALP、乳酸脱氢酶（LDH）降低，K、P、TP、AMY 升高。与体质组比较，肾虚证候组大鼠唾液 LDH 活性下降。30～60 岁肾阳虚伴夜尿频多、尿频、尿急、尿失禁等排尿异常疾病人群，微量元素锌、铁、镁、铜测量值低于正常人水平。

（二）肾阳虚证候的现代研究

临床观察发现，支气管哮喘、妊娠中毒症、冠心病等 6 种疾病的临床辨证论治具有一定的规律性：当病变发展至某一阶段，都会出现肾虚，这时用补肾调节阴阳治疗都能提高疗效。肾阳虚证患者 24 小时尿 17－羟类固醇排泄量显著降低，通过促肾上腺皮质激素（ACTH）静脉滴注试验出现延迟反应，可明确肾上腺皮质功能低下继发于垂体。正常人血 17－羟类固醇水平昼夜变化曲线呈 U 形、V 形或 W 形，但肾阳虚患者超半数呈现 M 形异常节律，说明肾阳虚患者在 HPA 轴的不同层次都有功能障碍。另外，肾阳虚证不仅存在肾上腺皮质轴功能紊乱，而且在下丘脑所调节的各个靶腺（甲状腺轴、性腺轴）都有不同环节、不同程度的功能紊乱。主要表现为总 T_3 水平低下，TRH 兴奋实验约半数呈延迟反应；E_2 及 LH 增高，且半数患者 LRH 兴奋试验呈延迟反应。用非关联情报学工具 Arrowsmith 分析，中医肾虚证与内分泌方面的肾上腺皮质功能、维生素 D 轴功能以及性腺功能均有关系（林昶等，2017）。

韩翠宁等（2017）利用表达谱芯片检测出肾阳虚证患者 642 个差异基因，功能主要集中在糖代谢、酶活性功能和免疫代谢通路上。杨飞等（2017）筛选出 48 条肾阳虚证患者外周血差异表达 miRNAs，其主要参与了免疫、信号通路、蛋白翻译合成等调节。此外，也有研究认为肾阳虚证是一种以酪氨酸升高为主的代谢紊乱，且涉及其他代谢通路变化的特定代谢轮廓状态（陈烁等，2015）。周宁等（2019）采用“阿霉素 + 氢化可的松”复合造模法建立肾阳虚水肿模型后，采用 UPLC – Q/TOF – MS 法检测大鼠尿液代谢物，共鉴定了 40 个生物标志物，发现有 3 条显著相关的代谢通路（苯丙氨酸代谢、色氨酸代谢、嘧啶代谢）。李颖祺等（2020）借助 iTRAQ 技术联合 LC – MS/MS 对 BPA 染毒和肾虚小鼠睾丸进行蛋白质组学研究，发现差异蛋白 Svs1、Svs2、Svs3a、Svs4、Svs6 及 Apoa1 表达下调，与雄激素特异诱导和胆固醇生成代谢有关；Orm1 表达上调，与鞘膜稳态紊乱有关。高嘉（2019）应用 1H – NMR 代谢组学研究技术，对围绝经期肾虚患者血代谢物谱进行分析，发现代谢生物标志物可能是 β – 葡萄糖、胆碱、肌酸、TMAO、甘油磷酸胆碱、N – 乙酰糖蛋白、α – 葡萄糖（$AUC > 0.85$），与丙酮酸代谢、谷氨酸代谢和谷氨酰胺代谢等有关。氢化可的松诱导的肾虚证大鼠尿液成分谱发生显著变化，包括乳酸代谢堆积，二甲胺含量增加（肾功能异常），天冬氨酸、牛磺酸、马尿酸、肌氨酸等明显下降（预示肾上腺皮质分泌功能损害），琥珀酸和柠檬酸含量降低（线粒体功能紊乱）等。

肾阳虚证血浆蛋白质表达谱的变化涉及生长发育生殖能力、免疫应答、细胞凋亡等方面，与中医肾阳虚证所表现的腰膝酸软、耳鸣耳聋、发脱齿松、性欲减退等症状相符。毕建璐等（2011）研究发现肾阳虚证血浆蛋白质表达谱上调的蛋白共 14 个，涉及生长发育生殖能力的有 Csk 、FZD – 1、FZD – 4、BDNF、ActRⅡA、BMP – 5、LTBP – 1、FGFRL1，免疫系统相关的有 CXCR3、IL – 27Rα、LBP、IL – 13Rα2、CSF – 1、PECAM – 1、ActRⅡA。

严石林等（2012）通过对肾阳虚证患者进行芯片实验研究，分析发现与肾阳虚证相关的信号通路有 39 个，这些信号通路参与调节了免疫系统、氨基酸分解和合成、脂类代谢、生殖、能量代谢及肿瘤的发生。与此同时，发现阳痿肾阳虚证的转录组特征有可能是丝氨酸/苏氨酸磷酸酶复合物通过 Rho 激酶调节钙信号转导通路。与前期研究结果相类比，得出结论：不同疾病肾阳虚证在信号转导通路方面有自己独特的特点。

杨嘉慧等（2012）对肾阳虚证排卵障碍性不孕患者的血样进行基因芯片实验研究，分析发现肾阳虚证所涉及生物学过程主要是核糖体结构组成中的蛋白质泛素化等，以代谢通路和信号通路为主要通路。这与肾阳虚证所表现出的畏寒肢冷、生殖能力下降等症状呈相关性。从而获得间接和直接的与肾阳虚生殖功能异常的差异基因。

冯广帅等（2014）分别对25例AIDS脾肾阳虚证患者、25例AIDS热毒蕴结患者和8例健康人血样采取mRNA芯片检测，分析发现与脾肾阳虚证相关的差异基因有73条，其中基因表达上调的有34个，下调的有39个，由基因调控的趋化因子相关代谢通路，及由基因调控的肿瘤坏死因子或压力相关信号通路，可能是艾滋病脾肾阳虚证临床表现的生物学基础；与热毒蕴结证相关的差异基因有197条，其中基因表达上调的有65个，下调的有132个，由基因及调控的花生四烯酸代谢和牛磺酸与亚牛磺酸代谢，及由基因及调控的白介素相关通路，可能是艾滋病热毒蕴结证临床表现的生物学基础。

（三）小结

近十年来，肾虚证的文献量迅速增加，且出现大量病证结合、肾虚兼证研究的文献，这些文献并没有在传统的神经—内分泌—免疫网络的框架内，而多是根据临床实际进行设计和研究，有较高的实用价值和参考价值，需要进一步总结和挖掘。如能将不同病证的课题组联合起来，开展异病同证研究，比较、筛选出共同点，将会促进肾虚证候研究的进一步发展。另外，肾虚证可在不同疾病中出现，在不同病人身上出现的主症也不尽相同，需要进一步对分证进行研究细化。大量研究文献的出现需要在更高层次上进行整合和提炼，需要其他技术力量的参与和合作，提出理论构架和数学模型，才能使肾虚证候的研究得到质的提升。在肾虚证本身问题上，也需从现代科学上阐释肾虚证、肾阳虚证、肾阴虚证、肾精不足证的相同点和不同点。

五、脏腑病相兼证候

（一）心肾不交证候的现代研究

彭欣等（2017）发现心肾不交与基因—蛋白质失联有许多吻合之处，其心肾、水火的关系与生物分子自然交联的规律相符合，并通过研究阴阳五行脏象的生物分子关系，发现DNA与肾水、蛋白质与心火间的关系密切。杨钰涵等（2020）发现心肾不交导致的失眠主要与4条代谢通路：磷酸戊糖代谢，丙氨酸、天冬氨酸和谷氨酸代谢，组氨酸代谢，牛磺酸和亚牛磺酸代谢有关。心肾不交亦可导致抑郁症的发生，有研究表明，脑—肠互动与抑郁症的发病机制关系密切，通过调节脑—肠轴可影响人焦虑抑郁等负面情绪行为。赵鑫等（2021）发现心肾不交型失眠的大鼠学习记忆能力下降，促肾上腺皮质激素释放激素（CRH）、促肾上腺皮质激素（ACTH）、皮质醇（CORT）水平升高，下丘脑GABA、DA、5-HT含量显著降低，Glu含量显著升高。

（二）心肾阳虚证候的现代研究

莫秋兰等（2018）认为心肾阳虚型的慢性心力衰竭的形成与心肌细胞的凋亡、神经—内分泌系统紊乱、心衰细胞因子的变化、肾素—血管紧张素—醛固酮系统和交感神经系统过度兴奋及相关细胞因子激活密切相关。陶延丽等（2021）用加味真武汤治疗心肾阳虚型慢性心力衰竭患者，发现治疗组心肌纤维化指标低于治疗前，氧化应激指标 MDA 水平低于治疗前，SOD、GSH - Px 水平均高于治疗前。李花（2021）研究发现少阴病心肾阳虚证在“欲解时/未时”，AST、LDH、CK、CK - MB 均为低表达。杜蕊（2017）研究发现心肾阳虚大鼠左室短轴缩短率、射血分数值显著降低，血清脑钠肽、血清 TNF - α、IL - 6、血清 Galectin - 3、HSP70 水平上升，心肌组织 Bax 蛋白表达升高，Bcl - 2 蛋白表达下降，Caspase - 3 与 Sirt - 1 蛋白表达异常，心肌细胞核增大，线粒体肿胀，且伴有空泡状，不规则，肌丝断裂、溶解、排列紊乱，闰盘消失。

（三）心脾两虚证候的现代研究

周萍萍（2018）研究后认为心脾两虚证导致的失眠与类脂分子代谢异常相关，而长链脂肪酸可能是最重要的代谢标志物，甘油磷脂代谢差异物主要表现为卵磷脂和脑磷脂上调。并通过将心脾两虚证失眠患者与健康受试者的血清代谢组学比较对比筛选后，共筛选出 5 种（阴离子类）潜在代谢标志物，78 种（阳离子类）潜在代谢标志物。而乔玲（2018）通过研究发现脂质类分子是心脾两虚证失眠患者的主要代谢标志物，包括［Glycerol 1 - hexadecanoate、MG（0：0/16：0/0：0）、MG（16：0/0：0/0：0）］，其代谢标志物在患者体内呈上调趋势。

（四）肝郁脾虚证候的现代研究

（1）肝郁脾虚证涉及海马的谷氨酰胺/谷氨酸循环。Ding 等（2017）采用 ELISA、免疫组织化学以及实时荧光定量 PCR 等技术发现，肝郁脾虚证小鼠海马谷氨酰胺/谷氨酸比升高，海马 CA1、CA2 和 DG 区的兴奋性氨基酸转运蛋白 GLT - 1 表达下降。以上研究表明肝郁脾虚证情绪行为异常与海马的谷氨酰胺/谷氨酸循环以及谷氨酸转运蛋白 GLT - 1 密切相关。

（2）肝郁脾虚证涉及海马星形胶质细胞数目下降。Ding 等（2017）采用 ELISA、免疫印迹以及免疫荧光等技术手段发现，肝郁脾虚证小鼠的海马星形胶质细胞数目明显减少而神经元数目不变，同时 BDNF 和 GDNF 含量下降，以上研究表明肝郁脾虚证“肝气郁滞”与海马星形胶质细胞数量下降有关。

（3）肝郁脾虚证涉及兴奋性氨基酸谷氨酸代谢。Liu 等（2019）采用免疫印迹、免疫组化、实时荧光定量 PCR 等技术发现，肝郁脾虚证模型小鼠中皮层谷氨酸浓度增加、星形胶质细胞兴奋性氨基酸转运蛋白 1/2（EAAT1/2）表达下降，进而损伤皮层的星形胶质细胞和神经元。以上研究表明，肝郁脾虚证皮层突触间隙积聚过多的兴奋性神经递质——谷氨酸，这一机制与该证的情绪行为异常有关。肝郁脾虚证涉及色氨酸代谢。Jiao 等（2019）采用 ELISA、免疫印迹以及实时荧光定量 PCR 等技术，研究发现肝郁脾虚证海马的 5 - HT 与色氨酸加氢酶 2（TPH2）水平下降，色氨酸与吲哚胺 2，3 - 双加氧酶 1（IDO1）水平增加。以上研究表明，肝郁脾虚证海马存在色氨酸代谢异常，这与该证出现情绪行为异常有关。

1. 肝气郁结的现代研究

（1）涉及神经突触传递。章海凤等（2013）进一步通过运用脑室微量注射、扫描电镜以及荧光定量 PCR 等现代研究技术发现：肝郁脾虚证海马 CA1 的超微结构受到损伤，而这一损伤与突触可塑性相关的 AMPA 受体 GluR1 和 GluR2 两个亚基密切相关。

（2）涉及中枢神经递质代谢。肝郁脾虚证出现的情绪行为异常与蓝斑—去甲肾上腺素（LC - NE）系统有关。丁秀芳等（2013）研究发现，肝郁脾虚证动物血清中去甲肾上腺素（NE）过多释放，蓝斑中酪氨酸羟化酶（TH）、多巴胺 - β - 羟化酶（DBH）以及促肾上腺皮质激素释放因子（CRF）表达明显增加，以上研究表明肝郁脾虚证动物的 LC - NE 系统激活释放过多去甲肾上腺素，从而导致动物出现抑郁情绪行为。

（3）涉及中枢神经甾体代谢。Guo 等（2017）采用 ELISA、LC - MS/MS 以及实时荧光定量 PCR 等研究技术发现：肝郁脾虚证动物中的血浆、海马和杏仁核中孕烯醇酮（PREG）和去甲孕烷酮（ALLO）的含量减少、孕酮（PROG）增加，海马和杏仁核中的胆固醇侧链裂解酶（P450scc）基因表达增加，而 3α - 羟基类固醇脱氢酶（3α - HSD）、3β - 羟基类固醇脱氢酶（3β - HSD）和 5α - 还原酶（5a - R）的基因表达下降。以上研究表明肝郁脾虚证海马和杏仁核神经甾体的合成及其代谢酶的变化与肝郁脾虚证“肝气郁结”机制密切相关。

（4）涉及中枢神经免疫。陈家旭团队早在 2008 年就报道过肝郁脾虚证存在免疫功能低下、下丘脑单胺类神经递质异常、海马和皮层部位神经营养因子（BDNF、NT3、TrkB）与糖皮质激素受体（GR）下降、海马和皮层等边缘系统内源性阿片肽与相关基因表达异常。最近，Li 等（2017）还研究发现肝郁脾虚证海马 p - JNK、JNK、p - c - Jun、JAK2、p - JAK2、STAT3 等信号通路上关键蛋白发生变化，同时发现外周和海马的炎症因子 TNFα 表达异常升高，从而导致海马神经元受损。以上研究表明，肝郁脾虚证情绪异常涉及中枢 JNK、JAK - STAT 等炎症信号通路，这也证实了肝郁脾虚证候生物学基础涉及了神经—内分泌—免疫这一网络系统。

2. “脾失健运”的现代研究

（1）涉及中枢食欲肽。旷湘楠等（2017）通过运用免疫组化、实时荧光定量 PCR、酶联免疫吸附法、病理切片观察等现代研究技术发现：肝郁脾虚证外周血中 Ghrelin 浓度降低，致使到达下丘脑弓状核特异结合的 GHSR 浓度也降低，促使食欲通路被抑制；同时，α－MSH 浓度升高，抑食欲通路被激活。这些研究很好地阐释了肝郁脾虚证“食少、纳呆”的生物学基础。旷湘楠等（2017）通过采用免疫荧光染色、原位杂交等实验手段，发现肝郁脾虚证大鼠的外周血中 Leptin 水平增加，下丘脑弓状核中 Leptin 的受体 Ob－Rb 也随之增加，这一研究表明：肝郁脾虚证出现“食少、纳呆”脾失健运的症状与下丘脑弓状核 Leptin 及其受体表达增加有关。下丘脑的 Nesfatin－1－OT－POMC 神经通路具有明显的抑制摄食的作用。Ma 等（2019）研究发现外周血清和脑室旁核的 Nesfatin－1 显著增高，而且下丘脑中 POMC、OT 和 MC4R 表达水平亦显著增高，这些研究结果表明肝郁脾虚证之脾失健运与下丘脑 Nesfatin－1－OT－POMC 抑制摄食的神经通路密切相关。

（2）涉及机体葡萄糖代谢。Pan 等（2019）研究发现肝郁脾虚证动物的血糖、胰岛素、胆固醇、甘油三酯、低密度脂蛋白、高密度脂蛋白等代谢异常，可能与 SHIP2 和 PI3K/Akt 信号通路相关。此外，血瘀证等证候的生物学基础研究也获得了系统性的进展。血瘀证存在血液流变学、血小板活化、血管内皮细胞损伤、动脉粥样硬化、微循环障碍以及炎症反应等病理过程（陈可冀等，2005；刘丽红等，2005）。

然而，鉴于中医证候自身复杂性、整体性、模糊性等特点，使得仅靠微观研究模式很难在证候生物学基础研究中取得质的飞跃。证候生物学基础研究的困境除了中医证候自身研究起来较为复杂之外，另一个重要原因是目前的研究仍是采取现代医学指导下的“还原论”研究方法，从而造成“碎片化”的研究模式。然而，随着现代科学技术的发展，系统生物学，即在系统理论指导下的一门新兴研究模式，被引入到中医各方面研究中，给中医证候生物学基础研究注入了新的活力，给证候生物学研究带来光明的前景。

（五）肺脾气虚证候的现代研究

王娟等（2017）通过研究发现 HIV/AIDS 肺脾气虚证患者在代谢产物上与健康者存在差异（包括氨基酸代谢、脂质代谢、烟酰胺代谢）。许前磊等（2015）经研究发现甘氨酰－L－亮氨酸、L－缬氨酸、α－氨基丁酸、甲基丁二酸、丙酰甘氨酸、L－正亮氨酸、2－羟基－3－甲基苯甲酸、3－羟基丁酸、乙酰丙酸、肌苷、肌氨酸、半乳糖、脱氧核苷酸、5－羟基－L－色氨酸、喹啉酸、鸟苷、次黄嘌呤、甲基烟酰胺是 HIV/AIDS 肺脾气虚证患者可能存在的潜在生物标志物。通过双向聚类分析发现这类患者与健康者具有差异性。将 HIV/AIDS 肺脾气虚证与健康人群的尿液代谢产物利用氢核磁共振技术进行分析，还发现两者代谢轮廓可良好区分。张淼等（2017）发现 HIV/AIDS 肺脾气虚证患者血清中载脂蛋白 APOA－Ⅱ、载脂蛋白 B、锌－α－2 糖蛋白及血脂表现异常。并通过对比分析该类患者与健康者的血液、尿液和差异性信号点，发现了 9 种可能的潜在标志物，其中甘油三酯（Triglyceride，TG）、天冬氨酸呈上调趋势，葡萄糖、磷脂酰乙醇胺呈下调趋势，涉及脂代谢、氨基酸代谢、能量代谢等。比较差异性信号点共 3905 个，对应 mRNA 的有 2694 个，其中有 8 个差异表达基因涉及 PPAR 信号通路，分别为：IRS2、SOCS3、RXRA、SLC2A1、NFKBIA、PR－KAA1、ACSL3、CHUK。雷刚等（2021）用赵氏雷火灸治疗肺脾气虚证的变应性鼻炎发现，治疗后血清特异性 IgE、IgG4、白三烯 D4、P 物质水平均较治疗前明显改善。

参考文献

[1] 田进文，籍涛，郭妍．论细胞基本结构演化中的阴阳规律［J］．山东中医药大学学报，2012，36（4）：275－278.

[2] 田进文，郭妍．论细胞的阴阳交感合和［J］．山东中医药大学学报，2012，36（2）：91－94.

[3] 郭妍，籍涛，田进文．论细胞的阴阳离合［J］．山东中医药大学学报，2012，36（5）：377－379.

[4] 温泉，黎晖，田瑞敏，等．细胞之阴阳理论［J］．中医杂志，2014，55（13）：1081－1085.

[5] 张学毅，马红星，田朝晖．从分子生物学角度论中医阴阳学说的本质［J］．新中医，2013，45（3）：176－178.

[6] 赵博．分子生物学与中医阴阳实质［J］．贵阳中医学院学报，1982（2）：59－61，39.

[7] 杜发强，朱永红．阴阳视角下的神经—免疫—内分泌网络［J］．中西医结合研究，2021，13（5）：341－342，345.

[8] 魏蓓蓓，张伟妃，张瑞义，等．中医寒体与热体特征性基因筛选的研究［J］．中国中医基础医学杂志，2010，16（7）：607－608.

[9] 魏蓓蓓，张伟妃，张瑞义，等．中医寒体与热体基因差异性表达的 RT－PCR 分析［J］．上海中医药大学学报，2011，25（3）：68－70.

[10] 徐全壹，秦玉花，孙玉文，等．中医“寒淫”致病的表达谱实验研究［J］．现代中西医结合杂志，2012，21（13）：1369－1370.

[11] 张新义，傅文录．虚实寒热夹杂证临床辨析［J］．上海中医药杂志，2007，41

(7)：24 – 25.

［12］陈小野，易崇勤，邹世洁，等．长期热证造模的内分泌研究［J］. 中国中医药科技，1995，2（2）：5 – 6.

［13］吴江，郭平．血虚证的现代研究进展［J］. 山东中医杂志，2018，37（9）：780 – 782.

［14］秦甜，刘建新，周小青，等．从血虚证探讨证的认识论特征［J］. 环球中医药，2014，7（8）：612 – 614.

［15］呼永河，钟梁，李静，等．内湿证病因探析［J］. 西南国防医药，2013（4）：423 – 425.

［16］杜武勋，朱明丹，姜民，等．中医证候及证候物质基础研究的思考［J］. 辽宁中医杂志，2010，37（8）：1497 – 1499.

［17］魏盛，乔明琦．肝主疏泄机制研究的进展、主要问题及其展望［J］. 陕西中医学院学报，2014，37（3）：4 – 8.

［18］符小聪，胡珂，纪云西．疏肝健脾法对功能性消化不良胃排空及血管活性肠肽影响的临床研究［J］. 广州中医药大学学报 . 2008，25（2）：99 – 102.

［19］王玉杰，谢鸣．疏肝、健脾、疏肝健脾方对肝郁脾虚证模型大鼠消化系统的影响［J］. 中华中医药学刊，2012，30（9）：1957 – 1959，2146.

［20］柯美云．积极面对有心理障碍的功能性胃肠病患者［J］. 胃肠病学，2012，17（2）：65 – 66.

［21］王德君，闫军，高渊涛，等 . microRNA – 31 转基因小鼠脊髓损伤模型对胃肠动力障碍的修复作用［J］. 中国现代医生，2016，54（13）：31 – 35，169.

［22］金钟晔，王少贤，白明华，等．逍遥散对慢性束缚应激所致肝郁脾虚证大鼠饥饿素的影响［J］. 吉林中医药，2015（9）：934 – 937.

［23］王鑫杏，刘燕，陈家旭，等．肝郁与生殖功能异常关系研究进展［J］. 中华中医药杂志，2016，31（3）：935 – 938.

［24］曾玉燕．浅析肝主疏泄与女性生殖内分泌系统的相关性［J］. 中国中医药现代远程教育，2009，7（11）：84 – 85.

［25］黄学宽，任凌燕，韩志刚，等．调节“心—肝—肾生殖轴”对雄性小鼠性活动及附性器官重量的影响［J］. 实用中医药杂志，2005，21（3）：132 – 133.

［26］崔丽安，张俊富．从慢性肝炎、肝硬化出血倾向探讨中医“肝藏血”“脾统血”理论的意义［J］. 中西医结合肝病杂志，2002，12（1）：48 – 49.

［27］张石革．褪黑素受体激动剂的研究进展与临床疗效评价［J］. 中国医院用药评价

与分析，2013，13（2）：112－115.

［28］张婵，陈永，杨梅，等．现代医学角度解释中医的“肝开窍于目”［J］. 时珍国医国药，2009，20（1）：233－235.

［29］刘丽红，金耀荣，徐树楠，等．高血压病血瘀证的现代研究［J］. 时珍国医国药，2005，16（7）：654－655.

［30］周礼卿．脾虚患者临床症状与唾液淀粉酶活性、D－木糖吸收率相互关系的初步研究［J］. 山东中医药大学学报，1997，21（3）：48－49.

［31］AGARWAL S K，GURU S C，HEPPNER C，et al. Menin interacts with the AP1 transcription factor JunD and represses JunD－activated transcription［J］. Cell，1999，96（1）：pp. 143－152.

（邓丽娟）

第八章　中医辨证标准研究

辨证论治是中医学的两个基本特点之一，是中医优势和特色的体现，是中医个性化治疗的基石。经过千百年来的实践和探索，中医学已建立起理法方药一整套内容庞大、层次丰富的体系，至今仍指导着中医临床与实践。辨证是辨证论治的前提，制定标准化的辨证标准，能够提升辨证对论治的指导作用，保证辨证论治的准确性、一致性和可重复性，促进辨证论治的发展。辨证论治是中医学在发展过程中逐渐积累形成的，是历代学术演变的深厚沉淀，故此，采用较为统一的观点对其进行梳理、比较、传承、创新和发展十分重要。

但是，如何确保更好地整理和传承，在制定辨证标准时，需要进行细致、深入和广泛的研究。制定辨证的标准需要符合中医理论和中医临床实践，也要面对未来临床的发展创新。

第一节　中医诊断标准研究

中华人民共和国成立后，国家组织中医药界对证候、症状的规范化进行了研究。改革开放后，国家和相关组织制定和出台了相关中医的诊疗规范标准，中国中医药学会和中西医结合学会制定了相关的证候诊断标准。1987 年，中华全国中医内科学会制定了《心痹诊断及疗效评定标准》。1994 年国家中医药管理局颁发了《中医病证诊断疗效标准》、1995 年颁布了中华人民共和国国家标准《中医病证分类与代码》等。这些诊疗标准的出台标志着中医证候的研究有了重大突破，也意味着标准证候的研究进入了实质性阶段，也能够指导临床实践和科学研究。

但这些证候标准没有获得临床的普遍认可，其原因如下：一是规范化标准繁多，仅脾虚证的诊断标准就有多种，如中西医结合学会虚证和老年病研究专业委员会 1982 年制定，1986 年修订的诊断标准；各脾虚证研究单位（如广州中医学院脾胃研究室、江西中医学院脾胃研究组、福建省中医脾胃学说研究会等）制定的诊断标准；卫健委药政局制定的诊断标准等。二是各规范化标准间存在明显的差异，例如广州中医学院比较该院与全国脾虚证标准，其病例诊断符合率只有 23.6% （陈小野，1995）。因此，在吸取上述成果的同时，需要进一步完善标准化证候，以促进标准证候的客观化。

一、中医诊断标准研究现状

中医药学是我国唯一一门流传至今并不断发展的古老学科，同时兼具科学和文化的双重价值。中医药学经过千百年的反复实践验证了其有效性和安全性，也逐渐得到了世界各国和人民的认可和重视。自古以来，中国一直在丝绸之路上与沿线国家保持密切交流，中医药就是其中重要的一项，直到近现代，其仍是我国对外交流合作的重要组成部分。但在现代医学评价体系中，中医药学却一直得不到应有的体现和地位，以至于中医药在现代化和国际化进程中经常处于两难的局面。让中医药从中国走出去，并真正融入现代医学中，成为现代医学的一个重要组成部分，离不开标准化的通用语言。在国际贸易、推动产业改革创新和保障人民群众安全等方面，标准化都发挥着重要作用（何雅莉等，2022）。为推动中医药现代化发展和推动中医药国际化进程，传播中医药文化，促进中医药交流，推广中医药成果，给世界带来中医药的福利，实施中医药名词术语的国际标准，确定中医诊断标准，具有深远的意义（王晶亚等，2022）。

《中医病证分类与代码》是 1995 年 11 月由国家中医药管理局颁布的国家标准，是我国较早的中医类国家标准。从当前中医药传承发展的情况看，因受历史局限，该标准的分类与编码体系存在一些不足之处，如收录的疾病数量不足，标准所涉及的病名、证候与实际情况尚有较大差距；编码结构不尽合理，不利于统计分类；编码的扩展性相对较差，未预留编码扩展空间等。针对 1995 版《中医病证分类与代码》存在的问题，2020 年修订的新版《中医病证分类与代码》做了部分完善，不仅新增了 741 条中医疾病名和 974 条中医证候名，而且更新和补充了许多临床应用存在的以及传统病证新增的疾病名和证候名，如真心痛、儿枕痛、水毒证、热入营分证等。通过对比研究发现，1995 版《中医病证分类与代码》收录的中医疾病和证候较为精细繁杂，2020 年修订的新版《中医病证分类与代码》中的病证分类体系更为细致，不仅将疾病分类由科别分类等 7 个大类细分为 17 个大类，证候分类也由 6 个大类细分为 10 个大类。而传统医学病证模块中病证分类体系虽然相对简单笼统，收录数量较少，但其收录的疾病名与证候名在全球具有代表性，且共识度较高，其新增的疾病与证候值得相关研究者关注。因此，可通过借鉴传统医学病证模块中新增的疾病名与证候名来完善我国《中医病证分类与代码》的收录；也可结合中医临床实践情况、跟踪中医临床诊断动态以及我国最新版《中医诊断学》中已赋予定义的病名与证候，归纳总结出更多有效、精准的疾病名与证候名，为今后《国际疾病分类》中传统医学病证模块的修订完善提供参考（李静等，2021）。

2019 年，传统医学病证模块被纳入《国际疾病分类第十一次修订本（ICD－11）》，使中医疾病与证候的分类有了国际统计标准，这有利于中医学在国际层面的交流学习与发展，可促进中医药信息进一步规范化，提高中医医院卫生统计数据质量，改善其他医疗卫生机构与中医类医院信息不一致的现状，解决相关医院绩效考核、转诊、医保支付信息失真而产生的一系列问题，也将积极推动中医药事业健康发展。故应把握这一发展中医药事业的好时机，积极宣传《中医病证分类与代码》的应用优点，倡导临床医生及病案管理人员学习中医病证的分类与编码相关知识，加强中医病证编码的实操培训，发挥国家中医标准的作用，完善既能与国际标准挂钩又能准确反映中医药服务情况的统计网络（郭小青等，2004）。拓展国家中医标准应用范围，结合医保支付方式改革现状，将该标准应用到医疗保险的付费方式上，探索中医按疾病诊断相关分组的分组方法，构建中医的疾病诊断相关分组规则，为更加科学、合理、高效的中医类医保支付提供决策参考，促进中医医疗机构科学健康持续发展（黄玮，2018）。

二、中医诊断标准研究方法

中华人民共和国成立后，尤其是改革开放以来，中医药学术界相继进行了证候规范化、中医诊断术语标准规范化工作（胡金亮等，2005）。采取合理的方法是实现中医诊断标准的重要内容，也是当前中医药研究的重中之重。尽管目前大量研究在宏观证候与微观理化指标等方面建立了关联模式，但不同研究彼此割裂甚至相互矛盾，不具备系统性与特异性，能否运用于中医辨证尚有待商榷。通过对既往文献进行归纳总结，发现目前中医诊断标准研究方法有以下四种。

（一）明确研究单元

研究单元，也叫研究对象，属于所研究领域的完整科学概念的范畴。进行中医诊断研究时，首先要确定研究单元，才能做到精准靶点，有的放矢，才能更好地开展研究。证候作为中医临床的核心要素，以往被作为主要研究单元。但近几年，不断有学者指出证素、单证研究的必要性并取得了一些成果。

1. 证候

证候，也叫证型，简称证，是中医临床诊疗中最重要、最核心的概念。以证候进行研究要建立非常多的诊断标准，工作十分繁杂。另外，一种疾病因为个体、地域、节气、疾病发展等因素，究竟包含多少证候，会如何发展仍无法得知，也不是一个普通课题组所能系统全面观察和研究的。因此，证候是一个复杂单元，以此作为研究单元去建立疾病的证候诊断标准是非常困难的。

2. 证素

组成证候的最小单元是证素。证素是指通过对症状和体征进行辨识，从而获得的单个病位或病性，其是构成“证”的基本要素。临床证候千变万化，且不断有新的证候被提出，但基本证素的数量和种类却是固定且有限的。进行证素辨证的基本原理为：依照四诊信息，辨别相关证素，并对相关证素进行组合和关联，进而建立证候的诊断标准。但是，当识别多个证素时，往往会建立多个证候组合，这与患者的临床实际往往有偏差。

3. 单证

近几年提出的单证概念，其理论目前尚不成熟。其定义为：介于证素和证型之间的研究单元，是病位证素与病性证素的组合。单证作为研究单元，首先按照组合规律对病性与相应的病位组合成单证，然后秉承证素辨证体系“降维升阶”的思想来建立诊断标准。首先，可将证型拆分成单证，较前证型变少，从而达到降维升阶的效果；其次，将病性与病位进行组合，避免了证素组合的不确定性。

(二) 建立证—症对应关系

证—症对应，旨在建立的证候诊断标准中纳入具有诊断价值的症状及体征。通过查阅文献、采取专家问卷和收集临床资料等方式，运用统计学方法，筛选出具有诊断意义的症状、体征。目前，常用的统计方法包括：因子分析、模糊数学、条件概率法、频次法、粗糙集法、聚类分析、构成比法、主成分分析法、Logistic 回归、隐变量分析和判别分析等。

(三) 权重赋值

权重赋值，是通过相关症状对某证的贡献程度进行赋值，根据不同的权重反馈不同症状的主次关系。在此主要讨论分析专家问卷和分析临床资料的统计学方法。

1. Delphi 法中权重系数的确定

确定 Delphi 法中权重系数的方法有两种：①某一项指标得分值/该证各项指标总得分的百分比作为权重系数；②某证具备某症状或体征的专家数/总专家数的百分比作为权重系数。

2. 临床资料分析中权重系数的确定

如何对临床资料的权重系数进行确定，统计方法主要包括：因子分析、逐步线性回归、条件概率、Logistic 回归及判别分析等。

(四) 确定诊断临界值

诊断临界值主要是指某些症状积分或诊断概率达到某个阈值即可诊断为某证，主要有以下四种方法：

1. 叙述法

主要方式为列出某些证候的相关临床表现。目前，教科书及部分医者的专著均采用了叙述法。大部分的标准内容包含症状及舌脉，但缺少病因、病程、生活饮食习惯、家族史等其他重要信息。

2. 项目组合法

多用于临床诊断标准的制定，其内容主要包括：主要症若干项 + 次要症若干项，或不分主要、次要症而是直接符合几项症状。

3. 积分法

积分法目前主要分为两种：最小积分法和最佳临界值法。其中，最小积分法是以各项症状都具备且都为轻度时的积分值为诊断临界值；最佳临界值法是不断调整临界值，并与临床医生辨证结果符合率最高时的最佳临界值为最终的诊断临界值。

4. 隶属度最大法

隶属度最大法主要分为两种：第一是条件概率法，计算各指标的条件概率，通过建立证候计量诊断表，进一步简化为诊断计分表。第二种为判别分析法，首先建立各证候的判别函数，再分别将各症状分值代入计算，可以把各病例归入到函数值最大的一类；或计算每一例的后验概率，将各病例归入到后验概率最大的一类。

第二节　中医诊断术语标准研究

中医诊断学历史悠久，几乎是伴随着中医药的产生而出现，是中医药医学系统的重要组成部分。中医诊断学是连接疾病与中医药临床的枢纽，是患者与医生联系的纽带。“是其证，用其方”，没有中医诊断学就无法有效开展中医药的临床诊治。

术语是学科系统的基石，是一个学科发展成熟的标志，代表着所在学科基本知识的固定单元与重要组成部分。术语固定而精确，能得到学界的广泛使用推广，对学科发展、进步及同行交流、行业规范监管等具有重要意义。中医药在 2000 多年的发展中，积累了许多专业的诊断术语，构建了中医的诊断系统。这些术语在纵向传承发展、横向发明交流等维度上各有历史背景，使得中医诊断学体系丰富而繁杂。我国幅员辽阔、历史传承悠久、各地风俗文化各不相同，再加上战乱灾祸、文化交流等原因，导致中医诊断术语标准在过去长时间内始终无法形成。各种诊断学术语广泛分布于医学典籍、医案、文学著作、字典乃至口口相传等。基于以上种种原因，中医诊断学术语具有种种缺陷，如一证多词、一义多词、概念交叉、概念重叠、概念交换、生僻词等。这些缺陷在一定程度上导致学术交流障碍、医学传承困难、规范监管失效等。

中华人民共和国成立后，尤其是改革开放以后，中医药迎来了快速发展的春天，各级学会、医疗单位、科研院所广泛扩张，中医药行业从业人员快速增加。针对行业自身的客观发展需求、监管机制健全乃至国际交流推广，20 世纪 80 年代开始，我国以国家中医药管理局为牵头单位，开展了多种中医国家标准的研究与制定工作。中医诊断术语标准研究作为其中的重要组成部分，得到了行业内的广泛支持，对中医药体系的健全与发展做出了重要贡献。目前，中医诊断术语标准工作已经取得了很多成果，包括《中医病证分类与代码》《中医临床诊疗术语・疾病部分》《中医临床诊疗术语・证候部分》《中医基础理论术语》以及《国际疾病分类第十一次修订本（ICD－11）》传统医学章节（周强等，2021）。这些术语标准因其制定时间、制定背景不同，具有一定差异，但基本可以相互映射，通行使用。

一、中医诊断术语标准概述

中医诊断术语标准牵涉中医临床、教学、科研、产业等各个方面，对整个中医学科的发展具有重要影响，也是一项基础性、长期性、综合性的繁杂系统工程。目前已有的中医诊断术语标准及相关代码可以参见表 8－1（许吉等，2015）。

表 8－1　不同术语标准概览

名称	标准号	级别	颁布日期	主要起草单位
《中医病证分类与代码》	GB/T 15657—2021	国家级	1995 年实施，2020 年修订	国家中医药管理局
《中医临床诊疗术语・疾病部分》	GB/T 1675（1）—2021	国家级	1997 年实施，2020 年修订	国家中医药管理局
《中医临床诊疗术语・证候部分》	GB/T 1675（2）—2021	国家级	1997 年实施，2020 年修订	国家中医药管理局
《中医基础理论术语》	GB/T 20348—2006	国家级	2006 年	辽宁中医药大学
《国际疾病分类第十一次修订本（ICD－11）》传统医学章节	ICD－11	国际级	2018 年	世界卫生组织

二、中医病证分类与代码

1995 版的《中医病证分类与代码》对中医病证的分类原则和编码方法做出了严格的规定，并确立了以中医病和证并列诊断作为中医疾病诊断的辨证方式。2020 年新发布的国家标准《中医病证分类与代码》修订版在编码方式上也进行了修改，其舍弃了六位字符码长的编码方式，采用字母、数字及“·”的混合编码方式，增加了编码的扩展空间（郭志武等，2021）。但仍存在部分中医疾病名和证候名已收录到 ICD－11（如结胸、肾著、寒热中间证、疫疠证等），但在新版《中医病证分类与代码》中缺失的情况。因此，《中医病证分类与代码》应进一步补充收录临床实践和 ICD－11 中存在的中医疾病名与证候名，逐步完善标准，形成一个中医病案管理标准化、规范化的独具特色体系，以供中医临床应用（杨思睿等，2021）。

三、中医临床诊疗术语

中华人民共和国国家标准《中医临床诊疗术语》包括了疾病、证候及治法三个部分。其规范了 1050 种治法的术语，可以满足临床应用的需要。该标准在继承中有发展和创新，囊括和融汇了诸种辨证方法的实质内容，抓住辨病位、辨病性这些辨证的核心，提炼归纳出 60 项辨证要素，再由辨证要素相互组合构成 800 条规范证名，从而创建了完整而规范的辨证体系，揭示了辨证本质的规律和特点，进而可广泛指导临床各科、各种疾病的辨证诊断。对中医的病、证、症等重大概念进行了严格区分，对每一术语作出科学定义，理论层次明确，表述严格缜密，概念内涵清晰，妥善处理了以往混淆使用的病、证、症名称。建立了完整、统一、准确的中医疾病、证候、治法体系，内容全面、准确，具有系统性、科学性和时代性（沈自尹等，1986）。中医学术语最具中国特色，是构建整个科技名词体系的一个重要组成部分，由中国制定、颁发的《中医临床诊疗术语》，确保了中医学在国内、国际的知识产权，《中医病案规范》以及新世纪全国高等中医药院校规划教材等，均明确规定要根据国家标准《中医临床诊疗术语》使用中医术语。《中医临床诊疗术语》作为中华人民共和国国家标准，具有法规性和权威性，已于 1997 年 10 月 1 日起实施，可以应用于中医学的医疗、教学、科研、制药、卫生统计、医证管理、出版及国内外学术交流等各个方面。《中医临床诊疗术语》是中医学标准化工作的重大突破，对促进中医学术水平的提高具有重要意义，给中医学带来了一场深刻的革命，是中医药走向世界必需的基础性工程，具有向世界推广的重要价值，为中医学一项划时代的研究成果，居国内外领先水平，具有重大的社会效益。

2020 年 11 月 23 日，国家中医药管理局和国家卫生健康委员会联合下发了国中医药医证发〔2020〕3 号文件，公布了《中医病证分类与代码（修订版）》及《中医临床诊疗术语 第 1 部分：疾病（修订版）》，于 2021 年 1 月 1 日起实施。新旧标准的编码方式、命名规范、编写体例、收录范围、分类体系、定义格式方面均呈现一定的差异，也做出了诸多改进与优化，体现了中医学与时俱进的需要。如 GB 95 存在一码多词等情况。如外感热病（痢疾病）、外感热病（疟疾病）、外感热病（霍乱病）的代码都是 BNW000，这种编码方式造成了一个代码涵盖多种疾病的情况，从而导致疾病统计上的混乱。新版国标中所有的病证术语均为一码一义，避免了一码多义带来的混淆。《中医病证分类与代码（修订版）》与《中医临床诊疗术语 第 1 部分：疾病（修订版）》中疾病名的术语完全相同，为了整合并统一疾病名术语的命名规范。新版国标制定了中医疾病名是否需要添加“病”的命名原则：疾病名术语如果不加“病”难以区分其同时兼具症状、部位或病机等属性者，需要在该术语后加上“病”字，以示区别，如“胃胀”“咳嗽”“反胃”等加上“病”字，则可与其自身所兼具的症状属性有所区别；“湿阻”“伏暑”“急风”等加上“病”字，则可与其自身所兼具的病机属性有所区别。GB 97 有 82 个疾病名术语通过添加方括号或圆括号的方式表示术语的同义关系。如“杨梅疮［疹］”表示“杨梅疮”和“杨梅疹”两个疾病名术语的同义关系，“（肺风）粉刺”表示“粉刺”和“肺风粉刺”两个疾病名术语的同义关系。在新版国标中，所有的疾病名术语遵循一词一义的原则，术语中无方括号或圆括号等，而是将原 GB 95、GB 97 标准中用括号所标识的信息通过上下层级或可选用词（即同义词）的方式表示。

新版国标疾病分类的一级类目有 17 个术语，二级类目超过 45 个术语。新版国标的证候一级类目有 10 个术语，二级类目超过 45 个术语。新版国标疾病分类的一级类目则分为“外感病类”“寄生虫病类”“中毒与意外伤害病类”“脏腑病及相关病类”“情志病类”“气血津液病类”“头身形体病类”“皮肤黏膜病类”“生殖病类”“小儿相关病类”“眼病类”“耳病类”“鼻病类”“咽喉病类”“口齿病类”“瘤癌病类”和“临时诊断用术语”17 个大类。新版国标的证候一级类目则分为“八纲证候类”“气血阴阳精髓津液证候类”“经络证候类”“病因证候类”“脏腑官窍证候类”“六经证候类”“卫气营血证候类”“三焦证候类”“其他证候类”“期度类”10 个大类。

四、中医基础理论术语

国家质量监督检验检疫总局，以辽宁中医药大学为主要起草单位，在 2006 年正式颁布了《中医基础理论术语》。作为中医理论的标准规范，在全国开始使用的时间是 2006 年 10 月 1 日。它包含了 1600 余条基本术语。与其他标准不同的是，其不同类目下的相同术语概念定义可能是不同的，高者甚至达到 5 个。它还对术语的拼音、英文、概念进行了规范性处理。

五、《国际疾病分类第十一次修订本（ICD－11）》传统医学章节

世界卫生组织于 2018 年 6 月 18 日发布了《国际疾病分类第十一次修订本（ICD－11）》的最终版本，首次将起源于中医药的传统医学章节纳入其中，这是我国政府与中医专家历经十余年持续努力所取得的重要积极成果。ICD－11 传统医学章节（以下简称“ICTM”）以中医病证名术语为基础，同时兼顾日本、韩国（简称“日韩”）传统医学相关内容，共收录了 250 个中医疾病名相关的术语以及 284 个中医证候名相关的术语。由于 ICTM 还涉及日韩等国家正在使用的中医术语或本国的传统医学术语，因此 ICTM 并不是中国中医国家标准的翻版，其选取的只是前述中国中医国家标准中临床使用频次较高的部分术语；ICTM 收录的中医疾病名术语只占新版国标的 12.34%，证候名术语只占新版国标的 14.32%，故而 ICTM 和新版国标两套标准收录的术语范围和数量差异很大（周强等，2021）。

ICTM 疾病分类的一级类目有 6 个术语，二级类目有 11 个术语。ICTM 的证候一级类目有 9 个术语，二级类目有 19 个术语。ICTM 疾病分类的一级类目分为“脏腑系统疾病”“气血津液病”“其他身体系统疾病”“精神情志病类”“儿童期病类”与“青少年期病类”6 个大类。ICTM 的证候一级类目分为“八纲证”“外感证”“气血津液证”“脏腑证”“经络证”“六经证”“卫气营血证”“四象医学病证”及“三焦证”9 个大类。从两者的一级类目相比较，ICTM 的疾病分类除了“其他身体系统疾病”“精神情志病类”与新版国标没有直接对应关系外，其他 4 个类目均与新版国标有对应关系。但是将分类体系扩大至二级分类进行再比较，可以明显看出“其他身体系统疾病”下的“皮肤黏膜系统病类”“女性生殖系统（包括分娩）病类”“骨、关节和肌肉系统病类”“眼、耳、鼻和喉系统病类”等均可与新版国标的一级或二级类目相对应；“精神情志病类”大致可以对应新版国标的“情志病类”和“心系病”类目下的部分疾病名；“脑系病类”大致可以对应新版国标的“颅脑类病”；“眼、耳、鼻和喉系统病类”则可分别对应新版国标的“眼病类”“耳病类”“鼻病类”和“咽喉类”。可见，新版国标的疾病分类比 ICTM 的疾病分类更加丰富，且基本涵盖了 ICTM 的疾病分类体系。从两者的一级类目比较来看，ICTM 除“外感证”“脏腑证”“四象医学病证”与新版国标没有直接对应关系外，其他 6 个类目均与新版国标相对应；将其扩大到二级分类进行再比较，可以明显看出 ICTM 中的“外感证”主要是风、寒、暑、湿等证，新版国标将其归入“病因证候类”；新版国标中的“脏腑官窍证候类”则可涵盖 ICTM 中的“脏腑证”；“四象医学病证”及其下属的“太阳人病证”“少阳人病证”等类目术语主要是韩医在使用。从一二级类目词的比较结果来看，新版国标比

ICTM 的证候分类体系更丰富，且基本涵盖了 ICTM 的证候分类体系。

六、小结

大部分中医药学科及行业都在大力推行标准化建设，迎合了当前信息化、工业化社会的基本特点（李明等，2021；王斯琪等，2014，2017）。尽管中医理论和临床诊疗过程具有独特的方式和自身的特点，但不标准的操作体系不利于中医的发展和进步，也不利于中医药的推广和全球化进程。中医诊断术语规范化标准体系为体现其客观、科学、严密，是以将既往标准进行更加规范化的处理来实现其目的。标准化建设作为重要任务，伴随着 30 年来连续开展的相关研究工作，已取得了很多成果，但仍有不完善之处，推广普及工作也有待加强（李明等，2021）。

第三节　中医证候标准研究

一、心病辨证诊断标准研究

（一）规划教材、教学参考的诊断标准

各版本《中医诊断学》教材或教学参考书均列举了心病的诊断标准，各本教材之间未存在明显差异。比如新世纪全国高等医药院校规划教材《中医诊断学》和国家卫生健康委员会“十四五”规划教材《中医诊断学（第 4 版）》中列举的心病的常见证候包括心气虚证、心阳虚证、心阳暴脱证、心血虚证、心阴虚证、心脉痹阻证、心火亢盛证、痰蒙心神证、痰炎扰神证等，诊断标准如下（陈家旭，2008；陈家旭等，2021）。

1. 心气虚证

心气虚证是指由于心气不足，鼓动乏力所表现的证候。

【临床表现】胸闷气短，神疲乏力，心悸怔忡，自汗，动则诸症加剧，面色淡白，舌淡，脉虚。

【辨证要点】以胸闷气短、心悸怔忡与气虚见症为辨证要点。

2. 心阳虚证

心阳虚证是指由于心阳虚衰、温运无力导致虚寒内生所表现的证候。

【临床表现】心胸憋闷或心痛，心悸怔忡，唇舌青紫，畏寒肢冷，气短自汗，面色

㿠，舌淡胖，苔白滑，脉弱或结代。

【辨证要点】以胸闷或心痛、心悸怔忡与阳虚见症为辨证要点。

3. 心阳暴脱证

心阳暴脱证是指心阳衰极，阳气暴脱所表现的危重证候。

【临床表现】在心阳虚证表现的基础上，突然冷汗淋漓，四肢厥冷，呼吸微弱，面色苍白；心胸憋闷或剧痛，口唇青紫，神志模糊或昏迷不醒，舌淡或淡紫，脉微欲绝。

【辨证要点】以心胸憋闷或疼痛与亡阳见症为辨证要点。

4. 心血虚证

心血虚证是由于心血不足导致心失濡养所表现的证候。

【临床表现】心悸怔忡，眩晕，健忘，失眠多梦，面色淡白或萎黄，唇舌色淡，脉细弱。

【辨证要点】以心悸怔忡、失眠多梦与血虚见症为辨证要点。

5. 心阴虚证

心阴虚证是指心阴亏虚，虚热内扰所表现的证候。

【临床表现】心烦，心悸怔忡，五心烦热，失眠多梦，潮热盗汗，颧红，口燥咽干，舌红少苔，脉细数。

【辨证要点】以心烦、心悸怔忡、失眠多梦与阴虚见症为辨证要点。

6. 心脉痹阻证

心脉痹阻证是由于瘀血、寒凝、痰浊、气滞等因素导致心脉阻痹，不通则痛所表现的证候。

【临床表现】心胸憋闷作痛，痛引肩背或内臂，严重时心痛彻背，时作时止，心悸怔忡。血瘀心脉者，痛如针刺，舌紫暗或见瘀斑瘀点，脉细涩或结代；痰阻心脉者，体胖痰多，心胸闷痛，身重困倦，舌苔白腻，脉沉滑；寒凝心脉者，心胸突发剧痛，遇寒加重，得温则减，畏寒肢冷，舌淡苔白，脉沉迟或沉紧；气滞心脉者，心胸胀痛，胁肋胀痛，善太息，舌淡红，脉弦。

【辨证要点】以心胸憋闷作痛、痛引肩背或内臂、时作时止、心悸怔忡为辨证要点。

7. 心火亢盛证

心火亢盛证是由于心火炽盛，心火不能下移，热扰心神所表现的证候。

【临床表现】心烦，失眠，口渴，面赤，小便黄赤，大便干结；或口舌生疮、腐烂疼痛；或吐血、衄血；或小便赤、涩、灼、痛；甚或狂躁谵语，神志不清，舌尖红绛，脉数有力。

【辨证要点】以心烦、失眠、口舌生疮、小便黄赤与实热见症为辨证要点。

8. 痰蒙心神证

痰蒙心神证是指痰浊内盛，蒙蔽心神所表现的证候。

【临床表现】精神抑郁，神志痴呆，表情淡漠，喃喃自语，举止失常；或突然昏仆，不省人事，喉中痰鸣，口吐涎沫；或面色晦暗，恶心欲吐，胸脘痞闷，可有意识模糊，重则昏不知人，舌苔白腻，脉滑。

【辨证要点】以神志异常与痰浊内盛见症为辨证要点。

9. 痰火扰神证

痰火扰神证是指痰火内盛，痰热扰心，心神失养所表现的证候。

【临床表现】神昏谵语，面红目赤，发热，胸闷，气粗，咳痰黄稠，喉间痰鸣，小便黄赤，大便秘结；心烦，失眠，甚则狂躁妄动，声高气粗，打人毁物，骂詈不避亲疏，哭笑无常，胡言乱语，舌红苔黄腻，脉滑数。

【辨证要点】外感病以神昏谵语，胸闷发热，以及痰火内盛见症为辨证要点；内伤病以心烦、失眠、狂躁不安等精神异常，以及痰火内盛见症为辨证要点。

（二）卫生部门、行业学会的诊断标准

目前我国沿用的心病辨证标准是 1986 年和 1990 年发布的，现将其标准展示如下。

1. 1986 年发布的心虚证的辨证标准

心虚证：①心悸、胸闷；②失眠或多梦；③健忘；④脉结代或细弱。具备 2 项（第 1 条为必备，本证常与气、血、阴或阳虚证同存）。

（1）心气虚证：①神疲乏力；②少气或懒言；③自汗；④舌胖或有齿印；⑤脉虚无力（软、弱、濡等）。具备 3 项。

（2）心血虚证：①面色苍白；②起立时眼前昏暗；③唇舌色淡；④脉细。具备 3 项（本证与气虚证同时存在时为气血两虚证）。

（3）心阴虚证。主症：①五心烦热；②咽燥口干；③舌红而少苔；④脉细数。次症：①午后潮热；②便结而尿短赤；③盗汗。具备主症 3 项，次症 1 项（本证与气虚证同时存在时为气阴两虚证）。

（4）心阳虚证。主症：①全身或局部畏寒或肢冷；②面足虚浮；③舌淡胖苔润；④脉沉微迟。次症：①夜尿频多；②便溏而尿清长。具备主症 3 项（其中第 1 条为必备），次症 1 项（本证与阴虚证同时存在时为阴阳两虚证）。

在用现代科学方法研究虚证的过程中发现，心气虚证患者常有 PEP/LVET 比值增大。

2. 1990 年发布的冠心病辨证标准

（1）标实证。

第一，痰浊证：胸脘痞满，苔厚腻，脉滑。①偏寒：苔白厚腻；②偏热：苔黄厚腻，或脉滑数。

第二，血瘀证：胸痛，痛有定处，舌质紫暗，或有瘀点、瘀斑。

第三，气滞证：胸闷痛，憋气，苔薄。

第四，寒凝证：胸痛甚，遇寒常发。

（2）本虚证。

第一，气虚证：其共性表现为疲乏，气短，舌质淡胖嫩或有齿痕，脉沉细。①心气虚：气虚兼有心悸者；②脾气虚：气虚兼有腹胀、食少者；③肾气虚：气虚兼有头晕目眩，健忘耳鸣，腰膝酸软者。

第二，阳虚证：其共性表现为疲乏，气短，身寒，肢凉，舌淡胖或有齿痕，脉沉细或迟。①心阳虚：阳虚兼有心悸者；②肾阳虚：阳虚兼有腰膝酸软，肿胀，夜尿频数者。

第三，阴虚证：其共性表现为舌红少苔或无苔，或五心烦热，口干，脉细数。①心阴虚：阴虚兼有心悸者；②肝肾阴虚：阴虚兼有头晕，目眩，耳鸣，腰膝酸软，健忘者。

第四，阳脱证：四肢厥冷，大汗出，脉微欲绝，表情淡漠，面色㿠白或暗淡，舌质黯淡。

说明：①上述各证候皆可见结、代、促脉。②气滞证原则应是无明显疲乏、气短等气虚表现者。③寒凝证原则应是经常遇冷而发作心绞痛者。胸痛甚是指心绞痛发作伴有肢冷、汗出者。④病程中病情如有变化，应按照演变情况进一步做出辨证诊断，并在病程记录中注明，应反映辨证的动态变化。⑤如患者病情用本辨证标准未能概括者，可另行辨证诊断。

二、肺病辨证诊断标准研究

（一）规划教材、教学参考的诊断标准

不同版本《中医诊断学》教材或教学参考书均列举了肺病的辨证诊断标准，各本教材之间未存在明显差异。比如新世纪全国高等医药院校规划教材《中医诊断学》和国家卫生健康委员会“十四五”规划教材《中医诊断学（第 4 版）》中列举了肺气虚证、肺阴虚证、肺阳虚证、风寒束肺证、风热犯肺证、燥邪犯肺证、寒痰阻肺证、肺热炽盛证和痰热壅肺证，诊断标准如下。

1. 肺气虚证

肺气虚证是因肺气虚弱导致肺卫表不固，肺宣降无力所表现的证候。

【临床表现】少气懒言，神疲乏力，咳喘无力，语声低怯，自汗，动则益甚，咯痰清稀，恶风，易于感冒，面色淡白，舌淡苔白，脉弱。

【辨证要点】以咳喘无力、少气懒言、咯痰清稀、易于感冒与气虚见症为辨证要点。

2. 肺阴虚证

肺阴虚证是肺阴亏损，虚热内生所表现的证候。

【临床表现】干咳，无痰，或痰少而黏，难以咯出，或痰中带血，声音嘶哑，口燥咽干，形体消瘦，两颧潮红，五心烦热，潮热盗汗，舌红少苔，脉细数。

【辨证要点】以干咳少痰或无痰与阴虚见症为辨证要点。

3. 肺阳虚证

肺阳虚证是由于肺阳亏虚，导致肺失温煦，虚寒内生所表现的证候。

【临床表现】咳喘无力，咯痰量多，色白清稀如泡沫，精神萎靡，自汗，声低息微，胸闷气短，畏寒肢冷，易于感冒，面色晦暗或㿠白；或面浮肢肿，小便清长，舌淡紫胖嫩苔白滑，脉沉迟而无力。

【辨证要点】以咳喘无力、咯痰量多、色白清稀与虚寒见症为辨证要点。

4. 风寒束肺证

风寒束肺证是风寒之邪外袭，导致肺卫失宣所表现的证候。

【临床表现】恶寒发热，咳嗽，鼻塞，流清涕，咯痰，痰清色白，咽痒，头身疼痛，无汗，苔薄白，脉浮紧。

【辨证要点】以咳嗽、恶寒、鼻塞、痰清色白与风寒表证见症为辨证要点。

5. 风热犯肺证

风热犯肺证是风热袭肺，肺卫失宣所表现的证候。

【临床表现】发热，微恶风寒，咳嗽，咯痰黄稠，鼻塞，流浊黄涕，口干微渴，咽喉肿痛，舌尖红苔薄黄，脉浮数。

【辨证要点】以咳嗽、发热、痰稠色黄与风热表证见症为辨证要点。

6. 燥邪犯肺证

燥邪犯肺证是燥邪外袭，导致肺卫失宣及肺失清润所表现的证候。

【临床表现】干咳，无痰或痰少而黏，难以咯出，甚则痰中带血、胸痛，口、鼻、咽、唇、舌、皮肤干燥；或见咯血、鼻衄，发热恶寒，无汗或少汗，舌苔薄而干燥少津，脉浮数或浮紧。

【辨证要点】以干咳无痰或痰少而黏与燥淫见症为辨证要点。

7. 寒痰阻肺证

寒痰阻肺证是寒痰互结，导致肺失宣降所表现的证候。

【临床表现】气喘，咳嗽，咯痰，胸闷，色白清稀易咯，甚则喉中痰鸣或哮鸣，畏寒肢冷，舌淡胖苔白滑或白腻，脉沉紧或弦滑。

【辨证要点】以咳喘、哮鸣音、痰稀色白与寒痰见症为辨证要点。

8. 肺热炽盛证

肺热炽盛证是热邪内盛，肺失宣降所表现的证候。

【临床表现】发热，咳嗽，气喘，气息灼热，胸闷胸痛，面赤，口渴欲饮，咽痛，小便黄，大便结，舌红苔黄燥，脉洪数有力。

【辨证要点】以发热、咳喘、胸痛、咽痛与里实热见症为辨证要点。

9. 痰热壅肺证

痰热壅肺证是指痰热蕴结于肺，肺失宣降所表现的证候，又称痰热阻肺证。

【临床表现】发热，咳喘，气粗息涌，或咳痰黄稠量多或脓血腥臭痰，胸闷胸痛，鼻翼扇动，喉间痰鸣，烦躁不安，口渴，小便黄，大便结，舌红苔黄腻，脉滑数。

【辨证要点】以发热、咳喘、咳黄稠痰或腥臭脓血痰与痰热见症为辨证要点。

（二）卫生部门、行业学会的诊断标准

目前我国对肺病的辨证标准有 1986 版、2012 版和 2016 版，现将其标准展示如下。

1. 1986 年发布的肺虚证辨证标准

肺虚证：①久咳、痰白；②气短喘促；③易患感冒。具备 2 项（本证常与气虚或阴虚同存）。

（1）肺气虚证：①神疲乏力；②少气或懒言；③自汗；④舌胖或有齿印；⑤脉虚无力（软、弱、濡等）。具备 3 项。

（2）肺阴虚证。主症：①五心烦热；②咽燥口干；③舌红而少苔；④脉细数。次症：①午后潮热；②便结而尿短赤；③盗汗。具备主症 3 项，次症 1 项（本证与气虚证同时存在时为气阴两虚证）。

（3）肺阳虚证。主症：①全身或局部畏寒或肢冷；②面足虚浮；③舌淡胖苔润；④脉沉微迟。次症：①夜尿频多；②便溏而尿清长。具备主症 3 项（其中第 1 条为必备），次症 1 项（本证与阴虚证同时存在时为阴阳两虚证）。

2.《支气管哮喘中医诊疗专家共识（2012）》中支气管哮喘病分型

（1）发作期。

第一，冷哮证。证候：喉中哮鸣如水鸡声，呼吸急促，喘憋气逆，胸膈满闷如塞，咳不甚，痰少咯吐不爽，色白而多泡沫，口不渴或渴喜热饮，形寒怕冷，天冷或受寒易发，面色青晦，舌苔白滑，脉弦紧或浮紧。

第二，热哮证。证候：喉中痰鸣如吼，喘而气粗息涌，胸高胁胀，咳呛阵作，咯痰色黄或白，黏浊稠厚，排吐不利，口苦，口渴喜饮，汗出，面赤，或有身热，甚至有好发于夏季者，舌质红、苔黄腻，脉滑数或弦滑。

第三，风哮证。证候：喘憋气促，喉中鸣声如吹哨笛；咳嗽、咯痰黏腻难出，无明显寒热倾向；起病多急，常倏忽来去；发前自觉鼻、咽、眼、耳发痒；喷嚏，鼻塞，流涕。舌苔薄白，脉弦。

第四，喘脱危证。证候：哮病反复久发，喘息鼻煽，张口抬肩，气短息促，烦躁，昏蒙，面青，四肢厥冷，汗出如油，脉细数不清，或浮大无根，舌质青暗、苔腻或滑。

（2）慢性持续期。

第一，痰哮证。证候：喉中痰涎壅盛，声如拽锯，喘急胸满，但坐不得卧，痰多易出，面色青暗，舌苔厚浊或黄腻，脉滑实。

第二，虚哮证。证候：气短息促，动则喘甚，发作频繁，甚则持续喘哮，口唇、爪甲青紫，咯痰无力，痰涎清稀或质黏起沫，面色苍白或颧红唇紫，口不渴或咽干口渴，形寒肢冷或烦热，舌质淡或偏红，或紫暗，脉沉细或细数。

（3）缓解期。

第一，肺脾气虚证。证候：气短声低，自汗，怕风，易感冒，倦怠无力，食少便溏，舌质淡、苔白，脉细弱。

第二，肺肾两虚证。证候：短气息促，动则为甚，腰膝酸软，脑转耳鸣，不耐劳累；或五心烦热，颧红，口干，舌质红、少苔，脉细数；或畏寒肢冷，面色苍白，舌淡、苔白，质胖，脉沉细。

3.《支气管哮喘中医证候诊断标准（2016版）》中支气管哮喘病分型

（1）实证类。

第一，外寒内饮证：①喘促或咳嗽或胸闷、气短；②恶寒、无汗，或肢体酸楚甚至酸痛；③痰白清稀或兼泡沫；④喉中痰鸣；⑤舌苔白滑，或脉紧或浮紧或滑。具备①、②中2项，加③、④、⑤中2项。

第二，痰浊阻肺证：①喘促或咳嗽或胸闷、气短；②喉中痰鸣；③痰多、白黏或清稀；④胃脘痞满；⑤纳呆或食少；⑥肢体困倦；⑦舌苔白腻，或脉滑或弦滑。具备①、②、③中2项，加④、⑤、⑥、⑦中2项。

第三，风痰阻肺证：①喘促或咳嗽或胸闷、气短；②遇异味则喘或喉中痰鸣；③鼻痒或喷嚏、流清涕或咽痒；④痰白黏或咯痰不爽；⑤脉滑或弦滑。具备①、②、③中 2 项，加④、⑤中 1 项。

第四，痰热壅肺证：①喘促、气急或咳嗽或胸闷、气短；②痰黄或黏稠；③发热或口渴喜冷饮；④大便秘结；⑤舌质红，或舌苔黄或黄腻，或脉数或滑数。具备①、②中 2 项，加③、④、⑤中 2 项。

（2）虚证类。

第一，肺气虚证：①咳嗽或喘息、气短或胸闷，动则加重；②神疲，或乏力；③自汗，易感冒；④舌质淡，或脉沉细或细弱。具备①，加②、③、④中 2 项。

第二，肺脾气虚证：①咳嗽或喘息、气短或胸闷，动则加重；②神疲或乏力，动则加重；③自汗，易感冒；④纳呆或食少；⑤胃脘痞满或腹胀或便溏；⑥舌体胖大或齿痕，或脉沉细或沉缓或细弱。具备①、②、③中 2 项，加④、⑤、⑥中 2 项。

第三，肺肾气虚证：①喘息或胸闷或气短，动则加重；②神疲、乏力，或自汗，动则加重；③易感冒；④腰膝酸软；⑤耳鸣，头昏；⑥夜尿频多，或咳而遗尿；⑦舌质淡，或脉沉细或细弱。具备①、②、③中 2 项，加④、⑤、⑥、⑦中 2 项。

第四，肺肾阳虚证：①喘息或胸闷或气短，动则加重；②畏风寒，或肢体欠温；③神疲或乏力，动则加重；④易感冒；⑤腰膝酸软；⑥耳鸣，头昏；⑦夜尿频多，或咳而遗尿；⑧舌质淡，或舌苔白或白滑，或脉沉或沉缓。具备①、②中 2 项，加③、④、⑤、⑥、⑦、⑧中 3 项。

第五，阳气暴脱证：①喘促、气急或伴张口抬肩、不得平卧；②神志异常（恍惚、烦躁、嗜睡、昏迷）；③面色苍白、大汗淋漓，或四肢厥冷；④脉微细欲绝或脉疾促。具备①，加②、③、④中 2 项。

（3）兼证类。

血瘀证：①面色紫暗；②唇甲青紫；③舌质紫暗或有瘀斑或瘀点；④舌下静脉迂曲、粗乱。具备①、②、③、④中 1 项。

三、脾病辨证诊断标准研究

（一）规划教材、教学参考的诊断标准

各版本《中医诊断学》教材或教学参考书均列举了脾病的诊断标准，各本教材之间未存在明显差异。比如新世纪全国高等医药院校规划教材《中医诊断学》和国家卫生健康委员会“十四五”规划教材《中医诊断学（第 4 版）》中列举了脾气虚证、脾虚气陷证、脾

阳虚证、脾不统血证、寒湿困脾证和湿热蕴脾证，诊断标准如下。

1. 脾气虚证

脾气虚证是脾气亏虚，导致脾运化功能减退所表现的证候。

【临床表现】少气懒言，体倦怠乏力，呕恶嗳气，食少腹胀，食后胀甚，大便溏薄，面色萎黄或淡白，或形体消瘦，或肥胖、浮肿，舌淡苔白，脉缓弱。

【辨证要点】以腹胀、食少、便溏与气虚见症为辨证要点。

2. 脾虚气陷证

脾虚气陷证，又称脾气下陷证、中气下陷证，是由于脾气虚弱，升举无力，导致脾气主升功能下降而表现的证候。

【临床表现】脘腹坠胀，食后更甚，头目眩晕，肛门重坠，或久泄久痢，便意频数，小便浑浊如米泔，或胃肾下垂、脱肛、子宫下垂，面白无华，食少便溏，舌淡苔白，脉缓或弱。

【辨证要点】以内脏下垂、肛门重坠、脘腹坠胀与脾气虚见症为辨证要点。

3. 脾阳虚证

脾阳虚证是脾阳亏虚，虚寒内生所表现的证候。

【临床表现】腹胀，食少纳呆，脘腹冷痛，形寒肢冷，喜暖喜按，口淡不渴，泛吐清水，大便稀溏，甚则完谷不化，小便短少，或浮肿，或带下清稀，色白量多，舌淡胖边有齿痕，苔白滑，脉沉迟无力。

【辨证要点】以腹胀，纳呆，畏寒，腹痛，大便稀溏，浮肿与阳虚见症为辨证要点。

4. 脾不统血证

脾不统血证，又称气不摄血证，是脾气虚弱，无力统摄血液，导致血溢脉外所表现的证候。

【临床表现】面色无华或萎黄，神疲乏力，少气懒言，食少腹胀，便溏，各种出血症状，如吐血，齿衄，肌衄，便血，尿血，以及妇女月经过多、崩漏等，舌淡苔白，脉细弱。

【辨证要点】以慢性出血症与脾气虚见症为辨证要点。

5. 寒湿困脾证

寒湿困脾证，又称湿困脾阳证、寒湿中阻证，是指寒湿内盛，困厄脾阳，脾运化失职所表现的证候。

【临床表现】脘腹痞闷，头身困重，泛恶欲吐，纳呆，口淡不渴，口腻，腹痛，或肢体浮肿，小便短少，或身目发黄，晦暗不泽，或妇女白带量多清稀，大便溏，舌淡胖苔白腻，脉濡缓。

【辨证要点】以脘腹痞闷、纳呆、便溏与寒湿见症为辨证要点。

6. 湿热蕴脾证

湿热蕴脾证，又称中焦湿热证，脾胃湿热证，是由于湿热内蕴中焦，导致脾胃运化功能障碍所表现的证候。

【临床表现】脘腹痞闷，腹胀纳呆，呕恶，口中黏腻，渴不多饮，肢体困重，小便短黄，大便黏腻，或身目发黄色鲜明，或皮肤瘙痒，或身热不扬，或汗出热不解，舌红苔黄腻，脉濡数。

【辨证要点】以脘闷、腹胀、纳呆与湿热内蕴见症为辨证要点。

（二）卫生部门、行业学会的诊断标准

目前我国对脾虚证的辨证标准有1986版、2017版，脾虚证分为脾气虚证（包括脾虚湿蕴、脾不统血、中气下陷3项兼证）、脾阳虚证和脾阴虚证。现将最新版标准展示如下。

1. 脾气虚证

主症：①倦怠乏力；②大便溏稀；③食欲减退。次症：①神疲懒言；②食后腹胀；③脘腹隐痛，遇劳而发；④口淡不渴；⑤面色萎黄；⑥排便无力。舌脉：舌淡或伴齿痕、苔薄白；脉弱无力。诊断：舌脉象必备加主症、次症各2项，或舌脉象必备加主症1项、次症3项即可诊断。

兼证诊断：在脾气虚证诊断基础上，①大便溏滞，食已欲泄，口黏腻不渴，舌苔白厚腻者可判为脾虚湿蕴证。②便血，或呕血，或月经量多，或牙龈出血等慢性出血症状之一者，可判为脾不统血证。③胃脘坠胀不适，食后、站立或劳累后加重；肛周或下腹或腰部坠胀不适，站立或劳累后加重；久泻或久痢。兼具上述症状中任1项即可诊断为中气下陷证。

2. 脾阳虚证

主症：①大便清稀甚则完谷不化；②脘腹冷痛喜温喜按，遇寒或饥时痛剧；③畏寒肢冷。次症：①肠鸣辘辘；②口泛清涎；③面色㿠白；④带下清稀量多。舌脉：舌淡胖伴齿痕、苔白滑，脉沉缓。诊断：舌脉象必备加主症、次症各2项，或舌脉象必备加主症1项、次症3项即可诊断。

3. 脾阴虚证

主症：①饥不欲食；②肌瘦肤热。次症：①唇干少饮；②脘腹痞胀、夜剧昼静；③大便偏干、排出无力；④手足烦热；⑤嘈杂不适。舌脉：舌质嫩偏润、苔少，脉细弱偏数。诊断：舌脉象必备加主症、次症各2项，或舌脉象必备加主症1项、次症3项即可诊断。

辅助诊断参考指标：脾虚证患者常出现尿D－木糖排泄率低下，唾液淀粉酶负荷试验活性下降。

四、肝病辨证诊断标准研究

（一）规划教材、教学参考的诊断标准

不同版本《中医诊断学》教材或教学参考书均列举了肝病的辨证诊断标准，各本教材之间未存在明显差异。例如，新世纪全国高等医药院校规划教材《中医诊断学》和国家卫生健康委员会“十四五”规划教材《中医诊断学（第4版）》中列举了肝血虚证、肝阴虚证、肝郁气滞证、肝火炽盛证、肝阳上亢证、肝风内动证、寒凝肝脉证和肝胆湿热证，其诊断标准如下。

1. 肝血虚证

肝血虚证是由于肝藏血不足，导致其所系的筋、目、爪甲或冲任等失于濡养而表现的虚弱证候。

【临床表现】视物模糊或夜盲，头昏目眩，爪甲不荣，妇女月经量少色淡，甚则闭经，或手足震颤，肌肉瞤动，关节拘急不利，甚至肢体麻木，面色淡白或萎黄，舌淡，脉弦细或脉细无力。

【辨证要点】以筋脉、爪甲、两目失养与血虚见症为辨证要点。

2. 肝阴虚证

肝阴虚证是指肝之阴液亏虚，肝濡养不足，导致虚热内扰所表现的证候。

【临床表现】胁肋隐隐灼痛，双目干涩，视力减退，头晕目眩，或见五心烦热，潮热盗汗，午后颧红，面部烘热，手足蠕动，口燥咽干，舌红少苔或少津，脉弦细而数。

【辨证要点】以胁肋隐痛和肝脉、两目、筋脉失养与阴虚见症为辨证要点。

3. 肝郁气滞证

肝郁气滞证，又称肝气郁结证，亦称肝郁证，是由于肝的疏泄功能失常，导致气机郁滞所表现的证候。

【临床表现】胸胁或少腹胀满疼痛或窜痛，善太息，情志抑郁，情绪多变，易怒，妇女可见乳房作胀疼痛，月经不调，痛经，甚则闭经；舌苔薄白，脉弦；或梅核气，或见瘿瘤、瘰疬，乳癖，或见胁下积块。

【辨证要点】以少腹胸胁胀痛或窜痛、情志抑郁、善太息为辨证要点。

4. 肝火炽盛证

肝火炽盛证，亦称肝火上炎证、肝经实火证、肝火证，是指火热内扰于肝，气火上逆所表现的证候。

【临床表现】胁肋灼痛，急躁易怒，面红目赤，口苦口干，或头晕胀痛，或耳鸣耳聋，或耳内肿痛，流脓，或噩梦纷纭，或失眠，或吐血、衄血，小便短赤，大便结，舌质红，苔黄，脉弦数。

【辨证要点】以胁肋痛、急躁易怒、面红目赤、头晕胀痛、口苦口干为辨证要点。

5. 肝阳上亢证

肝阳上亢证是由于肝肾阴亏，导致阴不制阳，表现以亢阳上扰为特征的上实下虚的证候。

【临床表现】眩晕耳鸣，急躁易怒，头目胀痛，头重脚轻，面红目赤，失眠多梦，腰膝酸软，舌红少津，脉弦有力或弦细数。

【辨证要点】以眩晕耳鸣、急躁易怒、头目胀痛、头重脚轻、腰膝酸软为辨证要点。

6. 肝风内动证

肝风内动证是出现抽搐、眩晕欲仆、震颤等具有“动摇”特点为主的一类证候，属内风。临床常见肝阳化风、热极生风、阴虚动风和血虚生风等，其异同点见表8－2。

表8－2　肝风四证鉴别表

证候	性质	主症	兼症	舌象	脉象
肝阳化风证	上实下虚证	头摇肢颤，眩晕欲仆，言语謇涩或舌强不语	步履不正，手足麻木	舌红，苔白或腻	弦而有力
热极生风证	实热证	手足抽搐，颈项强直，角弓反张，两目上视，牙关紧闭	高热神昏，燥热如狂神昏	舌质红绛	弦数
阴虚动风证	虚证	手足蠕动	颧红潮热，形体消瘦，口咽干燥	舌红少津少苔	弦细数
血虚生风证	虚证	手足震颤，肌肉瞤动，肢体麻木，皮肤瘙痒	眩晕目眩，面白无华	舌淡，苔白	弦细

7. 寒凝肝脉证

寒凝肝脉证，又称寒凝肝经证、肝寒证、肝经实寒证，是指寒邪侵袭肝脉，寒凝气血，以致气血不畅表现的证候。

【临床表现】少腹或巅顶冷痛，阴部坠胀痛，或阴囊挛缩掣痛，遇寒加重，得温痛减，形寒肢冷，舌淡苔白润，脉弦紧或沉紧。

【辨证要点】以巅顶、阴部、少腹等肝经循行部位冷痛与实寒见证共见为辨证要点。

8. 肝胆湿热证

肝胆湿热证，又称肝经湿热下注证，是由于湿热蕴结肝胆，导致疏泄功能失常所表现的证候。

【临床表现】胁肋胀满，灼痛，口苦，纳呆厌食，腹胀，呕恶欲吐，或胁下有痞块，小便短赤，大便不爽，或见寒热往来，或身目发黄如橘皮色，或男性睾丸疼痛；或阴部瘙痒，妇女湿带下黄臭，舌红苔黄腻，脉弦数或滑数。

【辨证要点】以胁肋灼痛、纳呆厌食、黄疸、阴痒与湿热共见为辨证要点。

（二）卫生部门、行业学会的诊断标准

目前我国对于肝病的辨证标准为1986年版，中国中西医结合学会消化系统疾病专业委员会对肝纤维化发表了共识，现将其标准展示如下。

1. 1986年发布的肝虚证的辨证标准

肝虚证：①头晕目眩；②肢体麻木；③急躁易怒或抑郁喜叹息；④双目干涩。具备3项（本证常与血虚或阴虚证同存）。

（1）肝血虚：①面色苍白；②起立时眼前昏暗；③唇舌色淡；④脉细。具备3项（本证与气虚证同时存在时为气血两虚证）。

（2）肝阴虚。主症：①五心烦热；②咽燥口干；③舌红而少苔；④脉细数。次症：①午后升火；②便结而尿短赤；③盗汗。具备主症3项，次症1项（本证与气虚证同时存在时为气阴两虚证）。

2. 肝纤维化

（1）肝胆湿热证。

主症：①口干苦或口臭；②胁胀或痛；③大便黏滞秽臭或大便不爽。

次症：①纳呆；②胃脘胀闷；③倦怠乏力；④皮肤巩膜黄染。

舌脉：舌质红、苔黄腻、脉弦数或弦滑数。

证型确定：具备主症2项和次证1或2项，参考舌脉象和理化检查。

（2）肝郁脾虚证。

主症：①胁肋胀满疼痛；②胸闷善太息；③纳食减少；④神疲乏力。

次症：①精神抑郁或性情急躁；②脘腹痞闷；③面色萎黄；④大便不实或溏泻。

舌脉：舌质淡有齿痕，苔白，脉沉弦。

证型确定：具备主症 2 项和次证 1 或 2 项，参考舌脉象和理化检查。

（3）痰瘀互结证。

主症：①面色晦暗；②体态肥胖；③纳呆口渴。

次症：①呕恶痰涎；②右胁下肿块，刺痛或钝痛，推之不移。

舌脉：舌体胖大，边有齿痕或舌质暗有瘀斑，脉弦滑或弦涩。

证型确定：具备主症 2 项和次证 1 或 2 项，参考舌脉象和理化检查。

（4）肝肾阴虚证。

主症：①胁肋隐痛，遇劳加重；②腰膝酸软；③两目干涩。

次症：①口燥咽干；②心中烦热；③头晕目眩；④失眠多梦；⑤耳鸣如蝉。

舌脉：舌质红，苔薄白少津，脉弦细数。

证型确定：具备主症 2 项和次证 1 或 2 项，参考舌脉象和理化检查。

（5）肝郁气滞证。

主证：①胁肋胀痛，走窜不定，甚则引及晌背肩臂；②疼痛每因情志变化而增减。

次证：①胸闷腹胀，嗳气频作；②得嗳气而胀痛稍舒；③纳少口苦。

舌脉：舌苔薄白，脉弦。

证型确定：具备主症 2 项和次证 1 或 2 项，参考舌脉象和理化检查。

五、肾病辨证诊断标准研究

（一）规划教材、教学参考的诊断标准

不同版本《中医诊断学》教材或教学参考书均列举了肾病的辨证诊断标准，各本教材之间未存在明显差异。比如新世纪全国高等医药院校规划教材《中医诊断学》和国家卫生健康委员会“十四五”规划教材《中医诊断学（第 4 版）》中列举了肾精不足证、肾阴虚证、肾阳虚证、肾气不固证、肾不纳气证和肾虚水泛证，诊断标准如下。

1. 肾精不足证

肾精不足证是由于肾精不足，导致生殖功能减退、生长发育迟缓以及早衰等所表现的证候。

【临床表现】小儿囟门迟闭，身材矮小，智力低下，骨骼痿软，发育迟缓，动作迟钝；女子经闭不孕，男性性欲减退、精少不育；精神痴呆，健忘恍惚，耳鸣耳聋，发脱齿摇，腰膝酸软，足痿无力，动作迟缓；舌淡苔白，脉弱。

【辨证要点】以小儿生长发育迟缓、成人生殖功能低下及早衰与精亏见证为辨证要点。

2. 肾阴虚证

肾阴虚证是由于肾阴亏虚，阴不制阳，虚热内扰所表现的证候。

【临床表现】眩晕耳鸣，五心烦热，潮热盗汗，失眠多梦，颧红咽干，腰膝酸软而痛，形体消瘦；男子阳强易举、遗精、早泄，女子经少经闭或见崩漏；舌红少津，少苔或无苔，脉细数。

【辨证要点】以眩晕耳鸣、腰酸、男子遗精、女子月经失调与阴虚内热见症为辨证要点。

3. 肾阳虚证

肾阳虚证是由于肾阳虚衰，失于温化，导致虚寒内生所表现的证候。

【临床表现】畏寒肢冷，精神萎靡，腰膝腿酸软，下肢尤甚，冷痛，面色白或黧黑；或见性欲冷淡，男子阳痿、早泄、滑精，女子白带清稀量多、宫寒不孕；或小便清长，夜尿频多，五更泄泻。舌淡苔白，脉沉细无力，尺部尤甚。

【辨证要点】以精神萎靡、腰膝冷痛、性欲减退、小便清长与虚寒见症为辨证要点。

4. 肾气不固证

肾气不固证是由于肾气亏虚，导致肾藏精和固摄功能失职所表现的证候。

【临床表现】神疲乏力，耳鸣耳聋，腰膝酸软；小便清长，夜尿频，或遗尿，或小便余沥不尽，或尿失禁；女子带下清稀量多，月经淋漓不尽，或胎动易滑；男子滑精、早泄。舌淡苔白，脉弱。

【辨证要点】以神疲乏力，腰膝酸软，小便清长，精液、经带、胎元失于固摄及气虚表现共见为辨证要点。

5. 肾不纳气证

肾不纳气证是由于肾气亏虚，肾纳气无权所表现的证候。

【临床表现】神疲乏力，腰膝酸软，久病咳喘，呼多吸少，气不接续，动则喘甚；或自汗，语声低怯，舌淡苔白，脉沉弱；或喘息加剧，冷汗淋漓，肢冷面青，脉浮大无根。

【辨证要点】以神疲乏力，久病咳喘、呼多吸少、气不接续和肾虚见症为辨证要点。

6. 肾虚水泛证

肾虚水泛证是由于肾阳虚衰，肾气化无力，导致水液泛滥所表现的证候。

【临床表现】畏寒肢冷，腰膝酸软冷痛，腹部胀满，身体水肿，腰以下为甚，按之没指，小便量少，或心悸气短，咳喘痰鸣，舌淡胖苔白滑，脉沉迟无力。

【辨证要点】以腰酸冷痛，浮肿、腰以下为甚，小便量少，与肾阳虚见症为辨证要点。

（二）卫生部门、行业学会的诊断标准

目前我国的肾病辨证标准有 1986 版和 2007 年版，现将其标准展示如下。

1. 1986 年发布的肾虚证的辨证诊断标准

肾虚证：①腰脊酸痛（外伤性除外）；②胫酸膝软或足跟痛；③耳鸣或耳聋；④发脱或齿摇；⑤尿后有余沥或失禁；⑥性功能减退、不育、不孕。具备 3 项（本证常与气虚、阴虚或阳虚证同存）。

（1）肾气虚证：①神疲乏力；②少气或懒言；③自汗；④舌胖或有齿印；⑤脉虚无力（软、弱、濡等）。具备 3 项。

（2）肾阴虚证。主症：①五心烦热；②咽燥口干；③舌红而少苔；④脉细数。次症：①午后升火；②便结而尿短赤；③盗汗。具备主症 2 项，次症 1 项（本证与气虚证同时存在时为气阴两虚证）。

（3）肾阳虚证。主症：①全身或局部畏寒或肢冷；②面足虚浮；③舌淡胖苔润；④脉沉微迟。次症：①夜尿频多；②便溏而尿清长。具备主症 3 项（其中第 1 条为必备），次症 1 项（本证与阴虚证同时存在时为阴阳两虚证）。

在用现代科学方法研究虚证的过程中发现：①肾阳虚证患者常有 24 小时尿 17 - OHCS 含量（Reddy's 修改法）降低；②男性肾虚患者常有 E_2/T 比值（放射免疫测定法）上升。

2. 2007 年试行的糖尿病肾病辨证分型

（1）本证。

第一，阴虚燥热证。主症：口干欲饮，易饥多食，心烦失眠，尿频，便秘。次症：急躁易怒，面红目赤，心悸怔忡，头晕目眩。舌脉：舌红、苔黄，脉弦数或弦滑数。

第二，气阴两虚证。主症：倦怠乏力，心悸气短，头晕耳鸣，自汗、盗汗。次症：面色白，心烦失眠，遗精早泄，口渴喜饮。舌脉：舌淡红、少苔或花剥，脉濡细或细数无力。

第三，脾肾气虚证。主症：小便频数或清长，或浑浊如脂膏，纳呆，疲乏。次症：面色苍白，腰膝酸软，或少尿，肢体浮肿。舌脉：舌淡胖、苔薄白，脉细带滑。

第四，阴阳两虚证。主症：精神萎靡，形寒肢冷，大便泄泻，阳痿，遗精。次症：面色苍白无华，倦怠乏力，面目浮肿，腰酸耳鸣。舌脉：舌淡、苔白，脉沉迟或沉细无力。

（2）标证。

第一，湿证。①湿热证。主症：脘腹胀满，纳呆恶心。次症：渴不多饮，口有秽臭，肢体重着，头重如裹。舌脉：舌红、苔黄腻，脉滑数。②寒湿证。主症：脘腹胀满，便溏泄泻，面色无华。次症：恶心呕吐，形寒肢冷。舌脉：舌淡、苔白腻，脉沉迟无力。

第二，瘀证。主症：肢体麻痛，胸痹心痛，唇紫暗。次症：手足紫暗，中风偏瘫，舌下青筋显露或舌有瘀斑。舌脉：舌紫暗或有瘀斑，舌下青筋显露，苔薄，脉涩不利。

第三，痰瘀证。主症：心胸窒闷，头晕目眩，肢沉体胖。次症：嗜睡，痰多口黏，胸闷气短，肢体酸痛。舌脉：舌暗边有齿痕、苔浊腻，脉弦滑。

六、胃肠病辨证诊断标准研究

（一）规划教材、教学参考的诊断标准

不同版本《中医诊断学》教材或教学参考书均列举了胃肠病的辨证诊断标准，各版本教材未存在明显差异。比如新世纪全国高等医药院校规划教材《中医诊断学》和国家卫生健康委员会“十四五”规划教材《中医诊断学（第4版）》中列举了胃阴虚证、寒滞胃脘证、胃火炽盛证、食滞胃脘证、胃虚饮停证和瘀滞胃脘证，诊断标准如下。

1. 胃阴虚证

胃阴虚证是胃阴亏虚，虚热内生所表现的证候。

【临床表现】胃脘隐隐灼痛，口燥咽干，嘈杂，干呕呃逆，饥不欲食，大便干结，小便短少，舌红少津，脉细数。

【辨证要点】以胃脘隐痛、饥不欲食与阴虚见症为辨证要点。

2. 寒滞胃脘证

寒滞胃脘证是指寒邪犯胃，导致胃失和降所表现的证候。

【临床表现】胃脘冷痛，遇寒加重，得温则减，形寒肢冷，恶心呕吐，吐后痛缓，泛吐清涎，口淡不渴，舌淡苔白，脉沉紧或弦。

【辨证要点】以脘腹冷痛、呕吐清涎与实寒见症为辨证要点。

3. 胃火炽盛证

胃火炽盛证，又称胃热证、胃火证，是指胃中火热壅盛，导致胃失和降所表现的证候。

【临床表现】胃脘灼热，疼痛拒按，消谷善饥，口臭，渴喜冷饮，小便黄，大便结，或牙龈肿痛，齿衄、溃烂，舌红苔黄，脉滑数。

【辨证要点】以胃脘灼热、疼痛拒按、消谷善饥与实热见症为辨证要点。

4. 食滞胃脘证

食滞胃脘证是饮食停滞胃脘，导致胃失和降所表现的证候。

【临床表现】脘腹疼痛，胀满，拒按，纳呆厌食，嗳腐吞酸，或呕吐酸腐食物，吐后

觉舒；或肠鸣矢气，泻下物酸腐臭秽，舌苔厚腻，脉滑。

【辨证要点】以脘腹胀痛、纳呆厌食、嗳腐吞酸与气滞见证为辨证要点。

5. 胃虚饮停证

胃虚饮停证是胃阳虚弱，导致水饮停于胃腑所表现的证候。

【临床表现】胃脘胀满，伴振水音，呕吐清涎，喜温喜按，口淡不渴，食少纳呆，或眩晕心悸，舌淡胖苔白滑，脉沉弦。

【辨证要点】以胃脘胀满，振水音，呕吐清涎与虚寒见症为辨证要点。

6. 瘀滞胃脘证

瘀滞胃脘证是血行不畅，瘀血停滞于胃脘部所表现的证候。

【临床表现】胃脘刺痛，固定不移，拒按，进食后疼痛加重，食少消瘦，或见吐血，或大便黑色，舌质紫暗有瘀点、瘀斑，脉涩。

【辨证要点】以胃脘刺痛、疼痛拒按、舌质紫暗、脉涩为辨证要点。

（二）卫生部门、行业学会的诊断标准

目前我国对于胃病辨证标准沿用1986版，现将其标准展示如下。

胃虚证：①胃脘痛得食则安；②胃脘痛而喜按；③食欲减退或旺盛，④食入停滞。具备2项（本证常与气虚、阴虚或阳虚证同存）。

（1）胃气虚证：①神疲乏力；②少气或懒言；③自汗；④舌胖或有齿印；⑤脉虚无力（软、弱、濡等）。具备3项。

（2）胃阴虚证。主症：①五心烦热；②咽燥口干；③舌红而少苔；④脉细数。次症：①午后升火；②便结而尿短赤；③盗汗。具备主症3项，次症1项（本证与气虚证同时存在时为气阴两虚证）。

（3）胃阳虚证。主症：①全身或局部畏寒或肢冷；②面足虚浮；③舌淡胖苔润；④脉沉微迟。次症：①夜尿频多；②便溏而尿清长。具备主症3项（其中第1条为必备），次症1项（本证与阴虚证同时存在时为阴阳两虚证）。

七、气血病辨证诊断标准研究

（一）血病辨证

不同版本《中医诊断学》教材或教学参考书均列举了气血病的诊断标准，各本教材未存在明显差异。比如新世纪全国高等医药院校规划教材《中医诊断学》和国家卫生健康委员会“十四五”规划教材《中医诊断学（第4版）》中列举有血虚证、血瘀证、血热证和血寒证，诊断标准如下。

1. 血虚证

血虚证是指血液亏虚，濡养不足，不能濡养器官脏腑、经络、皮肤、爪甲，面白、舌淡、脉细等为主要表现的虚弱证候。

【临床表现】血虚证表现为面色淡白或萎黄，眼睑、爪甲、口唇色淡，头晕眼花，心悸多梦，手足发麻，妇女经血量少色淡、月经愆期，甚至闭经，舌淡脉细。

【辨证要点】以面白、舌淡、脉细等共见为辨证要点。

2. 血瘀证

血瘀证是指瘀血内阻，以肿块、疼痛固定、出血、舌紫、脉涩等为主要表现的证候。

凡离经之血未能及时消散或排出体外，而停留于某一处；或血液运行受阻，壅积于脏腑或经络之内，导致其生理功能丧失，均属瘀血。

【临床表现】疼痛固定拒按，夜间加重，遇寒加重。腹内肿块坚硬，推之不移；体表肿块青紫，出血紫暗或夹有血块，大便色黑如柏油状；面色黧黑，肌肤甲错，唇舌青紫，紫斑，腹部青筋显露，皮肤出现丝状红缕；妇女经闭，或为崩漏；舌下脉络曲张，舌质紫暗、紫斑、紫点，或舌边有青紫色条状线；脉涩，或结、代，或无脉。

【辨证要点】以刺痛拒按、肿块、面色黧黑、肌肤甲错等特征与舌紫、脉涩共见为辨证要点。

3. 血热证

血热证，又称血分的热证，是指脏腑火热，热迫血妄行，以出血、疮疖与实热症状为主要表现的证候。

【临床表现】心烦口渴，身热，吐血、衄血、咳血、尿血、便血，血色鲜红质地黏稠，女子月经先期量多，或局部疮、疖，红肿热痛，舌红绛，脉滑数。

【辨证要点】以烦热、各种出血、疮疖等与实热症状共见为辨证要点。

4. 血寒证

血寒证，又称血分的寒证，是指寒邪客于血脉，阻滞气机，血行不畅，以肤色紫暗、拘急冷痛与实寒症状为主要表现的证候。

【临床表现】畏寒怕冷、手足冷痛，少腹拘急冷痛；或肤色紫暗；或月经愆期，经色紫暗，夹有血块；舌淡紫，苔白，脉沉迟弦涩。

【辨证要点】以冷痛、畏寒怕冷、肤色紫暗等与实寒症状共见为辨证要点。

（二）气病辨证

不同版本《中医诊断学》教材或教学参考书均列举了气虚证的诊断标准，各版本教材未存在明显差异。国家卫生健康委员会“十四五”规划教材《中医诊断学（第4版）》中列举了气虚证、气陷证、气虚不固证、气脱证、气滞证、气逆证和气闭证，诊断标准如下。

1. 气虚证

气虚证是由于元气不足、导致脏腑功能减退，以气短、神疲、脉虚等为主要表现的虚弱证候。

【临床表现】神疲乏力，气短懒言，自汗，动则诸症加重或头晕目眩，舌质淡嫩，脉虚。

临床常见的气虚证有心气虚证、肾气虚证、脾气虚证、肺气虚证、胃气虚证等，也可多脏气虚证候并存。

气虚可导致阳虚、血虚、痰湿内盛、水停内停、气滞血瘀及易感外邪等多种病理变化，也可与津亏、阴虚、血虚、阳虚等相兼为病。

【辨证要点】神疲乏力、气短懒言、自汗、脉虚等共见为辨证要点。

2. 气陷证

气陷证是由于气虚无力升举，而反下陷，以气坠、内脏下垂为主要表现的虚弱证候。气陷一般是指中焦脾虚气陷，故气陷证又称中气下陷证或脾虚气陷证。

【临床表现】神疲气短，头晕耳鸣，眼花，内脏下垂，气坠，或脱肛、阴挺等，舌质淡嫩，脉弱。

【辨证要点】以神疲乏力、脏器下垂、气坠等与气虚症状共见为辨证要点。

3. 气虚不固证

气虚不固证是指气虚导致固摄功能不足，以自汗、出血、二便失禁等为主要表现的虚弱证候。

【临床表现】除气虚的表现外，易感外邪，自汗；或出血；或二便失禁，遗精；或易滑胎。

【辨证要点】以肺、脾、肾等脏气失于固摄的特征性表现与气虚症状共见为辨证要点。

4. 气脱证

气脱证是指元气亏虚已极，气息欲脱，以气息微弱，昏迷或昏仆，汗出不止，脉微欲绝等为主要表现的危重证候。

【临床表现】昏迷或昏仆，呼吸微弱而不规则，汗出不止，口开目合，面色苍白，手撒身软，二便失禁，脉微欲绝，舌质淡白，苔白润。

【辨证要点】以昏迷或昏仆、气息微弱、肢厥身凉、汗出不止、脉微欲绝等共见为辨证要点。

5. 气滞证

气滞证，又称气郁证、气结证，是指人体某一脏腑经络或某一部分的气机阻滞，以疼痛、胀闷、脉弦等为主要表现的证候。

【临床表现】胀闷，疼痛，脉弦。

【辨证要点】以胀闷、疼痛、脉弦等共见为辨证要点。

6. 气逆证

气逆证是指气机升降失常，气上冲逆，以呕恶、咳喘、头痛眩晕等为主要表现的证候。

【临床表现】呕吐，呃逆，嗳气；喘息，咳嗽；眩晕，头痛，昏厥，甚至自觉气从少腹上冲胸咽。

【辨证要点】以肺、胃、肝等脏气上逆的特征性表现与气滞症状共见为辨证要点。

7. 气闭证

气闭证是指邪气阻闭脏腑，导致气机逆乱，气机不通，以神昏晕厥、绞痛等为主要表现的证候。

【临床表现】呼吸气粗，声高，晕厥，神昏，脏器绞痛，二便闭塞，脉沉实有力等症。

【辨证要点】以晕厥、神昏、脏器绞痛、二便闭塞等共见为辨证要点。

第四节　循证医学在中医证候研究中的应用

临床疗效是中医学生存和发展的基础，但中医疗效未经过现代科学的评价，尚未被国际广泛认可，这已成为制约中医学发展的重要因素。科学地评价中医临床效果，并建立起正确的中医临床疗效评价标准和疗效评价体系已成为当务之急。借鉴和应用循证医学的研究和评价原则已成为共识。循证医学追求的临床疾病的诊疗方法遵循充分的科学依据，提供证据和应用证据是其主要研究内容。目前，中医治疗方案多是引经据典或根据效方药上的加减变化，治病思路的学习和病案的学习与循证医学思路相通，中医药容易与循证医学相结合。循证医学和辨证论治是中西医结合的必经之路，西方医学长于循“证”识“病”，但缺乏个体化辨证思维，而中医学长于辨“证”论“治”，但缺乏群体证据（魏鲁霞等，2008）。两种不同的医学体系对话的最好语言是疗效，两者有机结合即根据现有最好的证据制定适于每位患者的最佳个体化诊疗决策，此为提高疗效的根本措施，也是提高临床诊疗水准、与国际接轨的必经之路。

一、循证医学概念的缘起与发展

20 世纪 70 年代，以 Archie Cochrane 为代表的流行病学家，经过分析发现，基于临床诊断的治疗措施，只有不到 20% 被证明有效。因此，学者们呼吁“临床实践需要证据”（Cochrane，1972；Feinstein et al.，1988）。1979 年，Archie 第一次讨论在医疗中如何做到疗效与效益二者兼顾，提出应该整体评价讨论参考范围内的随机对照试验结果，并不断将新的结果纳入，用以更新这些评价，从而为临床治疗实践提供可靠的依据，这便是现代循证医学思想的雏形（Tugwell，2016）。1992 年，加拿大的 Gordon Guyatt 等人第一次提出“evidence-based medicine”（循证医学）；1993 年，Chalmers 创建国际 Cochrane 协作网；1996 年，David Sackett 教授（临床流行病学家）在《英国医学杂志》上发表专著时，确切定义了循证医学为应用最佳证据而审慎、明确、明智地做出临床决策的方法。专家学者们将循证医学引入中国并传播推广，20 余年来，经历了摸索、碰撞、融合多个阶段，在中医药研究领域取得了阶段性的成果。学者们运用循证医学原则开展试验，增加临床研究数量、临床指南数量、编撰循证中医药方法学研究范式和系列教材，并对证据质量等问题进行探索，寻求突破。

循证医学可称为遵循证据的医学。循证医学的核心思想是临床医生在对患者进行诊断治疗时，选择最优治疗方案，目的是使患者获得最佳治疗效果。循证医学是将临床上获得的最有说服力的医学研究成果、证据用于医疗实践中，使患者最大限度受益，以达到最佳诊疗效果（曹越等，2017）。

循证医学的三个基本原则是：①综合最佳证据；②评价证据可信度；③考虑个体患者的困境、价值和偏好。通过对医学研究产生的证据进行分级评价，信息整合，构建证据体，指导更广泛的临床实践。循证医学是一种重要的方法理念，与不同的应用领域结合发展，产生了包括循证临床实践在内的分流，其他如循证预防医学、循证护理、循证药学、循证医学教育等。实施循证医学的四个步骤是：①在临床实践中发现问题；②寻找科学证据证实；③对证据进行评价，判断其是否具有价值；④将可靠的证据用于诊治疾病。循证医学也可用于了解疾病的病因、转归和预后（李婷等，2017）。

二、循证医学方法

循证医学非常讲究证据的重要性，大多指的是临床人体研究中使用的证据。在国际上，系统评价（SR）和大样本随机对照试验（RCT）的结果被公认为能够证明一种疗法有效性和安全性的最可靠依据（金标准）（曹越等，2017）。

（一）随机对照试验

随机对照试验（Randomized Controlled Trials，RCT）是检测医疗中的某种治疗方案或者某种药物是否有效的一种手段。其基本方法是严格按照随机化方法将受试对象分组，保证其可比性，对不同组给予不同的干预，前瞻性地观察不同组结果的临床试验方法。这是评估药物或疗法疗效的标准试验方法（王瑞平等，2022）。

RCT 主要包括以下内容：①研究对象：首先，根据研究目标确定研究对象的诊断标准，一般依据教科书、临床诊疗指南和规范或科学共同体制定的标准制定；其次，研究者制定研究的纳入标准和排除标准，对受试者进行范围限定，以减小受试者之间差异性，试验结果可靠性。②样本量：样本量并不是笼统表述为越大越好，而应根据资源、研究类型、疗效指标等实际情况运用计算公式估算最适合的样本量。样本量估算是 RCT 研究设计的重要内容之一。③对照：在设置对照组时，研究者可以根据研究目的和设计，选择随机对照、自身对照、交叉对照、非随机对照和历史对照等多种方式。其中，根据不同的实验方案和特定的统计学方法，将研究对象随机分为试验组和对照组。试验组给予待研究的干预因素，对照组给予现有的标准疗法、治疗措施或安慰剂。目前，临床公认的对照方式是随机对照，其科学性最好、论证强度最高。④分组随机化：在运用随机化方法对研究对象进行分组时，为保证随机分配方案在执行过程中尽量不受人为因素干扰，须采取随机化分配隐藏。保证随机化分配隐藏十分必要，通过采取某些技术措施使研究人员、医生与研究对象均不知道随机化分配的顺序，通常采用编号的、不透明密封信封或药品容器。⑤盲法：在研究过程中，为避免研究者、研究对象或统计分析者的主观心理作用导致结果不真实，而通常采用盲法，常用的有单盲、双盲、三盲。⑥研究的因素：RCT 研究中的核心内容，即应明确干预措施的具体内容，给出明确详细的定义或规定，以及干预措施的具体操作方法。为保证研究结果的可复制性、临床应用的有效性，研究者须对研究因素进行翔实描述，而非笼统性概括。⑦疗效评估指标：研究者优先选择真实性和可靠性均好的指标；并且区分主要、次要指标，与实际情况匹配，数量不宜过多。同时，在疗效评估指标外，可以适当添加心理学、社会学和行为学指标，增加评价指标角度。⑧质量控制：采取某些方案来避免或降低研究过程中潜在的偏倚。这些偏倚是指研究者通过研究人员获得的结果与真实的客观结果之间的系统误差，包括选择性偏倚（选取的研究对象不能代表目标人群）、信息偏倚（收集资料和测量指标的数据与信息不准确）和混杂偏倚（混杂因素的存在导致偏倚）。⑨统计学分析：选择正确的统计分析集能够获得更可靠的实验结果。目前，临床研究数据一般按照 ITT－原则进行处理，分为全分析集（Full Analysis Set，FAS）、安全集（Safety Set，SS）、符合方案集（Per Protocol Set，PPS）三种（王瑞平等，2022）。

邢文龙等（2022）采用RCT方法，将参元益气活血胶囊（SYYQ）运用于缺血性心力衰竭（IHF）气虚血瘀证患者，探讨其安全性、可靠性、临床疗效与患者生命质量，结果表明观察组中医证候积分低于对照组，总有效率及疗效指数高于对照组，具有统计学意义。研究证实了SYYQ能够在规范治疗基础上进一步改善IHF气虚血瘀证患者生命质量、中医证候等临床疗效，且安全性好。赵倩煜等（2021）同样运用RCT证实了葛酮通络胶囊对缺血性脑卒中恢复期病人的中医证候有改善作用，能提高病人的生活质量，且在改善病人头痛及肢体疼痛方面优于金纳多。

近年来，随着循证医学方法逐步深入发展，学者们发现RCT在某种程度上脱离临床实际（2017）。真实世界研究（Real World Study，RWS）于2007年被美国国会定位为医疗改革的主导方向。2011年，我国召开首届中国实效研究和循证医学高峰会议，学者们正式讨论RWS（付玲等，2013）。RWS研究过程是针对预设的临床问题、按照决策时的需要，收集真实世界环境中和研究对象健康相关性高的数据（即真实世界数据，Real World Data ，RWD）或根据这些数据处理获得的汇总数据，通过统计分析，获得药物（医疗保健干预措施）的使用情况、潜在受益—风险，并将其作为临床证据（即真实世界证据，Real World Evidence，RWE）。因此，RWS更多地关注药品上市后患者服用后的真实情况，通常采用较宽泛的纳入标准和较少的排除标准；同时，研究者根据患者的实际需要和意愿选用干预措施，并开展较长期的，包括复发率、病死率、伤残度、生活质量等的评价。在统计方法上，除RCT统计方法，还运用了工具变量、多因素分析和倾向评分等其他方法（曹越等，2017）。相比RCT，RWS具有更广泛的临床意义，且能够充分体现中医学整体观、辨证论治特点，更强调个体化诊疗效果，符合中医药临床研究发展需要（陈薇等，2021）。张权等（2021）基于真实世界研究方法评估中医药延缓IgA肾病肾功能减退的临床疗效，按实际情况分中医组和中西结合组，证实单纯中药或中西药联用均能改善肾功能减退IgA肾病患者肾功能，扭转肾小球滤过率减退速率，对中重度病理类型患者，中西药联用比单纯中药治疗更有优势。

随着中医药研究对RCT的运用日渐成熟，RWS的应用随之蓬勃发展。然而，在中医药运用RWS发挥优势的同时，也存在如何将临床诊疗过程中产生的非数据化的复杂信息数据化，如何将数据上升为临床证据等关键问题。现阶段，专家学者们仍在RWS的应用实践上寻求突破（董斐等，2021）。

（二）系统评价（系统综述）与荟萃分析

近年来，循证医学在中医药研究领域的不断应用，推动了研究者利用系统综述和荟萃分析对中医药疗效和安全性进行分析，并已成为中医药领域常见的研究方法。

系统评价（systematic review）也称为系统综述，是利用大数据或者云计算等手段，深度利用数据库数据，对所有符合纳入标准的资料进行收集，并逐一严格地进行评价、分析，必要时需要应用定量合成统计学处理资料，得出综合结论（蔡羽嘉等，2009）。总之，系统评价是一个提供科学证据的过程，力求最大限度地减少偏倚，使研究接近真实情况。其结论是系统性能的主要依据，其评价难点在于根据对系统性能的要求提出适当的评价函数，特别是如何综合评价多个系统的不同要求，如何采纳不同的观点等。因此，评价过程既要建立严格的定量计算方法，又要充分吸取有关专家与群众的意见。将系统评价运用于医学治疗时，则需要研究者广泛收集与特定疾病、疗法相关度高、可靠性强的 RCT；并运用 Meta 分析等方法对 RCT 结果进行综合统计，最终得出可靠全面的结论。高质量的系统评价至关重要且意义深远，被认为是目前最高水平的临床证据之一，被专家学者们广泛应用于临床指南；同时也是中医药寻得循证医学证据、与世界接轨、走向现代化的必经之路（李婷等，2017）。

20 世纪 70 年代，在同一研究得出不同结果对临床医生、决策者所造成的混乱背景下，Light 和 Smith 两位美国学者初步提出，临床研究试验的结果应该进行系统的评价和统计分析。1976 年，Glass 首次将这种对不同研究结果进行合并、收集，并利用统计方法进行分析的方法命名为 Meta-analysis（Meta 分析，中文称荟萃分析）。随后，*The Cochrane Library* 对其进行定义，即将系统评价中同类研究的多个不同的研究结果合并为一个量化指标的统计学方法。*Evidence-Based Medicine* 将其概括为一种利用定量统计学方法，归纳总结多个研究结果的系统评价。由此可见，荟萃分析是系统评价时可运用的一种可靠的统计学方法（蔡羽嘉等，2009）。

在荟萃分析过程中，首先，应确定具体的研究目标，制订研究计划，确定研究方案，并尽量完整全面地收集与研究目标有关的研究资料，以减少选择偏倚（获取已发表和未公开发表的结果，包括阴性结果和阳性结果）；其次，根据文献排除标准和纳入标准，对文章进行质量评判，符合标准的文献保留，不满足筛选标准的予以剔除；再次，根据资料的不同类型进行分析，对研究结果进行齐性检验；最后，根据不同研究的一致性，采用定性和定量结合的方法进行综合分析。

专家学者们运用荟萃分析方法对中医药临床展开诸多研究。例如，曾逸笛等（2019）运用荟萃分析研究高血压与中医体质的相关性；吴驻林等（2021）利用荟萃分析评价中医益气健脾解毒法合并西医常规疗法治疗原发性肝癌的效果；王益德等（2020）运用荟萃分析法系统评价中国地区新型冠状病毒（COVID－19）患者的中医证候特点，指导临床中医师根据循证医学的证据进行辨证论治。专家学者们在运用系统评价方法时，也发现中医文献材料质量偏低等问题。近年来，网络荟萃分析等方法也被学者们应用于中医学领域。而且，由于中医药诊疗模式较为复杂（如组方加减、药物剂量、中医师诊疗技术水平、干预时间以及疾病的辨证分型等方面的差异），研究者在进行系统综述与 Meta 分析时，面临不同中医临床研究间异质性的检验、处理及解释的问题（冷玉琳等，2021）。梁士兵等（2022）运用 Meta 回归证实，在系统分析中医药疗效和安全性时，不同中医临床研究之间存在的异质性程度、不同研究间异质性的大小和来源有些不同，并对异质性如何影响荟萃分析的合并效应进行了说明。

同时，杨思红等（2022）针对中医临床实践的复杂性与中医循证医学方法应用的特殊性，提出现实性文献综述法在中医药领域应用的可能。现实性文献综述法（realistic review）是 2002 年由 Ray Pawson 首次提出的一种清晰明了、理论驱动下的证据整合方法，用以揭示复杂干预对研究对象的影响，其工作（或失败）的原因机制是什么。现实性文献综述法试图了解社会干预中起作用的关键内容，尝试建立因果关系，了解将它们联系起来的潜在机制以及发生这种关系的背景，从而获取在特定环境和情景下，适用于谁，以及在什么情况下适用，用以支持基于现有证据构建方案理论（program theory），满足不同社会环境中的需求。其研究过程与系统综述、荟萃分析类似，但着重于解释复杂干预措施在特定环境下如何工作等特征，有利于发挥中医优势。

三、中医证候与循证医学

新世纪全国高等医药院校规划教材《中医诊断学》将“证候”定义为：证的外候，是每个证所表现的、具有内在联系的症状及体征。各专家学者对其从不同角度进行理解：从主观判断上来说，证候是对人体非健康状态下表现的概括与抽象，是辨证的结果和论治的依据；从发生原因上来说，证候是正邪交争而出现的外在表现。李致重（2018）提出“证候”是中医学的专用术语，利用望、闻、问、切四诊所获得的病史资料，客观地反映了机体在整体水平上、疾病发展趋势中呈现的状态、运动和变化。证候与辨证不同，前者应从病理学角度进行研究，除外患者所表现出的客观症状与体征之外，还应阐述疾病发生发展过程中的病因、病机、结构和功能改变及其规律。疾病表现于外的征象和其病理基础都是客观存在的事实，可以理解为“证候”的一体两面，所搜集的宏观与微观证据皆可以作为临床诊断的证据。由此可见，虽然中医与循证医学在获取、分析证据的思维方式上存在显著差异，但在寻找证据以供临床应用这一点上，二者具有一致性。中医药可以借鉴循证医学的方式，突破人们的固有认知，从而推进其现代化与国际化。

（一）循证医学对中医证候研究提出标准化、客观化要求

1. 中医证候术语规范

中医的理论体系基于古代朴素唯物主义，利用了直觉和形象思维的方式来探索未知、认识世界。它不同于西医的逻辑分析，是一种整体的、联系的辨证思维。从而形成了“证候”名称多样错杂、概念模糊、个体性、主观性、随意性强等特点，不能满足循证医学客观性、广泛性、确定性强且极具规范性的要求，故而需要统一其证候名称标准。对中医药有效性确凿证据的循证医学检验首先需要一套公认的规范化证候名称表述（陈薇等，2021；崔雨婷等，2022）。

20 世纪末，我国开始制定《中医临床诊疗术语》，在制定过程中，学者专家们根据需要大胆创造新病名，梳理归纳总结，致力于中医学标准化。但也出现许多问题，新病名与传统医学不一致，造成理解困难。同时，中医部分证候名含义广泛，界限模糊，难以划定统一标准；部分名称生僻难懂，造成交流障碍。随着时间推移，专家学者们不断改进完善，中医证候名称标准化、规范化日渐成熟。规范诊疗术语体现了专家学者们的艰辛努力和多年来辛勤的思考，是其智慧的结晶。

2. 用微观指标揭示证候本质

中医学对疾病机理的理解整体上以邪正盛衰、阴阳失调、气血失常、津液失常为主；从系统、病证等维度出发，同样是在中医基础理论体系中进行理解，如六经传变、卫气营血辨证等。

西方医学传入我国，学者们对中医证候相关的特异物质成分展开研究。《黄帝内经》曾表述“有诸形于内，必形于外”。因此，中医证候在根源上有相对应的物质基础，证候的本质肯定与相应的物质成分、微观组织结构有关，只要找出并证明和证候能够一一对应的具体物质成分或作用机理，证候的本质就会被揭示出来（史仁杰，2006）。王成宝等（2014）采用问卷调查与实验室检测的方法探讨慢性丙型肝炎（CHC）中医证候与病毒基因型的关系，发现胁肋隐痛与 HCV 基因型存在相关性，遂认为 HCV 患者临床宏观症状与微观指标之间可能存在某些联系，该结果提供了深入探讨慢性丙型肝炎患者宏观和微观征象关系的流行病学依据。

经过一系列研究，学者们在发现某些证候生物学基础的同时，也发现证候在循证医学思维下验证的困境，即中医证（虚证和部分实证）作为一类基本的病理过程与临床综合征，无法通过单一的客观指标或系统功能体现出来。沈自尹等（2006）对肾阳虚证进行了多年研究，认为不是要探究出与西医形态学、解剖学相互对应的器官或组织层面的形态化单一指标，而是要找到对应证候的综合网络（包括神经内分泌、免疫网络、神经血管网络

等）及其调控中心（下丘脑），为往后的学者提供了基于证候的功能状态进行综合研究的思路（史仁杰，2006）。

根据证候研究发展需要，于春泉等（2019）学者首次提出网络证候学概念，对中医证候文献进行挖掘，整合西医对疾病、相关靶点、生物通路的研究成果，不仅建立中医证候网络信息系统，还具体运用于开展我国冠心病痰瘀证证型多中心且精细化的网络研究、临床研究与实验研究，使其标志性证候特点、生物学基础得以揭示。如体重过重、面色晦暗、苔腻等代表性证候，TPI1、ATP6V0E1 等相关基因，Leucyl - phenylalanine、p - Cresol sulfate 等相关代谢物，能量代谢、细胞凋亡和炎症反应等相关通路，以及整体角度的相互关联。提出网络证候学理论为中医特异性证候研究提供了手段，为中医临床应用提供科学依据。王阶团队（2022）运用网络药理学探究冬虫夏草治疗支气管哮喘和慢性肾功能衰竭的机制。研究表明冬虫夏草中多种活性成分通过多靶点、多途径发挥抑制炎症反应，降低纤维化和细胞凋亡作用，初步揭示了冬虫夏草“异病同治”支气管哮喘与慢性肾衰竭的潜在靶点与现代生物学机制，为深入研究开展实验及临床应用提供参考。

随着科技的进步和检测手段的发展，研究人员通过肠道菌群、基因组学、转录组学、外泌体、蛋白质组学、表观遗传、代谢组学等不同角度和层面揭示了证候的演变规律和本质。近几年，基于表观遗传机制的证候本质研究是热点问题。马萌（2019，2020）认为，中医证本质的物质基础就很有可能反映于基因组水平上。中医的证候是立足于天人相应之表观遗传学本质基础之上，是对疾病的某一阶段病因、病位、病性、病势的综合性概括，是致病因素作用于机体后，内外环境和各系统关系的紊乱，并进一步引起综合反应的一种病理状态。换而言之，它是一种具有特定功能网络和控制中心的系统性功能障碍状态。姜俊杰等（2020）对 2009—2019 年相关文献进行描述性分析，发现证候本质研究的主要表观遗传机理是 miRNA、DNA 甲基化。二者是证候本质研究的主要表观遗传机理，且均参与机体的生理病理过程，与中医证候有密切联系，团队认为其可为证候的客观化提供思路。但是该问题仍处于探索阶段，某些证候的表观遗传机制仅具有一定的相关性，特异性不高，无法作为精确判断证候的生物标志物。期待未来的研究借助科技手段，不断进行大样本研究，从表观遗传机制角度揭示证候本质，为辨证论治提供科学依据。

（二）循证医学与中医药诊疗应用

1. 社会背景

现阶段，我国进入老龄化社会，老年人口数量激增。根据 2021 年第七次全国人口数据普查结果，我国 60 岁及以上人口占全国人口 18.70%。与年轻人相比，老年人生病的概率更高，疾病的程度更重，这刺激了我国医疗卫生水平迅速发展。同时，随着社会经济的整体发展，中医药逐渐成为我国经济的重要组成部分，与现代医学一同保障着人民的健康，但是，中医仍然需要不断提高服务质量和水平。

当今最广为认同的医学模式是20世纪60年代乔治·恩格尔系统阐发的“新医学模式”——生物—心理—社会医学模式。在这种模式下，医学不是为机械化的人服务；相反，患者所处的自然环境、社会环境、文化氛围等因素，以及其相应的生理和心理状态，都应该作为一个整体来考虑（沈忆奕等，2022）。1993年，世界卫生组织开发了生活质量量表，从多个角度综合考虑人体健康状况。关于生存质量，世卫组织认为，个人对生活的体验取决于他们在不同文化和价值体系中的目标、期望、标准和关切，即侧重于个人的文化背景、价值观和主观体验。

循证医学强调，在临床实践中，任何临床诊断和治疗决策都必须基于最佳的临床证据、临床专业技能、患者价值观和情况等因素，这一规定符合“生物—心理—社会医学”模式的特点、生存质量标准。中医学的理论和实践也类似于“新医学模式”，例如：中医的整体观、中医的“治未病”防治观、心身合一的疾病诊疗方法等；中医药文化核心价值“仁、和、精、诚”积淀着中华民族以人为本、尊重生命、敬畏生命、爱护生命的精神追求与对生命质量的重视（陈启亮等，2022）。因此，循证医学与中医药的互相补充有利于当今社会背景下的医疗体系的发展与完善。

2. 研究成果事例

张虹等（2022）采用网状Meta分析的方法，以胆碱酯酶抑制剂（ChEIs）作为共同参照，评价现有各种中医疗法对比ChEIs对阿尔茨海默病（AD）的临床疗效，表明了中医综合疗法及中西医联合治疗均优于ChEIs的单独运用，认为临床治疗AD患者认知功能障碍可优先考虑中医综合疗法或与ChEIs联合运用。陈震霖等（2022）系统评价中医温阳方治疗乳腺癌化疗患者的疗效与安全性，证实了温阳的治疗方案不仅能显著提高乳腺癌患者化疗效果，还可以降低血清肿瘤标志物水平，并能提高卡氏评分及免疫细胞指数，增强患者免疫力，且能减少化疗过程中的不良反应，提高用药安全性。简维雄等（2022）基于中医益气活血治法，系统评价了其指导下对稳定型心绞痛的临床疗效，在益气活血原则指导下，无论是心绞痛发作频率和程度、心电图改善，还是中医症状改善等方面，采用中药加常规西药治疗的临床效果均优于单纯西药治疗，为中医药治疗稳定型心绞痛提供了循证医学依据。管惠静等（2020）评估了研究参松养心胶囊联合美托洛尔治疗老年心律失常的疗效，结果表明中西医联用方案治疗老年心律失常优于单用美托洛尔，具有临床推广价值。

四、循证医学对中医证候研究的启发

综上所述，在中医药发展的历史长河中，专家学者在中医证候研究中，不断为中医药现代化、规范化而努力，吸收循证医学等多个领域先进的思考方法、整合方法、统计方法等研究方法，对大量的中医临床资料进行分析探索，力求得到科学、客观的微观结构、生理机制、病理基础等证据。同时，也希望在追求现代化、标准化过程中，能够更好地发挥出中医药“因地制宜、因人制宜、因时制宜”“整体观与辨证论治”等独特优势，并创新性地提出更适用于中医药自身的研究方法，而非对现有方法和理论生搬硬套（陆玉林等，2021）。无数研究者们的辛勤耕耘使中医药践行者、接班人能够更加便利地掌握中医药理论体系、中医证候本质、特异性证候指标、中医证型演变规律并应用于临床，为人类健康做出自己的贡献。

但是，学者们也指出，中医药研究者应该对中医证候能否与循证医学中的客观证据相互对应保持怀疑；同时，不要一味地追求中药对中医证候改善的药理作用，并以此作为临床指导，却忽视了在中医理论指导下中医治疗所起的整体作用，发挥不出中医辨证的灵活性。而基于并不全面的证的本质来指导临床，必然会带来应用上的偏差（何俊余，2019；周路红等，2022）。

现阶段，在中医药临床、科研中存在的问题对中医工作者们提出了更高的要求，激励中医界人士更加积极学习先进科学技术；探索、运用丰富的中医学知识让现代科学技术手段“为我所用”，实现中医药的现代化。

参考文献

［1］何雅莉，郭兰萍，葛阳，等．ISO/TC 249 中药国际标准制定现状及发展策略［J］．中国中药杂志，2022，47（13）：3675－3680.

［2］王晶亚，李慧珍，宗星煜，等．中医药国际标准化现状、问题与对策分析［J］．中华中医药杂志，2022，37（4）：1855－1859.

［3］李静，任冠华．中医药名词术语国际标准化现状与思考——以国际标准化组织中医药技术委员会（ISO/TC 249）为例［J］．中国标准化，2021（19）：101－106.

［4］郭小青，郝保华．中医诊断学名词术语规范化基本原则的探讨［J］．陕西中医，2004，25（6）：528－530.

［5］黄玮．中医诊断学术语定义规范化研究［J］．饮食科学，2018（11X）：263－263.

［6］胡金亮，李建生，余学庆．中医证候诊断标准研究背景与现状［J］．河南中医学院学报，2005，20（3）：77－79.

［7］赵晖，吴崇胜，陈家旭．中医证候诊断标准研究的方法学探讨［J］．上海中医药大学学报，2008，22（4）：47－50.

[8] 周强，李明，董全伟，等.《国际疾病分类第十一次修订本（ICD－11）》传统医学章节与新版中医国家标准的比较研究［J］. 上海中医药杂志，2021，55（5）：1－6，23.

[9] 郭志武，赖伏虎，杨业春，等.《中医病证分类与代码》修订版编码改进方案研究［J］. 中国病案，2021，22（11）：43－46.

[10] 杨思睿，黄正正，沈绍武.《中医病证分类与代码》与 ICD－11 传统医学病证模块比较研究［J］. 时珍国医国药，2021，32（10）：2555－2557.

[11] 许吉，施毅，袁敏，等. 中医术语国家标准比较研究［J］. 时珍国医国药，2015，26（9）：2294－2295.

[12] 李军祥，陈誩，姚树坤. 肝纤维化中西医结合诊疗共识意见（2017 年）［J］. 中国中西医结合消化杂志，2017，25（12）：895－900.

[13] 邹世界. 传统医学正式纳入国际疾病分类［J］. 中医药管理杂志，2019，27（11）：97.

[14] 中华人民共和国国家卫生健康委员会. 关于印发国际疾病分类第十一次修订本（ICD－11）中文版的通知［J］. 中华人民共和国国家卫生健康委员会公报，2018（12）：18.

[15] 朱昱林，于莉，张会永，等. 基于文献分析的血热证诊断标准比较研究［J］. 世界科学技术—中医药现代化，2021，23（11）：4277－4284.

[16] 魏鲁霞，彭翔. 中医辨证施治信息化的方法探讨［J］. 辽宁中医药大学学报，2008（1）：151－153.

[17] 李明，周强，董全伟，等. 形制之变（二）——新旧中医国家标准证候部分异同解读［J］. 上海中医药杂志，2021，55（3）：1－7.

[18] 李明，周强，董全伟，等. 形制之变（一）——新旧中医国家标准疾病部分异同解读［J］. 上海中医药杂志，2021，55（2）：1－8.

[19] 董燕，崔蒙. 中医临床术语系统的“症状体征”分类探讨［J］. 中华医学图书情报杂志，2015，24（10）：77－80.

[20] 国家技术监督局. 中医临床诊疗术语疾病部分［J］. 成都中医药大学学报，2004，27（3）：62－63.

[21] 王斯琪，邓文萍，毛树松，等. 中医脉象诊断信息分类与编码研究［J］. 湖北中医杂志，2017，39（6）：1－5.

[22] 崔博涵，张会永，于莉，等. 中医气滞证诊断标准的比较与分析［J］. 辽宁中医杂志，2021，48（1）：73－77.

[23] 陈小野. 证候实质研究中弱特异性的正面观 [J]. 医学与哲学，1995，16 (6)：311－313.

[24] 曹越，尹庆锋，曾宪涛. 真实世界研究概述 [J]. 武警医学，2017，28 (4)：400－403.

[25] 曾逸笛，梁昊，简维雄，等. 高血压与中医体质相关性的荟萃分析 [J]. 世界科学技术—中医药现代化，2019，21 (8)：1731－1737.

[26] 沈忆奕，吕莉君，盛增秀. 从“新医学模式”看中医的前瞻意识 [J]. 浙江中医杂志，2022，57 (3)：224－225.

[27] 陈启亮，李灿东，黎晖. 对微观辨证发展中存在问题的思考 [J]. 中医杂志，2022，63 (1)：5－11.

[28] 陈薇，陈可冀，刘建平. 中医药真实世界研究证据的构成及分级标准建议 [J]. 中国中西医结合杂志，2021，41 (5)：608－611.

[29] 崔雨婷，江丽杰，许伟明. 中医证候演变规律研究述评 [J]. 中华中医药杂志，2022，37 (3)：1245－1250.

[30] 董斐，刘建平. 从“经验”到“证据”：循证医学促进中医药传承创新发展 [J]. 南京中医药大学学报，2021，37 (5)：642－647.

[31] 付玲，周学平，李国春. “真实世界研究”——中医药科研新思路 [J]. 浙江中医药大学学报，2013，37 (9)：1127－1129.

[32] 管惠静，汲泓，易进. 参松养心胶囊联合美托洛尔治疗老年心律失常的 Meta 分析 [J]. 世界中西医结合杂志，2020，15 (9)：1603－1608.

[33] 郭玥，王怡. 中医药临床研究方法的应用 [J]. 中国中医药现代远程教育，2017，15 (10)：146－149.

[34] 何俊余. 循证医学与中医学的反思 [J]. 河北中医，2019，41 (10)：1569－1573.

[35] 姜元安，张清苓. 有关“证候”定义再认识 [J]. 环球中医药，2018，11 (2)：272－273.

[36] 冷玉琳，高泓，富晓旭，等. 中医证候临床研究方法研究进展 [J]. 中华中医药杂志，2021，36 (10)：6002－6005.

[37] 李婷，苟小军. 循证医学在中医药研究中的应用 [J]. 中医药导报，2017，23 (11)：82－85.

[38] 连文静，胡骏，傅梦薇，等. 基于网络药理学与分子对接技术探究冬虫夏草治疗支气管哮喘和慢性肾衰竭“异病同治”作用机制 [J]. 中国实验方剂学杂志，2022，28

(11)：184－191.

［39］梁士兵，刘建平，柴倩云，等. 中医药系统综述与Meta分析中异质性来源与处理——Meta回归在中医药领域的应用［J］. 中医杂志，2022，63（8）：739－744.

［40］陆玉林，骆文，陆丽明. 开展真实世界中医药临床研究的机遇与挑战［J］. 中华中医药杂志，2021，36（8）：4443－4446.

［41］罗晓欣，周曼丽，冯宇，等. 益气活血法治疗稳定型心绞痛临床疗效的Meta分析［J］. 世界中医药，2022，17（4）：494－498.

［42］马萌. 肿瘤表观遗传机制及其中医证本质［J］. 中华中医药杂志，2019，34（3）：905－911.

［43］马萌. 表观遗传定义的肿瘤微环境及其中医证本质［J］. 中华中医药杂志，2020，35（6）：2987－2994.

［44］马文静，陈震霖，张硕，等. 中医温阳方治疗乳腺癌化疗患者疗效的Meta分析［J］. 医学综述，2022，28（6）：1210－1218.

［45］史仁杰. 对中医"证"本质研究之我见［J］. 吉林中医药，2006，26（3）：1－2.

［46］王成宝，陈逸云，聂红明，等. 基于循证医学的慢性丙型肝炎患者病毒基因分型与中医证候之间的关系探讨［J］. 中西医结合肝病杂志，2014，24（5）：259－261.

［47］王瑞平，肇晖，李斌. 随机对照临床试验设计要点和规范［J］. 上海医药，2022，43（7）：72－77.

［48］王益德，李争，李风森. 新型冠状病毒肺炎患者中医证候分布的荟萃分析［J］. 世界科学技术—中医药现代化，2020，22（3）：728－735.

［49］魏佳，李灿东. 中医病名规范化研究现状与对策［J］. 中华中医药杂志，2021，36（3）：1217－1220.

［50］吴驻林，魏春山，康建媛，等. 中医益气健脾解毒法辅助治疗原发性肝癌的荟萃分析［J］. 中医肿瘤学杂志，2021，3（4）：94－101.

［51］邢文龙，尚菊菊，刘红旭，等. 参元益气活血胶囊干预缺血性心力衰竭患者生命质量的随机对照临床试验［J］. 世界中医药，2022，17（7）：1013－1017，1021.

［52］熊凡捷，赵薇，宋凯，等. 中医疗法与胆碱酯酶抑制剂治疗阿尔茨海默病的网状Meta分析［J］. 成都中医药大学学报，2022，45（2）：104－112.

［53］杨思红，关英杰，常文婧，等. 现实性文献综述法及其在中医药领域研究中的应用［J］. 世界中医药，2022，17（4）：499－504.

［54］于春泉，李正，边育红，等. 网络证候学概念的提出及中医证候网络信息系统

建立与应用研究［J］. 天津中医药，2019，36（6）：622.

［55］张权，凌春燕，朱逸云，等. 基于真实世界的中医药对IgA肾病肾功能保护作用研究［J］. 中国中医药信息杂志，2021，28（11）：103－107.

［56］赵倩煜，刘运海，张金涛，等. 葛酮通络胶囊对缺血性脑卒中恢复期病人中医证候改善的多中心随机对照临床研究［J］. 中西医结合心脑血管病杂志，2021，19（23）：4039－4043，4049.

［57］周路红，李俊，王蓓. 中医药文化核心价值的时代意蕴［J］. 中国中医药现代远程教育，2022，20（5）：45－47.

［58］沈自尹，王文健. 中医虚证辨证参考标准［J］. 中西医结合杂志，1986（10）：598.

［59］中华中医药学会脾胃病分会. 脾虚证中医诊疗专家共识意见（2017）［J］. 中医杂志，2017，58（17）：1525－1530.

［60］李灿东. 中医诊断学［M］. 4版. 北京：中国中医药出版社，2016.

［61］吴承玉. 中医诊断学［M］. 2版. 上海：上海科学技术出版社，2011.

［62］陈家旭. 中医诊断学［M］. 北京：中国中医药出版社，2008.

［63］陈家旭. 中医诊断学研究［M］. 北京：高等教育出版社，2008.

［64］陈家旭，邹小娟. 中医诊断学［M］. 4版. 北京：人民卫生出版社，2021.

［65］钟森杰，李静，李琳，等. 脾气虚证的诊断标准及客观化研究述评［J］. 时珍国医国药，2021，32（2）：421－423.

［66］LIGHT R J，SMITH P V. Accumulating evidence：procedures for resolving contradictions among different research studies［J］. Harvard educational review，1971，41（4）：pp. 429－471.

［67］中国中西医结合学会心血管学会. 冠心病中医辨证标准［J］. 中西医结合杂志，1991，11（5）：257.

［68］中华中医药学会肺系病分会. 支气管哮喘中医诊疗专家共识（2012）［J］. 中医杂志，2013，54（7）：627－629.

［69］中华中医药学会肺系病专业委员会，中国民族医药学会肺病分会. 支气管哮喘中医证候诊断标准（2016版）［J］. 中医杂志，2016，57（22）：1978－1980.

［70］中华中医药学会肾病分会. 糖尿病肾病诊断、辨证分型及疗效评定标准（试行方案）［J］. 上海中医药杂志，2007（7）：7－8.

［71］COCHRANE A L. Effectiveness and efficiency：random reflections on health services［M］. London：Nuffield Provincial Hospitals Trust，1972.

[72] FEINSTEIN A R, SPITZER W O. The journal of clinical epidemiology: same wine, new label for the journal of chronic diseases [J]. Journal of clinical epidemiology, 1988, 41 (1): pp. 1 – 7.

[73] TUGWELL P. David Lawrence Sackett (DLS) 1934 – 2015 [J]. Journal clinical epidemiology, 2016 (69): pp. 1 – 4.

[74] 第七次全国人口普查主要数据公布 人口总量保持平稳增长 [J]. 西北人口, 2021, 42 (3): 127.

[75] 蔡羽嘉, 陈耀龙, 王梦书, 等. 循证医学术语介绍 (VI) [J]. 中国循证医学杂志, 2009, 9 (9): 942 – 945.

[76] GENE V G. Primary, Secondary, and Meta-Analysis of Research [J]. Educational researcher, 1976, 5 (10): pp. 3 – 8.

(高黎)

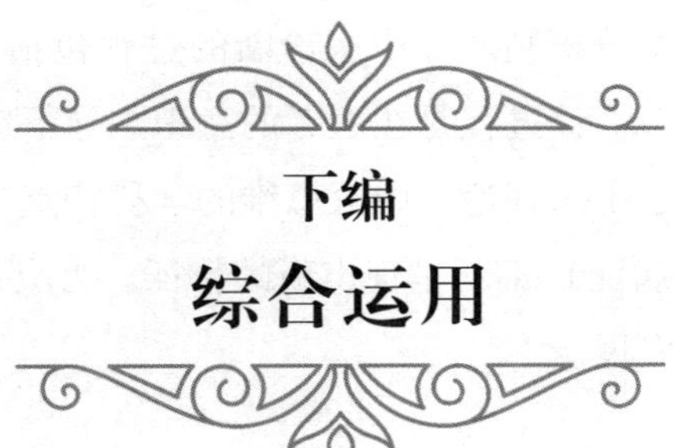

下编
综合运用

第九章　诊断思路研究

诊，即诊察了解；断，指分析判断。中医诊断的过程包括病情资料的采集和做出病、证等结论的判断两个基本环节。该过程是在医者的意识主导下完成的，不仅遵循着人类思维的一般规律，更深刻体现了中医理论、中医思维的学科特点。随着学科的发展，中医诊断思维的对象（病情资料、病证）不断呈现出新的特征。为应对这些新的变化，中医诊断的思路也必须不断地完善和发展。

第一节　中医诊断基本思维方法

中医诊断是医生的主观思维对客观存在的病证本质的认识。中医诊断不仅通过抽象（逻辑）思维进行，同时还使用形象（直觉）思维、灵感（顿悟）思维等。“揆度奇恒”“司外揣内”“援物比类”等中医诊断原则，都是这些思维的综合体现。

中医诊断的基本思维方法包括比较法、类比法、分类法、归纳法、演绎法、反证法、模糊判断法等。

一、比较法

比较法，是对患者的某些临床症状、体征与某些证之间存在的相同点或不同点进行区分。通过比较，既可以提高对临床资料来源准确性的判断，也可以对证的性质、部位和所处阶段进行更准确的界定。比较法被广泛地应用于证、症（包括症状、体征）的鉴别诊断当中。以症状为例，同为肠鸣，不同患者发生的部位、频率、强度、音调及伴随症都可能有所不同，通过比较这些不同点，可进一步确认肠鸣发生的准确性和可能的证候。

二、类比法

类比法，是将所获得的患者的临床资料与已有的某个常见证的临床表现进行对比，如果二者的主要特征相一致，则对该证的诊断即可成立。例如，少气懒言，神疲乏力，自觉腹内有气下坠感，或有胃、肾等内脏下垂，或有脱肛、阴挺等，是气陷证的常见临床表现，当患者临床出现这些常见症状、体征时，即可将其诊断为气陷证。类比法具有迅速、简捷的特点，当病情不复杂又具有典型表现时，类比法诊断的准确性较高。掌握各种证候的临床表现和辨证要点，是采用类比法的先决条件。

三、分类法

分类法，是在比较法的基础上，根据患者临床症状、体征或疾病、证候之间的相同点和不同点，将其区分为不同的种类。对症状、体征或疾病、证候分类，必须遵循相应相称、统一标准、逐级进行的原则。合理分类，是对认识水平高低的正确反映。中医诊断中各种不同的辨证方法，或者某一辨证方法中不同证的区分等，都是分类法的具体体现。

四、归纳法

归纳法，指在中医诊断过程中按照辨证的基本内容，把患者临床表现的各种症状、体征进行归类，从而归纳出这些症状、体征所反映的病证共性特征，进而在思维中获得病证的本质。当病情资料很多或者比较复杂时，归纳法是最适宜采用的。

例如，午后两颧潮红者，多属阴虚；潮热可见于阳明腑实证、阴虚证；盗汗多见于阴虚证；脉细多见于虚证或湿邪为病；脉细数多见于热证，亦见于里虚证。当患者同时出现两颧潮红、潮热、盗汗、脉细数等症状、体征时，其反映的病证共性特征为阴虚，因此患者阴虚的可能性最大。

又如，一患者下肢水肿、尿少、舌体胖大苔滑，为水液内停；若病程较长，伴有疲乏无力、畏寒、肢冷、苔白、脉弱，为阳虚证；若兼有纳呆、腹胀、便溏，为病位在脾；若又有腰膝酸软、性欲减退、夜尿清长，为肾阳虚。将以上归类的病情资料进行分析，该病涉及水、脾、肾、阳虚等辨证要素，将这些要素综合归纳起来，便可诊断为脾肾阳虚证。

五、演绎法

演绎法，是遵循从一般到个别、从抽象到具体的思维原则，对病情进行层层深入的辨证分析、逻辑推理的思维方法。通常是从脏腑、气血、经络等功能的一般性特征为前提出发，结合病情资料，分析其病因、病性、病位等，从而确立证的诊断。例如，患者主诉为“咳嗽 2 天”，从发病时间上可判断为新感病证，从症状上可判断为病在肺系，再结合其他症状、体征，如发热而不恶寒，伴面赤、舌红、脉滑数等，知其表证已无，而邪气入里化热；同时，又有痰多黄稠、脉滑数等痰热的表现，可推理本证为痰热壅肺证。

六、反证法

反证法，是一种在特殊情况下使用的思维方法，即在给定的事物范围内，通过证据排除了所有其他事物的判断，对剩余的没有直接证据的事物进行肯定判断。在中医诊断中，即是寻找不属于某个证的判断依据，通过否定其他诊断从而达到确定某一诊断的目的。例如，《伤寒论》第61条云："下之后，复发汗，昼日烦躁不得眠。夜而安静，不呕，不渴，无表证，脉沉微，身无大热者，干姜附子汤主之。"张仲景用"不呕"否定该病为少阳病证，用"不渴"否定该病为阳明病证，用"无表证"否定该病为太阳病证，再结合"脉沉微、身无大热"，从而诊断该病为少阴病证。

七、模糊判断法

模糊判断法，是一种起于"模糊"、终于"明确"的思维方法，即通过对大量不够精确的、非特征性的模糊信息进行综合评判，从而得出明确的判断。在中医诊断过程中，许多症状、体征都是难以精确量化表达的模糊信息，例如：少神、体倦、痞满、腹胀、气短、麻木，面色淡白、萎黄，脉象有力、无力，舌质淡红、淡白等。这些症状、体征都缺乏客观、定量的描述，有很大的模糊性和不确定性，它们所反映的病、证，更不是简单的是非判断。因此，在临床诊断时，必须将各种症状、体征有机地联系起来，进行相关分析，开展模糊运算，才能求得病、证诊断的"近似值"。模糊判断法，是中医诊断的常用方法，这种方法虽然看似不够精确，但由于它是对各种信息进行了综合分析而做出的评判，因此能够很大程度上实现从整体高度认识事物本质的目的。

除上述所列之外，中医常用的诊断思维方法还有很多，而临床病、证诊断的确立也往往需要将多种逻辑思维方法进行综合运用。特别是对于一些疑难杂证、疑似病证、危急重证的诊断，有时还须运用某些特殊的思维方法。例如，疑难杂证的判断，常采用经验再现、线索追溯、病因穷举等方法；疑似病证的鉴别，要在相似的基础上运用求异的思维方法；危急重证的诊断，应有准确、果断、迅速的思维，并注意诊治共举，急救为先。

第二节　综合处理病情资料

诊病、辨证的依据，皆来自医者运用各种诊法收集的病情资料（包括病史、症状和体征、患者生活的自然与社会环境等）。由于每一种诊法都是从不同的角度分别获取病情资料，因此医者在收集临床资料时，不可过于强调或依赖某种诊法，不能只凭某个症状、体征或检测结果便仓促做出诊断，必须对患者进行全面而系统的诊察，并注重四诊合参，在中医理论、中医思维指导下对病情资料进行综合处理。

一、判断病情资料的完整性和系统性

患者的症状和体征有表有里，有全身也有局部，有单一也有复合；其他临床信息也种类繁多，涉及许多方面。因此，收集病情资料应力求完整而系统。忽视病情资料的完整性，甚至有所遗漏或过于简单，可能会导致误诊、漏诊；忽视病情资料的系统性，杂乱无章，主次不分，则难以做出准确判断。因此，在处理临床资料的时候，要求医生应从四诊合参的原则出发，决不能单凭一个症状或体征就草率地做出诊断，也不能片面强调或夸大某种诊法的作用，而必须对患者进行全面而系统的检查，充分发挥医生的主导作用，将各种诊法有机地综合运用，多方面、多角度、多层次地收集病情资料。例如：问诊时，应以患者的主诉为中心，尽量涵盖“十问”的内容，以免遗漏，女性之经、带、胎、产及小儿之出生情况、发育史与预防接种史等也应详细询问。

病情资料的完整性和系统性，还反映在人与自然、社会的关系等方面。应全面考虑季节气候、地域状况、生活环境、职业特点、工作条件、生活习性、体质强弱、兴趣爱好、精神情志等对病情的影响。就像《素问·疏五过论》和《素问·徵四失论》所告诫的，医者不注意对患者做全面的了解，尤其是不知道患者所处的社会环境和心理状态等，将会造成诊治的失误。因此，在病情资料的收集上，不仅要重视症状和体征，还要发掘疾病深层次的社会、心理因素，按照整体观念和动态诊察要求，做到对形与神、人体与环境诊察的统一。

二、评价病情资料的准确性和客观性

各种疾病的病因错综复杂，临床表现多种多样，加之患者主观因素的影响，难免造成有些病情资料不够准确和客观，从而妨碍正确地诊断和治疗。为了获得真实可靠的病情资料，对每一种诊法都必须认真规范地使用，像诊断中的“相对须臾，便处汤药，按寸不及尺，握手不及足，人迎趺阳，三部不参，动数发息，不满五十”的态度是决不可取的。同样地，为防止主观性和片面性，那种采取先入为主或暗示方式收集病情的方法，如问诊时只“问其所需”或“录其所需”，也是一定要避免的，否则不仅病情资料的完整性被严重破坏，病情资料的客观性也将大打折扣。遇到有诊断或鉴别诊断意义的病情资料时，尤其应当明确记录并尽可能地予以分级量化，比如对“少气”“气短”“发热”等症状的记述一定不能含糊其词、似是而非。必须采取实事求是的态度，对其中关键的病情资料应反复核实和动态观察，并借助现代医学的各种实验室检查、仪器检测等手段，以证实病情资料的可靠性。

当然，病情资料的准确和客观与否，还涉及患者能否如实地、准确地反映病情。患者由于受到年龄、文化程度、表达能力、神志状况等因素的影响，因此表达不准确、欠全面，甚至有隐讳、夸大等情况时，医者应及时发现，并设法加以修正，以保证病情资料的准确可靠。

三、分析病情资料的一致性程度

在多数情况下，各种病情资料及其所揭示的临床意义，即所主病证是完全一致的，也即所患病证和所表现的症状和体征是完全一致的，可以用统一的病机加以解释，称为“舌脉相应”“脉症相应”等。如患者纳呆腹胀，或腹部隐痛、喜温喜按，或畏寒肢冷，面白无华或虚浮，少气懒言，神倦乏力，或口淡不渴，大便溏薄，或有肢体浮肿、小便短少，或现女性带下量多而色白清稀，舌淡胖或有齿痕，苔白滑，脉沉迟无力等，均为脾阳虚证证候或中焦虚寒证证候。这种病情资料单纯、明显，说明病情不甚复杂，医者认识其本质比较容易。

但是，临床上也存在病情资料不完全一致，其所反映的临床意义不尽相同，甚至存在着矛盾的情况，即所谓“舌脉不符”“脉症不相应”等，其反映了疾病的复杂性和疾病发展过程中的特殊性。如八纲辨证中的寒热真假、虚实真假，即所谓真热假寒证之“热深者厥亦深”，或真寒假热证之“虚阳浮越”以及“至虚有盛候”“大实有羸状”等。此时，医者应核实所收集的病情资料，全面分析病机，辨明主次，排除假象，从而抓住疾病的本质。

病情资料出现不一致，可有多方面的原因。一是病情本来复杂，有多种病机存在，如寒热错杂、虚实错杂等；二是病情不断地动态变化，如表里出入、标本转化，有些症状、体征已发生了变化，而有些则仍停留在原有状态；三是可能受到治疗因素的影响，如热性病证患者因大量输液而小便已不短黄，或消渴患者服降糖药后症状变得不典型等，需仔细分析，方可抓住病机之关键。

当病情资料出现不一致性时，应如何处理？古人曾有“舍症从脉”或“舍脉从症”等不同说法。但对于这种“舍”与“从”，应具体加以分析，切不可轻易地舍弃某些病情资料，哪怕是相互矛盾的病情资料。因为任何病情资料均有其自身的临床价值，均可从不同侧面反映病证的本质。如在真热假寒证中，所谓“假寒”的程度恰恰反映出“真热”的程度，即“热深者厥亦深”。因此，当病情资料不一致时，要求医者善于透过纷繁复杂的疾病现象，去识别疾病的本质。

四、辨别病情资料的主次

所谓主症，是患者所有病情资料中的主要症状或体征，它一般由医者从患者的主诉中加以分析确定。而所谓主诉，是患者就诊时最感痛苦或要求医生最先解除的症状、体征及其持续时间。确定主症，要求重点突出、高度概括、简明扼要。

主症，大多数情况下是患者的主诉或主诉的一部分，也是促使其前来就诊的主要动因。任何一种病证都有包括主症在内的基本临床表现，这些基本临床表现就是辨病辨证的主要依据。所以在诊断过程中，应及早确定主症，并围绕它收集资料，从而避免漫无目的地罗列症状。确定了主症，才能系统条理、重点突出、主次分明。中医各科疾病名中，有许多是以症状命名的，如咳嗽、头痛、心悸、失眠等，它们既是病名，又是确定该病名的主症。

对于主症的辨别，特别应该注意审察其发生的部位、性质、程度、持续时间、缓解或加重因素等。以头痛为例，应审察其头痛部位是全头、连项、两侧、巅顶还是前额，也审察其头痛性质是刺痛、隐痛、胀痛、空痛还是重痛等。在复杂疾病中，主症可能是一个，也可能是几个。

次症是与主症密切相关的伴随症，其反映的病机与主症相同；而兼症则是与主症反映的病机不同的伴随症。次症和兼症作为辨证相对次要的病情资料，对主症分别起着辅助、旁证、补充乃至反证等作用。在疾病发展过程中，主、次、兼症可能发生变化，这尤其可能发生在证候兼夹、转化的时候。

例如：某女，35 岁。8 天前起两胁疼痛，右胁较剧。刻下寒热往来，两目发黄，胁肋疼痛，胸闷恶心，食欲不振，口苦尿赤，大便干结，前额胀痛，右臂酸痛麻木，舌尖边红，苔白腻而中根色黄，脉濡数。

上述病情资料中，主症为胁肋疼痛，右胁较剧，寒热往来；次症为食欲不振，胸闷恶心，两目发黄，口苦尿赤，大便干结，舌尖边红，苔白腻而中根色黄，脉濡数；兼症为前额胀痛，右臂酸痛麻木。诊断病名为胁痛，证名为肝胆湿热证。

在确定主症时，不同系统的疾病有不同的重点，如肺系疾病以咳、喘、痰为主，心系疾病以心悸、心痛、失眠为主等。若从病情的轻重缓急出发，一般又以急者、重者为主症，缓者、轻者为次症。

五、分析病情资料的属性

分析病情资料的属性，即是对患者的症状、体征、发病过程、诊治经过以及实验室检查的异常结果等进行辨别、分析、判断、归类，为辨病辨证打下基础。

对病情资料属性的划分，是根据它们在辨病辨证中的作用、意义和性质而确定的。一般可划分为必要性资料、充要性资料、偶见性资料、否定性资料及一般性资料。

（一）必要性资料

必要性资料是诊断某种疾病或证候所必须要有的，缺少了该资料就不能诊断为这种病或证。必要性资料有两种情况：

一种是病证的主症，虽然在诊断该病证时必不可少，但不是特异性依据，因为它还可以见于其他病证。例如：头痛是头痛病的主症，是头痛病的必要性资料，没有它就不能诊断为头痛病；但是也不能仅凭头痛就诊断为头痛病，因为头痛还可见于眩晕、感冒等病中。又如气不摄血证必见出血，没有出血不能诊断为该证；但出血还可见于心火迫血妄行证、瘀血证及其他证候之中。

另一种是病证的特异性症状或体征，而不见于其他病证中。例如：突然昏倒，口吐涎沫并发出类似羊叫的声音，醒后如常，就是痫病的特异性症状，也是其必要性资料。

（二）充要性资料

充要性资料仅见于该种疾病或证候，而不见于其他病证，但该种病证并不一定都能见到这种症状。因此，只要出现这种资料，即可诊断为该种病证；若没有这种资料，也不能排除该种病证的可能性。例如，大便排出蛔虫，只见于蛔虫病，而不见于其他疾病，因此只要见到便蛔，便可诊断为蛔虫病；但是没有便蛔也不能排除患蛔虫病的可能性。又如，只要见骨蒸潮热便可诊断为阴虚证；但是没有骨蒸潮热也不能排除阴虚证的可能，因为还可凭盗汗、五心烦热、舌红少苔、脉细数等症诊断为阴虚证。

有些充要性资料主要是一些非特异性资料的有机组合，然而对该病证的诊断却有高度的特异性。如阳明经证的大热、大汗出、大烦闷、脉洪大等“四大症”，就每一症单独而言，对阳明经证的诊断无特异性；但将其组合在一起则可确立本证的诊断，从而具有特异性。

（三）偶见性资料

偶见性资料是指这些资料在病证中的出现率较低，或可出现，或可不出现，随个体差异而定。一般认为，偶见性资料的诊断价值不大。如《伤寒论》第 96 条载：“伤寒五六日，中风，往来寒热，胸胁苦满，嘿嘿不欲饮食，心烦喜呕。或胸中烦而不呕，或渴，或腹中痛，或胁下痞硬，或心下悸、小便不利，或不渴、身有微热，或咳者，小柴胡汤主之。”可见诊断少阳病小柴胡汤证的主要病情资料为“往来寒热，胸胁苦满，嘿嘿不欲饮食，心烦喜呕”，而自“或胸中烦而不呕”以后，皆为或然症，也即偶见性资料。

但是，有些偶见性资料可提示病证的转化，故不可忽视。例如，对于胃脘痛来说，呕血为偶见性资料，但如果出现呕血，则提示胃络损伤、病情转重；又如，功能性咳嗽经常干咳少痰，虽然偶尔见到痰中带血，也应怀疑转化为肺癌的可能性。

（四）否定性资料

否定性资料是指某些症状或阴性资料，对于某些病或证的诊断具有否定意义。也就是说，某一病证在任何情况下都不可能出现某种或某些症状、体征，如果出现，就能否定该种病证的诊断。因此，否定性资料对于病证的鉴别诊断有一定的意义。若能把握住相关病证的否定性资料，则往往使诊断变得果断迅速。例如，子痫病只见于妊娠期妇女，如果癫痫患者不是妊娠期妇女，便可否定子痫病的诊断。又如，肝风内动证有肝阳化风、热极生风、血虚生风和阴虚动风等不同类型，如果患者“动风”时并没有血虚一类的症状，便可否定血虚生风的诊断。

（五）一般性资料

一般性资料是指某类症状对某病证的诊断既非必备性又非特异性，只作为诊断的参考。例如，头晕、食欲减少、脉弦等可见于许多病证，对于辨证没有特定意义，只有与其他资料结合起来时，方能显示具体的诊断意义。

总之，必要性资料和充要性资料是诊断的主要依据，偶见性资料提示辨证的可能性，一般性资料可作为参考，这些都属于阳性资料；而否定性资料则属于阴性资料，能为鉴别诊断提供依据。此外，还有一些资料，如久居湿地、淋雨涉水，对于诊断湿证有意义，但久居湿地、淋雨涉水之人不一定都感受湿邪，感受与否取决于机体的反应性和邪正斗争的结果，这些资料属于隐性资料。因此，在收集病情资料时，不仅要有揭示病或证的阳性资料，而且要有鉴别病或证的阴性资料，同时还要注意收集隐性资料。

另外需要特别注意的是，病情资料的属性不是一成不变的，而是会随着疾病发展的不同阶段而发生变化。例如，咳吐大量脓血腥臭，是痰肺痈病溃脓期的必要性资料，但又是肺痈病初期、成痈期的否定性资料。又如消瘦可见于许多病证，一般为非特异性，但若身体急剧消瘦而无其他原因时，便应考虑有恶性肿瘤的可能性，这时消瘦已不再是非特异资料。

第三节 辨证思路

证或证候，是中医理论的特有概念。证，是对疾病过程中某一阶段病理本质的概括，包括了病因、病位、病性、病势等内容。证候，即证的外候，是指疾病过程中某一阶段病理本质的外在反应状态，一般表现为临床可被观察到的、一组相对固定的、有内在联系的、能揭示其病理本质的症状和体征。如食少纳呆，腹胀便溏，倦怠乏力，面黄，舌淡红苔白，脉沉缓，属于脾胃虚弱证的证候表现。很多时候，人们对“证”和“证候”不做严格区分。

所谓辨证，是在中医理论和辨证纲领的指导下，运用正确的思维，对从四诊获得的病情资料进行辨别、分析、综合、推理，从而求得证名结论。因此，遵照证候诊断的思维方法和要求，按照正确的路径和步骤求得证名结论，是提高临床辨证水平的必由之路。

一、辨证的具体要求和目标

辨证的最终目标是求得证名结论。根据中医学对“证”的定义，须在辨清病因、病位、病性、病势、病机、证名等内容的基础上，最终做出证名诊断。

（一）辨病因

辨病因就是探求病证发生的根本原因。任何病证都可寻求到其发病的原因。一般可通过问诊，直接询问发病时的内外致病因素，如湿痹多因久居湿地、淋雨涉水所致，泄泻多因饮食不洁、过食生冷所致，肝气郁结多因情志不畅、肝失疏泄所致等。但有些病因不能直接获得，更重要的是通过审症求因，即从对病情资料的分析来探求病证之因。如外感病，病因是风寒或是风热，只有对临床表现进行分析后才可以确定；又如气滞、瘀血、食积、痰饮等病理产物作为继发性病因，也是通过审症而求得的。

（二）辨病位

辨病位就是确定病证发生在人体的部位。病因作用于人体而发病时，一般总是有一定的病变部位，如脏腑、经络、五官九窍、四肢百骸以及气血津液等都可能成为病位。病位并不等同于个别症状发生的部位，而是运用中医整体观念和脏腑经络理论，分析综合了一切临床资料后做出的疾病的整体定位。病位不仅要落实在脏腑等具体部位上，而且应该结合其具体病理变化来探求病位之所在，如心气虚证、脾阳虚证等，其中心气、脾阳均可理解为病位。另外，病证传变的层次也可视作病位，如表与里是病位，卫、气、营、血也是病位。辨病位在辨证中具在重要意义，因为病位与病邪、病性、病势等密切相关。常用的定病位方法有如下四种：

1. 表里定位法

表里定位法是病证横向传变的定位方法，在外感病证中运用广泛。六经病证中，太阳主表，少阳为半表半里，阳明和三阴主里；而卫气营血病证，病位由表入里按顺序排列。

2. 上下定位法

上下定位法是病证纵向传变的定位方法，多在六淫邪气致病和温病中运用。如风邪侵上，湿邪伤下；湿热温病有上、中、下三焦部位的划分。

3. 气血定位法

气血定位法是辨别病证在气、在血的定位方法，通常运用于杂病辨证。一般而言，新病在气，久病及血。温病辨证中，病情轻浅者属卫分、气分，病情深重者属营分、血分。

4. 脏腑定位法

脏腑定位法是辨别病证在不同脏腑的定位方法，适用于一切疾病。此定位法涉及的范围较广，可结合脏腑与病因方面的关系定位，如风伤肝、火伤心、湿伤脾、燥伤肺、寒伤肾等；可结合脏腑所属经络循行路线定位，如肝之经脉绕阴器、抵少腹、布胁肋等，因此上述部位的病证可定位在肝；可结合五脏与五体、五志、五液等的关系定位，如心开窍于舌、在体为脉、其华在面、在志为喜、在液为汗，故以上诸方面的病证可定位在心；可结合脏腑与体表局部的对应关系定位，如寸、关、尺脉分候脏腑等；亦可结合脏腑各自生理特点和临床病理表现定位，如肺主气司呼吸，以宣降为顺，因此见咳、痰、喘等可定位在肺。

（三）辨病性

辨病性就是分清病证的基本性质。概而言之，病证发生的根本，在于邪正斗争引起的阴阳失调。因此病证的基本性质即为邪正的力量对比（以“虚、实”描述）和机体阴阳的偏盛偏衰（以“寒、热”描述）。

1. 寒热定性

有从病因的寒热定性者，如过食生冷多为寒证，感受暑热多为热证；但主要应根据临床表现定性，如寒证以冷、凉表现为特点，热证以温、热表现为特点。

一般证的寒热属性，在外感病中，常可揭示邪气的性质；而在内伤杂病证中，则直接揭示机体阴阳盛衰的变化，如阳盛则热、阴虚则热、阴盛则寒、阳虚则寒等。应注意在某些情况下，病性与病因不一致。如阳盛体质之人，感受寒邪可从阳化热而表现为热证；也应注意，在内伤杂病中，某些证并无明显的偏寒或偏热的属性，如脾气下陷、肾精不足等。

2. 虚实定性

从病因定性，“邪气盛则实”，因此外感六淫、内伤饮食、痰饮、瘀血等病邪侵入或内停体内所致的病证可定性为实；“精气夺则虚”，因此先天不足、后天失养、房劳过度、久病伤正等所致病证多定性为虚。

从病程特点定性，新病多实，久病多虚。

从体质特点定性，素体强壮者多实，素体虚弱者多虚。

从临床表现特点定性，凡人体处于虚弱、衰退、不足状态，抗病能力低下者，可定性为虚；凡人体处于亢盛、兴奋、有余状态，邪正交争剧烈者，可定性为实。

对病证属性的定性，除寒与热、虚与实两端外，同样要注意它们之间的错杂与真假。

（四）辨病势

辨病势就是辨别病情的轻重、缓急的程度，预测病证发展、演变的趋势。病势主要决定于患者正气和病邪在体内斗争的力量对比及其激烈程度。具体而言，是对患者体质、病邪性质及受邪轻重、病位浅深、治疗及调养等因素综合考虑和估量的结论。例如：一般表证病轻，里证病重；新病多急，久病多缓；外感病证病势急，内伤杂病病势缓；感受火热之邪病势多急，感受寒湿之邪病势多缓；体质强而感邪重者病势急，体质弱而感邪轻者病势缓；体质强或感邪轻者病较轻，体质弱或感邪重者病较重；感邪轻浅者预后较好，感邪深重者预后较差；正气胜邪者病向愈，病邪胜正者病恶化；治疗调养得当者病愈，反之则病当加重或内传。然而，目前对病势的判断仍较粗略和模糊，有待于量化和规范化。

（五）辨病机

辨病机就是阐明病证发生发展变化的机理，换而言之，就是将病因、病位、病性、病势等病理要素综合地表述出来，以得出对病证本质的整体、动态的概括性认识。病因、病位、病性、病势等都只是侧重于表明疾病过程中某一侧面的病理要素，而证候的病机综合、概括了这些要素，因而能全面地解释所有临床表现产生的总机理，揭示疾病现阶段的病理实质及其特征。病机主要从临床表现的分析中获得，有的单一症状或体征即可反映部分病机，如盗汗常为阴虚，舌红苔少亦为阴虚。但有的症状病机复杂，需结合其他伴随症状、体征等病情资料进行辨别、分析，如潮热，可由阳明腑实、湿温、阴虚等多种病机引起，因而仅凭潮热一症难以确定其病机。

（六）辨证名

辨证名就是确定辨证的最后结论。实际上，证名就是以病机命名的证候，因此证名诊断，就是用规范性术语高度概括疾病现阶段的病机类型；对证名的诊断，必须建立在辨病因、辨病位、辨病性、辨病势、辨病机的基础上。例如：肝胆湿热证，病位在肝胆，病性为湿热，病机为肝胆湿热；风寒束肺证，病因为风寒，病位在肺，病性为寒。

关于证名的确定，一是要求文字精练，证名一般包括病因、病位、病性等内容，因此文字要求具有高度的概括性，如肝胆湿热证、水气凌心证等；二是要求术语规范，可参照中华人民共和国国家标准《中医临床诊疗术语》（包括疾病部分、证候部分、治法部分）、《国际疾病分类第十一次修订本（ICD－11）》或《中医诊断学》教材。

二、辨证的思维法则

辨证的思维法则是辨证时必须遵循的思维规律，只有遵循这些规律才能准确辨证，概括起来有以下四条。

（一）以主症为中心进行辨证

在四诊过程中，以主症为中心收集病情资料，可使病情资料主次分明、重点突出、条理清晰。到了辨证阶段，仍应抓主症并以主症为中心进行辨证。若不能辨清主症、次症、兼症，势必将辨证引入歧途。如见患者咳嗽、痰稀色白、恶寒发热、头身疼痛、无汗、苔薄白、脉浮紧等，若主症是恶寒发热、无汗时，应辨为风寒表实证；若确定主症是咳嗽、痰稀色白时，则应辨为风寒袭肺证。

医者围绕主诉，抓住主症，通过规范的望、闻、问、切四诊收集病情资料，坚持和运用司外揣内、知常达变、四诊合参等原则和方法，依据中医学基本理论，询问病史、探求病因、明确病位、厘清病机、辨明病性、详审病势、确定证名、依证立法、按法制方、验证疗效，并适当结合现代医学视、触、叩、听的诊断方法与新技术条件下的生化及仪器检查，应该可以基本准确地对患者进行证候诊断。

医者通过对主症的辨析，可以初步确定病位和病性。例如：患者咳喘、心悸并见，如咳喘为主症，则主要病位在肺；心悸为主症，则主要病位在心。又如同为咳嗽，若以咳而呕吐痰涎、脘痞食少为主症，则病位在脾肺，病性为肺脾气虚、痰湿内阻之虚实夹杂证；若以咳而腰脊酸痛、小便失禁为主症，则病位在肺肾，病性为肺肾气虚之虚证。

主症虽是当前辨证的最重要的线索和依据，但对于证候的正确诊断，还需要对主症与其他伴随症状进行综合分析才能完成。因为所有的症状、体征都从不同侧面反映出证的本质属性，若仅辨析少数病候，哪怕是主症，也难以完全反映其病机，而且主、次、兼症的划分是相对的，是相互比较而存在的，尤其辨证之初，在未全面辨析所有病候之时，何为主症尚无定论，“以主症为中心辨证”自然也无法进行。所以，只有将收集到的所有症状、体征结合在一起分析、综合，才能完整地揭示证的本质。如咳嗽而痰稀色白可为风寒袭肺证、寒饮阻肺证、心肺气虚证等的主症，若结合恶寒发热、头身疼痛等症分析，应辨为风寒袭肺证；若结合哮喘苔滑、形寒肢冷等症分析，应辨为寒饮阻肺证；若结合胸闷心悸、气短乏力等症分析，则应辨为心肺气虚证。

辨证时，次症、兼症的价值不容忽视。这不仅因为它们对主症起着辅助、证实、补充等作用，而且在特定条件下它们还可对辨证起到关键作用。例如在寒热、虚实错杂或真假证候中，少数或个别症状与多数症状病性相反时，往往决定着整个证的诊断结论。此外，舌象、脉象是中医临床重要的体征，虽一般情况下并不作为主症，但对于中医判断病机、识别证候，发挥着不可替代的重要作用。例如：当代名中医刘渡舟教授曾治一未婚女青年，患月经淋漓不止已有数月，面色萎黄、疲乏无力；问其睡眠为心烦难寐，偶尔得睡又乱梦纷纭，反增疲倦；切其六脉皆滑数，察其舌红而舌尖尤甚。从病情分析，患者主诉月经淋漓不止数月，当然应视为主症；索其前服之方，俱属温补涩血之品。刘教授抓住“心烦难寐”这一症状及舌尖红脉滑数的体征，按《伤寒论》第 303 条“少阴病，得之二三日以上，心中烦，不得卧，黄连阿胶汤主之”的经义，诊断患者月经淋漓不止乃心火迫血而血不归经所致，投黄连阿胶汤 5 剂而经血止。

（二）力求一证概括全部表现

临证时，对患者的临床表现应力求以一种证候来概括，也即对所有临床表现力求以同一病机进行解释。如果概括的证候过多，势必难以抓住重点，以致治疗缺乏针对性，给立法处方带来困难。

由于病情的复杂性及脏腑的相关性，两种及两种以上证候的复合、兼夹是不可避免的。因此，若出现难以用单一证候来统一临床表现时，可以考虑复合证、兼夹证的存在，如肝胃不和证、心脾两虚证、肝火犯肺证等。对于多种证候并存的诊断，要求能分清并体现各证之间的主次、因果、并列等具体关系。

（三）首先考虑常见证与多发证

常见证和多发证在临床上出现的概率最高，因此，辨证时应首先考虑常见证与多发证，这种直接的思维方法可删繁就简，减少辨证过程中的非必要环节。但是疑难杂证、危急重证等，则应考虑少发证与罕见证。例如怪病从痰、瘀证论治；按常见证久治不愈的患者，尤应考虑到罕见证之可能性。一般《中医诊断学》教材在各辨证方法中所列诸证，如脾气虚证、血虚证、太阳中风证、卫分证等均为常见证和多发证。

临床实践中，新的病种不断出现，且病情复杂、多不典型，而现行教材中所列常见证毕竟有限，往往与临床所见不能“对号入座”。这就要求医者不能拘泥于教材证候，而应依据临床实际、灵活而简明地概括出具体证名。当然，对于非常见、非典型证候的命名，也应力求规范，而不应滥造。

（四）在辨证过程中修正完善

临床辨证，是一个从感性到理性、从现象到本质的不断深化的认识过程。因此，诊断初期或首次认定的证名诊断，其正确与否还有待于验证，需要在诊疗过程中不断予以修正和完善。之所以如此，从主观看，是因为医者的学识有限，对疾病的认识必须经历一个不断加深的过程；从客观看，是因为疾病的暴露也有一个由少到多、由片面到全面的过程，而且患者的病情总是处于不断变化之中。例如一位咳嗽患者，初起由外邪犯肺所致，病变以肺为中心，病机为外邪壅肺、肺气不利；若病久不愈、反复发作或治疗失误，病变渐累及心、肾等脏，病机亦可由实转虚或虚实夹杂。

由于病情变化，特别是主症变化，要求证名诊断也应随之而变化，故辨证是一个动态过程，需要不断予以修正和完善。

三、辨证的注意事项

辨证过程中需要特别注意以下五点：

（一）合理运用不同辨证方法

在长期的医疗实践中，随着认识的不断发展、深化，中医学创立了多种辨证归类的方法，通常提到的辨证方法有八纲辨证、脏腑辨证、经络辨证、六经辨证、三焦辨证、卫气营血辨证等。各种辨证方法的形成时代与条件是不同的，因此在理论特点、内容归纳、适用范围等方面存在许多差异，不能相互取代，也并未完全形成一以贯之的规范体系。因此，在现阶段，应全面把握各种辨证方法的内容与特点，并进行综合运用。

八纲辨证是辨证的基本纲领，表里、寒热、虚实、阴阳可以从总体上分别反映证的部位、性质和类别。脏腑辨证、经络辨证、六经辨证、三焦辨证、卫气营血辨证，是八纲中辨表里病位的具体深化，即以辨别病变现阶段的病位（含层次）为纲，以辨病性等为具体内容。其中脏腑辨证、经络辨证的重点是从“空间”位置上辨别病变所在的脏腑、经络；六经辨证、三焦辨证、卫气营血辨证则主要是从“时间（层次）”上区分病情的不同阶段、层次。辨病性则是八纲中寒热、虚实辨证的具体深化，即以辨别病变现阶段的具体病理性质为主要目的，当然也要与脏腑、经络等病位相结合。而六淫辨证等，主要是讨论邪气的侵袭停聚为病，与六经辨证、卫气营血辨证、三焦辨证等的关系较为密切；气血、津液、阴阳虚损辨证等，主要是分析气血、津液、阴阳等正气失常所表现的变化，与脏腑辨证、经络辨证等的关系更为密切。

（二）掌握辨证要点，鉴别证间差异

所谓辨证要点是对某一证候临床表现的重点和特殊性的高度概括，可对辨证起到提纲挈领的作用。因此，掌握证的辨证要点，有利于该证的诊断和鉴别诊断，从而提高辨证的准确性。例如：气虚证以全身功能活动低下的表现（如气短懒言、声低息弱、神疲乏力等）为辨证要点；血虚证以体表肌肤黏膜组织呈淡白及眩晕、心悸为辨证要点。对于辨证要点不可僵化看待，因其运用主要适宜于典型证候的诊断与鉴别，而对于复杂证候则应综合多方面的病机要素，切忌以偏概全。

（三）分清证的主次，注意证间转化

在复合证候等复杂病情中，应辨明其中居主导地位的证候，即为主要证候。也可从病因病机角度进行比较，最能反映病理本质，且对病情发展起决定性作用的证候，即为主要证候。辨主要证候仍要以主症为中心，通过辨析主症及其相关症状而确定。例如：一患者证候比较复杂，先有胁肋胀痛、头晕目胀、情绪不宁等肝郁气滞证表现，继而有纳呆、腹满、便溏等脾气虚证表现，且后继表现每因情志不舒时而诱发或加重。如果按发病先后及病情主次分析，则应确定肝郁气滞为主要证候，而脾气虚证则为次要证候或兼夹证。

主要证候在疾病过程中并非一成不变，在一定条件下，诸如体质、药物治疗、情志、饮食、调护等因素影响下，可以发生转化。如一胃脘痛者，病情急性期症见胃脘灼痛、吞酸嘈杂、烦躁易怒、舌红苔薄黄、脉弦等，初诊为肝胃不和证；经过疏肝和胃药物治疗及饮食调护后，患者胃脘灼痛、吞酸嘈杂二症消失，却出现纳食不馨、腹胀便溏、倦怠肢软，脉象由弦转细，此为脾气虚证。此时，主要证候已由实转虚。一般而言，疾病的主症变，则主证也随之相应变化。

（四）详审证间标本，区分先后因果

辨证间标本，区分证候之间的因果关系，是辨证的重要内容之一。所谓本，是指原发病证，为主要矛盾或矛盾的主要方面；所谓标，是指继发病证，为次要矛盾或矛盾的次要方面。一切复杂的病证，总不离乎标与本，区分两个证候之间的因果先后关系，就可以辨出标本，从而抓住病变的主要矛盾或矛盾的主要方面，进而以标本缓急的原则确定治疗。如脾肾阳虚证，若因肾阳虚衰不能温养脾阳，致脾肾阳气俱伤，则原发证肾阳虚证为本，继发脾阳虚证为标，治疗的重点应放在温补肾阳。

（五）辨明寒热虚实，识别证候真假

在辨证过程中，典型的证候较易识别，不典型的证候，尤其是证候中有些症状互相矛盾，甚至出现假象，辨证就比较困难。最常见的是“真寒假热”“真热假寒”“真实假虚”“真虚假实”；还有危急重证、濒死的患者可出现假神，即“回光返照”等。因此，应注意现象与本质的关系，要辨清孰真孰假，不为假象所迷惑。

辨真假，首先要注意其出现的时机性，因为假象易出现在“极”的关键之时，如寒极、热极时分别出现似热、似寒的假象，大实、至虚时分别出现羸状、盛候等。其次，应从四诊合参中，找出关键性指征，如古人多以脉象为凭识别虚实真假，诚如张介宾所说：“虚实之要，莫逃乎脉。如脉之真有力、真有神者，方是真实证；脉之似有力、似有神者，便是假实证。”

第四节　辨病思路

广义的“病”或“疾病”概念，是与健康相对而言，泛指人体一切失去健康的状态。

狭义的“病”或“疾病”概念，是指由病名所代表的各具体病种。每一具体病名及其定义，是对该疾病全过程的特点与规律所做的病理性概括，指有特定的致病因素、发病规律和病机演变的一个完整的异常生命过程，常常有较固定的临床症状和体征、诊断要点、与相似疾病的鉴别点等。如感冒、胸痹、消渴、积聚等，皆属疾病的概念。一般情况下，本章使用的是狭义概念。

疾病诊断，也称为“辨病”或“诊病”，即在中医理论指导下，对四诊收集的临床资料进行综合分析，以确定疾病的病种，并对该病种的特点和规律进行整体判断的思维过程。

一、辨病诊断的意义

证和病都是对疾病本质的认识，两者既有区别又有联系。“证”主要揭示病变当前某一阶段的主要矛盾，“病”则体现疾病全过程的根本矛盾。病与证之间往往存在着同病异证、异病同证的各种联系。临床实践中，既要辨证，也要辨病，才能使诊断更准确、更全面，使治疗更有针对性。

病名，是中医学在长期临床实践中产生和发展起来的重要概念，是中医学体系中的重要内容。病名代表着该具体病种的本质及特征，因而病名诊断是中医诊断不可缺少的部分。由于证名的诊断较难体现疾病发生发展全过程的演变规律，因而疾病诊断不能由辨证（证名诊断）所代替；同时，由于中医学与现代医学的理论体系、文化背景等存在较大差异，大部分情况下两种医学体系的病名并不吻合，因此也不能用现代医学病名代替中医病名。

（一）把握病变规律

由于每一种病都有各自的本质与规律，其病因可审、病机可辨、规律可究、治法可寻、预后可测。因此，明确了疾病诊断之后，就可以根据该病演变发展的一般规律，总览疾病全局，把握不同阶段，掌握诊疗的主动权。正如《南阳活人书》所说："因名识病，因病识证，如暗得明，胸中晓然，无复疑虑，而处病不差矣。"例如，中风病可分为三个阶段：平时经常出现头痛、肢端麻木、眩晕欲仆等症时，为阴虚阳亢之极、肝风欲动阶段（证）；而一旦出现突然昏仆、昏不知人等症状时，则为卒中阶段，乃肝风夹痰、瘀而上蒙清窍（证）；神清之后，往往脉络闭阻（证），表现为半身不遂、口眼歪斜、语言不利等后遗症状。中风病一般沿着阴虚阳亢、肝风夹痰夹瘀上蒙清窍、络脉闭阻的基本病机规律发展。此病不同阶段出现了不同的证候，但始终沿上述基本病机的变化规律发展，这就为总揽全局、采取预防性治疗以截断扭转、减轻症状及预测其转归等，提供了可能。

（二）针对疾病治疗

确定了病名，便可根据该病的特点与规律将辨证范围大致限定于其常见证型当中，从而缩小辨证的范围，减少辨证的随意性与盲目性。

以"病"为标靶开展的专药、专方、专法治疗，是中医学的重要内容。徐灵胎《兰台轨范·序》曾指出："欲治病者，必先识病之名……一病必有主方，一方必有主药。"这些药、专方、专法对疾病的治疗有很强的针对性，可以在很大程度上提高临床疗效，是辨证组方及其随证加减所无法替代的。

还应注意的是，对同病异证的治疗，除了因证选法、方、药之外，尚须结合病种的规律特点进行治疗。例如，肺痨病的发展过程中，可出现肺阴亏虚、阴虚火旺、气阴耗伤、阴阳两虚等不同证型，须因证采取不同的治疗方药，但抗痨杀虫的原则应贯穿于肺痨病治疗的始终。对异病同证的治疗，虽然可以使用相同的治法，但根据不同的病种在治疗上也应有所侧重。例如胃缓、久泄和脾痿等，均可表现为脾气虚证，都应健脾益气，但是胃缓以胃体下垂为主要病理特点，故健脾的同时应升提阳气；久泄多夹有湿邪，则健脾的同时常佐以利湿止泄；脾痿常伴营血亏虚，则健脾益气常加补血养营之品。

二、疾病诊断的一般途径

任何疾病在其发病、病状、病程演变等方面的规律和特点都是可以被把握的。因此，疾病诊断应参照发病特点、病因病史、主症或特征症、特发人群等不同方面进行综合分析判断。

（一）主要依据发病特点辨病

患者年龄、性别、发病特点等的不同，常可提示或缩小诊病的范围。例如，新生儿出现黄疸称为胎黄，除却轻微者属生理现象之外，多属血疸范畴；青年人患黄疸，以肝热病、肝瘟为常见；中年人患黄疸，无发热等症者，女性以胆石为多，男性应考虑肝积、肝癌；中年以上患黄疸，常见于肝积、癌病，男性多为胰癌、肝癌，女性多为胆癌。

（二）主要依据病因病史辨病

若能确定导致疾病发生的特殊原因，对疾病诊断极为有益。例如，因食用蚕豆后出现腹痛、尿血、黄疸者，为蚕豆黄；近期有输血史，或毒蛇咬伤史，或服用损伤肝脏药物史而出现黄疸者，多为血疸。

（三）主要依据主症或特征症辨病

主症及特征症是许多疾病诊断的主要线索和根据。例如，喉痹以咽部的红肿热痛、异物感、咽喉瘙痒为主要表现；哮病必有喉间哮鸣有声、呼吸喘促的主症。

（四）主要依据特发人群辨病

例如：妇女有经、带、胎、产诸特发病，育龄妇女就诊，应不要忘记考虑此类疾病，如果育龄妇女以月经异常作为主诉，则肯定要考虑月经的期、色、量、质异常等；男性有遗精、阳痿、早泄、不育等特发疾病；生活于江南、岭南等潮湿地区者，则易感湿邪致病。

此外，疾病诊断不是一次性完成的，往往需要详细地鉴别诊断。某些疾病在临床表现上类似，很容易混淆。如：癫、狂、痫三种疾病，总的来讲，均属神志异常类疾病，但临床表现却各有特点。其中，癫病者以沉默痴呆、语无伦次、静而多喜为特征；狂病者以躁扰不宁、动而多怒为特征；痫病则以猝然昏倒、不省人事、四肢抽搐、口吐涎沫、醒则如常为特征。

总之，医生在诊断时须将上述常用思路、方法综合运用，有所侧重，合理取舍，方能诊断正确，治疗得当。

三、正确对待中医病名

中医病名具有悠久的历史和很多优势，但也存在诸多不足。随着中医学术的发展和现代化进程的加快，这些不足正逐步被克服。

（一）疾病命名的形式

古代医家认识疾病的角度不同，他们多从各自的学术特点出发，又缺乏必要的学术交流，因此对疾病命名的标准和形式很不统一。常见的命名形式有如下四种。

1. 本质属性式

疾病的本质属性包括病因、病位、病性、主症等诸多因素，抓住其中最能代表疾病本质的某些因素命名疾病。如耳胀、厌食、胎动不安等，是以主要症状命名；麻疹、黄胖、解颅等，是以主要体征命名；中暑、蛔虫病、破伤风等，是以主要病因命名；感冒、痰厥、脏燥等，是以病理性质命名；春温、秋温、暑温等，是以时令气候而命名。

2. 形象寓意式

某些疾病在体表有其特殊的体征，便以其外在病状结合比喻命名，使其形象生动、便于记忆，如狐臭、雀目、崩漏、乳蛾等；有的病名含有特殊的寓意，如恶阻（有孕而恶心，阻其饮食）、霍乱（挥霍之间，便致缭乱）等。

3. 特征组合式

将几种本质属性组合起来命名疾病，便于鉴别诊断。如病因加体征命名的漆疮、蚕豆黄等；病位加病理命名的胸痹、肺痈等；病位加体征命名的脐疮、白睛溢血等；病因加病性命名的蛔厥、暑疖等；病位加病因命名的脏毒、脐风等；病位加主症命名的耳鸣、心悸等；病理加体征命名的呃逆病、抽筋痧等。

4. 附加条件式

在病名上添加限定条件词，便于突出该病特点。如天行赤眼、时疫发斑、疫痢等突出其传染性；暴瘖、慢惊风、休息痢等提示病之新久缓急；经行发热、子嗽、梦遗等阐述了发病条件。另外，如脱肛痔、痿痹等，实际上是两病组合为一个病名。

（二）病名中存在的问题

中医病名中存在的问题，在病名规范化研究中，有必要加以认证，并予以改进。

1. 病、证、症概念的混淆

病、证、症在古代常无严格区分，以致混淆互用。有的病反称证者，如郁证、痫证、痉证等。有的证反作病者，如痰饮、瘀血、气逆等。有的医书还将病、证作为互词，如尤在泾《伤寒贯珠集》："伤寒一证，古称大病。"《诸病源候论》所列"候"是指病、证或是症，尚难定论。内、妇、儿科疾病，常以主症命名，以致在很多情况下难以区别其所指究竟是病还是证。

2. 一病多名、多病同名

如历节风就有历节、白虎、白虎历节、痛风以及鹤膝风、行痹、痛痹等名，痢疾又有肠澼、下利、滞下等称呼。张仲景既将"半身不遂，或但臂不遂者"认为是"中风使然”，又将“太阳病，发热，汗出，恶风，脉浮缓者，名为中风”，后人为加以区别，又有真中风、类中风、外中风、内中风、似中风之称谓。淋病本指小便淋漓涩痛为主的病变，古代却又称之为癃，过去也有将性病称之为淋病者。

3. 病名的内涵与外延不够明确

如现代所称的脚气病，与唐以前所称的脚气含义相同，但宋元以后所谓之脚气，所指为脚痹、脚痛之类。又如“关格”，在《灵枢》中本指阴阳偏盛、不得相荣的病理概念，后来引申为病名，称小便不通为关，呕吐不已为格，小便不通而呕为关格，其实即癃闭之类；又有指呕吐而渐见大小便不通为关格者；也有大便不通名为内关、小便不通名为外格、二便俱不通名为关格者。

此外，病种分化不够，不少属于主症性的病类名，病类与具体病名的概念混淆；有的病名过于隐僻，甚至理涉神怪；有的病种的子项分名过于繁杂；有的虽有名而无具体病情论述等，也都是古代中医病名中存在的问题。

这些病名问题正在逐步解决中。为落实《中共中央、国务院关于促进中医药传承创新发展的意见》《国务院办公厅关于加强三级公立医院绩效考核工作的意见》《关于印发国际疾病分类第十一次修订本（ICD－11）中文版的通知》等文件要求，国家中医药管理局组织修订了《中医病证分类与代码》和《中医临床诊疗术语》，已于2020年发布。

四、合理参照现代医学病名

现代医学对于疾病的命名诊断，有病因（原）性诊断、病理解剖性诊断、病理生理性诊断等，并注意将上述几个方面相结合而做出完整的诊断，因此其病名冗长、复杂、限定清楚，但临床表现一般不作为病名诊断用词。而中医病名重病状、重性理，并常结合时令等命名，具有简明、形象、精炼的特征。这是二者在病名诊断上的核心差别，也是两种医学体系的病名无法一一对应的主要缘由。

中医临床可以适当参考现代医学病名进行辅助诊断。例如：患者出现多饮、多食、多尿、消瘦，按照中医诊断标准，可判为消渴；参考现代医学诊断方法，可让患者进行空腹血糖、餐后血糖、血清胰岛素、糖耐量和C肽释放等实验室检查，以判断是否符合糖尿病的诊断标准，使患者得到最佳治疗。

第五节　辨证与辨病相结合

证与病的区别在于，证是对疾病过程中某阶段主要矛盾的概括，而病是全过程基本矛盾的概括。二者都需要从四诊资料中获取信息，然后进行分析判断。结合二者，既能认识疾病全过程的基本矛盾，又能抓住某一阶段的主要矛盾。辨证论治，是中医诊疗的特色和优势，但仍需与辨病论治相结合，方能取得更好的疗效。

一、病证结合诊断的形式与方法

目前比较认同的病证结合诊断形式与方法有两类。

（一）中医辨病与中医辨证相结合

病与证是对疾病不同侧重面的本质反映，两者互相联系、互相补充。辨证代替不了辨病，辨病也囊括不了辨证。当我们既要认识疾病全过程的基本矛盾，又需解决疾病当前主要矛盾时，就需要辨病与辨证相结合。所以中医强调“辨病”与“辨证”结合，是要既抓住疾病的基本矛盾，又重视当前的主要反应。在辨病基础上辨证有利于缩小辨证范围，先辨证后辨病则有助于对疾病全过程和本质的认识。

辨病与辨证相结合，保持了中医学的特色，是按照中医传统思维模式诊治疾病的过程。中医学对许多疾病的诊断，其思路往往是根据诊法收集的病情资料进行识症、诊病，再分析内在病变机理，在辨病的基础上进行辨证，推测疾病的特异性及其发展转归，为施治提供依据。在辨病的基础上进行辨证，是中医学固有的独特内容。《素问·热论》中说：“今夫热病者，皆伤寒之类也。”首先确定是由寒邪引起的热病，然后辨别三阴三阳经中何者受病。六经辨证、卫气营血辨证等，都是遵循《黄帝内经》精神，在先辨明疾病的基础上进行辨证的范例。

辨别病证的核心任务并非直接查找病原体或某个脏器的器质性病变，而是要根据患病时出现的各种临床表现来把握疾病的本质——病因、病位、病性、病机、病势等。简言之，辨别病证就是在中医理论指导下，通过四诊方法收集病情资料，对人体在致病因素影响下所出现的一系列症状、体征进行细致的观察与分析，从错综复杂的现象中找出矛盾所在，确定其所患疾病与所属证候。

（二）现代医学诊病与中医辨证相结合

随着医学的发展，中医与现代医学取长补短、融合渗透渐趋紧密，病证结合随之又衍生出一种新的模式，即借助现代医学理论和科学技术，对现代医学已经确诊的某一疾病，按照中医辨证论治的方法，将其发展过程中各阶段所表现出的病情资料按中医理论加以分析判断，并以此为指导进行立法处方论治。此种模式的形成一方面是由于历代文献对病名的记载不多且缺乏统一，另一方面是现代医学借助先进的科学仪器对疾病做出了明确的诊断，弥补了传统中医在诊断、疗效评价等方面的不足。

现代医学诊病与中医辨证相结合，将传统中医与现代医学有机地结合在一起，将宏观辨证与微观辨证适当地结合在一起。在现代医学病名的基础上，从中医角度进行辨证，治疗中既针对现代医学的病又针对中医的证，同时客观指标的应用又提高了诊断和疗效判定的准确性。

现代医学诊病与中医辨证相结合，还开创了无“证”从病、无“病”从证的新思路。临床常有用中医四诊还没能查出的“证”，或有些病较为明显，但还未能形成证，则可以从这些病在大多数情况下曾经出现的证而进行推论，如肝炎活动期转氨酶升高，常有目红、胁痛、口苦、尿赤等肝胆火旺之证，用龙胆草为主的方剂治疗有一定降酶作用，于是肝炎转氨酶升高而没有肝胆火旺或其他证可辨的患者也可考虑试用，这是无“证”从病的一种治法。无“病”从证，是指目前一时未能诊断出来是现代医学的什么病名，但中医辨证结论却很明确，如一些不明原因的腹泻，中医明确辨证为脾气虚证或脾肾阳虚证，可分别采用参苓白术散或附子理中汤之类的方剂加减治疗。

近年来有学者对现代医学疾病的中医证候规范进行了大量的研究，在证的构成与分布、证候所属特征性的症状体征、证候的辨证量化、证的诊断标准、证候要素、微观指标辨证等方面均取得了丰硕的成果。

二、病证结合诊断的优势

（一）指导临床实践

在临床实践中常会遇到异病同证的现象，如果我们仅以证论治，可以达到一定效果，但有些病则还必须辨病施治，应用针对该病的特效方药才能取得良效。如治疗肺痨的肺阴虚和虚劳的肺阴虚，就必须分辨清楚病名而区别治疗，才可取效：肺痨的肺阴虚，除滋补肺阴外，必须加用抗痨药物；而虚劳的肺阴虚，主要滋补肺阴即可。如果强调仅辨“证”治疗而完全忽视辨“病”治疗，很多情况下会贻误某些特定病的本质治疗。实践中，临床各科疾病大都是在辨病基础上开展辨证治疗的。

（二）促进中医对病的认识

中医学在历史上由于受诸多因素（如解剖知识、技术手段等）的限制，对疾病的认识是逐渐完善的，对有些疾病，由于认识不清，或范围广泛，很难以病命名，故只好暂以症状命名。其中以症状命名的，作为“病”对待，再辨证论治。

由上可知，一个证可以由很多疾病引起，很多疾病在其发展过程中会出现相同的证。如果仅重证而不重病，就会使广大的中医人不重视辨病，不利于对疾病本质的研讨。辨病辨证结合论治的提出和应用，对中医工作者的临床诊断提出了明确的要求，使其不满足于证而深入研究探求其病，对疾病的认识将会更加全面和深入。随着认识的发展，以病命名的病名将会更多，而以症状命名的模糊概念将会减少。如不能用中医诊断命名者，也可以用现代医学的病名命名，再辨证分型治疗。

（三）有助于中西医结合

中医学与现代医学虽然是两种医学体系，二者有很多不同之处，但究其本质是一致的，都是研究人体健康与疾病的医学。因而，中西医结合是历史发展的必然，而病证结合论治有助于中西医结合。比如说中医的感冒相当于西医的上呼吸道感染，肺痨相当于肺结核等，这些认识是基本一致的。还有一些认识不一致的病名，只有通过辨病的深入探讨，才能更好地研究中西医的合用，促进二者的结合。

将现代医学的诊病与中医辨证相结合，可以将传统中医与现代医学有机地结合在一起，将宏观辨证与微观辨证适当地结合在一起，在现代医学病名的基础上、从中医角度进行辨证，可以更好地促进中西医结合、提高诊疗效果。

（四）扩大中医药治病范畴

临床中经常见到现代医学检查确实有病，而患者无症或仅有轻微症状，辨证论治却无证可辨。这时，借助现代医学检测手段和中药药理研究成果，并参考中医基本理论进行诊治，可使许多缺乏临床主诉的亚临床型、隐匿性的疾病得到及时、准确的中医药治疗。这可有效地扩大中医药治病范畴，继承和发扬中医学术。

（五）有利于明确中医治病的适用范围

有些疾病适合中医药治疗，有些疾病却未必完全适合，例如黄疸病。通过辨别其类别和原因，可以明确：哪些是可用中医药治疗的，哪些是可用现代医学外科治疗的，哪些是可以用中西医结合的方法治疗的，哪些是可以不必治疗的，哪些是容易治疗的，哪些是难以治疗的，等等。如此，可做到心中有数，明确中医治病的适用范围，避免盲目治疗。

（六）增强治疗的针对性

对于症状相似而致病机制不同者，通过辨病可加强治疗的针对性，有助于提高临床疗效。辨证论治与辨病论治相结合，不仅可促进传统中医证候的改善，而且可促进现代医学病理学指标的改善，其疗效评估体系既包括了症状与体征，还包括了实验室检查、影像学检查、组织病理学检查等。因此，同时追求病证的两种临床疗效，显然优于只追求单一一种的治疗效果。

（七）指导中医临床研究

病证结合，以病统证，不仅使临床研究中的“诊断标准”“纳入标准”“剔除标准”变得可行，可以弥补中医证型不够标准化、规范化、客观化的不足，而且便于确定“安全性指标”“疗效性指标”“疗效机制性指标”，便于设立对照组，便于减少偏倚和重复，使研究尽可能地在可控的条件下进行。

（八）有利于发展辨证论治的学术思想

辨证论治学术思想的本质目标就在于最大限度地追求疗效。结合采用辨病论治，把现代中药药理的研究成果融合到辨证论治组方选药的过程中，可以进一步提高疗效，从而完善与发展辨证论治。例如，在对部分慢性胃炎患者辨证论治的同时，结合运用一些具有解毒活血作用的中药，有助于消除炎症。这种临床治疗思维已与传统的、经典的辨证论治有所不同，是现代中西医结合的产物，有助于提高临床疗效、发展辨证论治的学术思想。

（九）有利于中医药现代化发展

辨证论治与辨病论治相结合，也就是中医药学与现代生物医学相结合，有助于推动中医药学的现代化和科学化。近几十年以来，现代医学的科研成果已被广泛地应用于许多现代中医临床研究当中，其中成绩显著、发展较快的也是病证结合取得的临床效果。这也是当代发展、创新中医药学的有力举措。

第六节　中医鉴别诊断

中医鉴别诊断学，是在中医学理论指导下，研究如何审察辨别患者的症状体征及其他病情资料，与相关或相似病证相比较，并排除其他病证可能的一门学科。中医鉴别诊断的主要内容，由症状鉴别诊断、证候鉴别诊断和疾病鉴别诊断三部分组成。

一、中医症状鉴别诊断

症状鉴别诊断是鉴别证候、鉴别疾病的前提和依据，亦是疾病与证候诊断中的重要环节之一。在临床诊断时，只有抓住主要症状仔细辨析，洞察疑似症状，从而找出疑似病种和证候的关键所在，才能做到有的放矢，更好地指导临床医疗实践。

（一）鉴别主症特点

主症，指疾病或证候的主要症状，它是病理本质的突出表现或特异性表现，属诊断与鉴别的必要性资料或特殊性资料，是确定病位和病性的重要依据。抓住主症特点进行鉴别诊断，可突出重点，主次分明，条理清晰。临床各脏腑功能失调均有相应的主症，通过对主症的辨析，常可鉴别脏腑病位，如心悸怔忡、心痛、心烦、健忘、神昏等为心病主症；咳嗽、气喘、咳痰为肺病主症；腹胀腹痛、纳少便溏、内脏下垂为脾病主症；恶心呕吐、嗳气、呃逆、胃脘痛为胃病主症等。而气血阴阳失调所致寒热虚实等不同的病性变化，亦有其特征性表现，如神疲乏力、少气懒言、动则汗出者，为气虚特征；头晕眼花、面白舌淡、脉细者，为血虚特征等。

辨别主症出现的时间、性质、程度等不同，可为判断病性提供重要线索，如一般新病、起病急、病程短、程度较重、持续不止者，多属实证；久病、起病较缓、病程较长、程度较轻、时发时止者，多属虚证。怕冷喜热、面白、不渴、舌淡苔白、脉迟者，病性属寒；发热喜冷、面赤、口渴、舌红苔黄、脉数者，病性属热。

临床主症不同，可用直择法鉴别诊断病位、病性。如患者咳嗽、痰稀色白、恶寒发热、头身疼痛、无汗、苔薄白、脉浮紧等，若以恶寒发热、头身疼痛、无汗为主症时，病位在表，病性属寒，应属太阳伤寒证；若主症是咳嗽、痰稀色白，病位则在肺，应辨证为风寒犯肺证。如以自汗、疲乏、畏寒为主症，病性多属虚寒；以盗汗、颧红、低热为主症，病性多属虚热。

临床主症相同或类似，可用汰选法仔细分析比较主症出现的部位、性质、程度、时间等特征，为鉴别病位或病性提供重要线索。如患者主症为“头痛”，可指整个头部或头的一部分疼痛。外感、内伤，虚证、实证，均可导致头痛，如外感风、寒、暑、湿、火邪，或痰瘀内阻，上扰清窍所致头痛者，属实证；气血不足、肾精亏损、髓海失充所致头痛者，为虚证。根据症状鉴别需遵循客观全面的基本原则，应仔细辨别头痛的性质及其兼症，测知头痛的病位、病因、病性等。根据头痛的具体部位，可确定病变在哪一经，如巅顶痛者，属厥阴经；后脑痛连项背者，属太阳经；两侧头痛者，属少阳经；前额连眉棱骨痛者，属阳明经等。根据头痛的特点、兼症等表现，可综合判断其病位、病因、病性，如头呈冷痛，伴恶寒、身痛者，多为外感风寒；如头呈灼痛，且发热、咽痛者，多为外感风热；如头呈重痛，且感困倦肢重者，多为外感风湿；如头呈胀痛，伴头晕、目眩者，多为肝阳上亢；如头呈闷痛，且胸闷、脘痞者，多为痰浊上扰；如头呈刺痛，有外伤史，夜晚加重者，多为瘀阻脑络；如头呈空痛，伴腰酸耳鸣者，多为肾精亏虚。

（二）鉴别伴随症状

伴随症状，即与疾病的主要症状先后伴随出现的症状。其病因病机与主症一致或相关，可从不同侧面反映病证的属性，对主症鉴别起着辅助、证实、补充等作用，而且在特定情况下还可对诊断起到关键作用，特别是对病因病性的鉴别诊断意义不容忽视，如患者主症为恶寒发热并见，初步诊断为表证，进一步辨别表证的病因性质，除根据恶寒发热孰轻孰重加以分辨外，需鉴别伴随症状才能明确诊断。若恶寒重发热轻，伴有无汗、头身疼痛、脉浮紧等症，则为外感寒邪所致，为表寒证；若发热重微恶风寒，伴有微汗出、面红、咽喉肿痛、脉浮数等症，则为外感热邪所致，见于表热证；若发热轻而恶风，伴有自汗、脉浮缓等症，为外感风邪所致，见于伤风表证。再如，在主症相同或相似的情况下，伴随症状的鉴别作用亦非常突出。如患者主症为干咳少痰、痰中带血丝，甚则咳血胸痛，若新起，病程短，伴有皮毛、清窍干燥等表证表现者，多属燥邪犯肺；若久病，病程较长，伴有消瘦颧红、潮热盗汗、舌红少津、脉细数者，多属肺阴虚。临床鉴别时还应特别注意，舌象、脉象与脏腑气血变化密切相关，往往可以真实地反映病机本质，是非常重要的中医临床体征，一般不作为主症提出，而是多列在伴随症状中，但其鉴别诊断价值显而易见。

此外，在寒热虚实错杂或出现证候真假时，少数、个别症状与多数症状表现相反，其虽然不是主症，但在很大程度上影响着病证诊断结论，具有重要的鉴别诊断价值。如高热患者伴有面赤、口渴、无汗、手足逆冷而胸腹灼热等，为阳盛格阴的真热假寒表现，鉴别手足逆冷的特征为诊断的重要依据。

（三）结合症状鉴别

症状是疾病和证候的具体表现，症状鉴别的目的是揭示病证本质，为确定病名诊断和证名诊断提供依据。因此，临床在详细采集病史、四诊合参、去粗取精、去伪存真、明确症状特征、鉴别主症和伴随症状的基础上，还应结合以该症状为主要表现的病种或证型进行鉴别诊断。

1. 从病辨症

结合疾病鉴别，可在鉴别主症特点和伴随症状性质的同时，根据发病特点不同进行鉴别，如外感发热、内伤发热、小儿夏季热、妇女产褥热、恶性肿瘤发热等。根据病因病史不同鉴别，如眩晕因乘车船发病之晕动病；久病、体弱、劳损发病之虚劳病；高温酷暑淋雨而发之外感病；精神刺激之情志病等。根据发病年龄不同鉴别，如心悸发于青少年之心痹、心瘅；心悸发于中老年之胸痹、真心痛。根据发病部位不同鉴别，如头痛以前额为主之血劳、眼、鼻疾病；以侧头痛为主之偏头风、面风、耳病等；后头痛为主之项痹、风眩；巅顶痛之郁证、寒厥；头痛固定不移之脑瘤、脑脓肿；头痛部位不定之外伤、虚劳等。

2. 从证辨症

结合证候鉴别，则以鉴别主症的性质、特点和伴随症状、舌象、脉象为主。如鉴别咳嗽症状，咳嗽声重、咳痰清稀，伴有恶寒、无汗、身痛、苔薄白、脉浮紧者，为风寒犯肺证；咳嗽，痰稠色黄，伴鼻塞、流浊涕、咽喉肿痛、发热微恶风寒、口微渴、舌红、苔薄黄、脉浮数者，为风热袭肺证；干咳，或痰少质黏难咯，或痰中带血，伴声音嘶哑、口燥咽干、午后潮热、五心烦热、颧红盗汗、形体消瘦、舌红少津、脉细数者，为肺阴不足证。

（四）临床衷中参西

从目前临床实际情况来看，由于中医疾病证候的规范化研究还有待于进一步发展与提高，单纯的中医诊断与鉴别诊断已远远不能适应临床实际需要，因此必须中西医诊断相结合。如临床以发热为主症，除需从中医病、证、症的角度鉴别外，还需配合现代医学流行病学资料的鉴别、生化检查项目的鉴别，以及 B 超、CT、X 线片等影像学资料的鉴别、现代医学问诊鉴别、现代医学相关疾病鉴别等。

二、中医证候鉴别诊断

证（候），是中医学所特有的传统的诊断学基本概念。它是对疾病当前阶段的原因、性质、部位、范围、动态等多方面的病理本质的概括，是临床处治病证的理论依据。所谓“同病异治”或“异病同治”，均以辨证为前提和依据，据证议法，选方遣药，无不随患者的具体证情而定，加减化裁。因此，掌握辨证要领及鉴别规律，具有很高的实践价值，是提高中医临床诊疗技术水平的重要环节之一。

证候鉴别有类证鉴别和疑似鉴别之分。

类证，一般是指相互间的病理基础颇为近似的同类证候，它们或有一些相同的病因病机，或者脏腑病位部分相同，因而出现某些相同或相似的症状需要鉴别。如肝阳上亢与肝阳化风二证的病理基础均源于肝肾阴虚，都不同程度地存在着肝阴虚而肝阳不能潜藏的病机变化，临床表现均出现程度不等的头晕目眩、头重脚轻、腰膝酸软等阳气浮动于上、真阴亏损于下的类似症状需要鉴别。又如肝气犯胃与肝郁乘脾两证，起病均由郁怒伤肝，肝气郁结，乘脾犯胃，影响脾胃消化功能所致，病位、病机均有肝失疏泄，气机失调，临床均可出现胁肋胀痛不适、脘腹胀满疼痛、纳差食少、脉弦等非常相似的症状需要鉴别。

而疑似证候，多指某些临床症状颇为相似而病因病史、病位病性等病理本质各不相同的证候，如脾不统血证、肝不藏血证、热迫血溢证、瘀血阻溢证、冲任不固证等，均以出血为主症，但它们的病因病机各有不同，甚至相去甚远，病性有寒有热，有虚有实，属疑似证候鉴别范畴。

同时，所谓类证与疑似证是人为划分得来的，实际上很难截然分割，如有些类证也就是疑似证，而有些疑似证则不一定都是类证，但就证候本身的辨析与类似证候的鉴别仍有一定规律可循。如明确区分证候概念的内涵与外延以辨析本证、抓住主症的特异性分析病位病性等。

（一）鉴别本证概念

本证是中医临床常见的、比较典型、规范的证候名称，高度概括了疾病当前阶段的病位、病因病性。在病情不太复杂而症状表现亦比较典型的情况下，根据临床常见证型的概念内涵及辨证要点，明确了本证的病位要素和病性要素，采用分析、归纳、类比等直接的对应思维方式进行对号入座，从中选择最符合患者病情的某证作为诊断，以此提出类似证或疑似证的鉴别要点，并对其证型及症状表现进行比较，从而找出主要特征相吻合的证候，直接排除其他证的可能性，诊断便可确立。如外感病，太阳伤寒证需辨明病位在太阳肌表；病因为外感风寒以寒邪为主；病性属寒属实；临床表现以恶寒、头顶强痛、无汗、脉浮紧为鉴别要点。内伤杂病，心肾不交证需辨明病位在心、神、肾；病机为心火亢扰心神，肾阴虚而不能制火；病性属虚属热；临床表现以心烦失眠、腰膝酸软、遗精、盗汗、舌红少苔、脉细数为鉴别要点。

（二）鉴别类证特征

临床对类似证或疑似证的鉴别，应从鉴别主症和兼症的表现特征入手。

1. 鉴别主症特点

临床在全面综合、分析比较病情资料并做出证候的初步判断后，针对症状相似或病因、病史、病机、病位等方面类似的证候，应抓住主症特点进行鉴别。找出它们的异同点，正确比较其同中之异和异中之同，即从那些表面上有差异的证候中看出它们在病机方面可能存在的共同点，同时，又当从症状表现颇为近似的若干证候中看出它们在病机等方面的差异，多方比较，全面分析、准确判断。具体鉴别内容参照《中医症状鉴别诊断学》中的论述进行。

本证鉴别和类证鉴别的关键在于观其“同”察其“异”，切忌以点带面，以偏概全。在辨证思维过程中，“观同”与“察异”两种思维方式缺一不可，要使二者统一起来，互为补益，从而准确地辨析与鉴别。

2. 鉴别伴随症状

一般情况下，伴随症状与主症的病因病机、病位病性一致或相关，临床可在鉴别主症的基础上，结合兼症，进一步补充、辅助确定证候的病因病性。如头痛病，主症头痛而冷，伴恶寒、身痛者，属风寒表证；头痛灼热，伴发热、咽痛者，属风热表证；头痛而重，伴肢重困倦者，多为风湿表证；头痛而胀，伴头晕、目眩者，多属肝阳上亢；如头痛而闷，伴胸闷、脘痞者，多属痰浊上犯；若头痛如刺，有外伤史，夜晚加重者，多属瘀阻脑络；如头脑空痛，伴腰酸腿软、耳鸣目眩者，多属肾精亏虚。当然，在主症相同或相似的情况下，伴随症状的鉴别也可起到关键作用。

（三）鉴别病因病性

一般而言，对类证或疑似证候进行鉴别，不仅要比较它们各自的主要症状，突出其特异性，而且还要从病因病机等各方面全面地进行分析与比较，才能更好地识别证候，为下一步治疗提供依据。如前所述的肝气犯胃与肝郁乘脾两证，均为“木郁克土”，从病因病史来看，都有不同程度的情志内伤或抑郁不乐的病史和急躁易怒等现象，其病情易受精神因素的影响减轻或加剧；从临床表现看，都有不同程度的胁肋部胀痛不适，脘腹疼痛或闷胀，以及食欲不振、脉弦等相似的表现，这反映了二者的共性。比较它们各自较为突出的典型症状，肝气犯胃证易见恶心呕吐及胃脘疼痛，肝郁乘脾证则常见腹痛、肠鸣、腹泻等。比较其病机特点，肝气犯胃证以胃失和降、浊气上逆为主，而“气有余便是火”，肝气郁结较剧或横逆太过者，还可能演化为肝火犯胃，病性属实属热；而肝郁乘脾证，以脾虚运化失常为主，病性属虚实夹杂。因此，辨析和鉴别证候时所应掌握的另一个重要环节，便是要善于“谨守病机”、索隐探微。

总之，鉴别证候的正确方法，在于获得足够的、有关病情诊断的确切资料，全面地进行分析比较与综合思考，客观准确地做出判断。既要掌握各种特异性症状和不同证候的典型表现，尽可能地先从一个主要的病机着想，优先考虑常见证候等；同时又必须知道这些原则或要领也不是僵死的或绝对的，具体情况需要具体分析，从客观实际出发，灵活运用，不主观，不武断，即可不断提高证候鉴别诊断的理论和实践水平。

（四）病证结合鉴别

证（候）是疾病全过程中的某一个阶段的病理本质概括，不同的疾病各有自身的演变规律和特点；反之，各阶段的证候演变亦可揭示疾病的传变规律和特征。因此，近年来，病证结合研究成为证候规范化研究的新特点和热点。研究内容包括了中医病与证的结合、现代医学病与中医证的结合两方面。临床证候鉴别诊断亦需从中西医不同角度进行病证结合。就联系所患中医病种进行鉴别而言，可从证辨病或以病测证入手。尤其面对复杂的病情，辨病在先，以病限证，可缩小证候鉴别的范围，减少证候诊断的盲目性。如湿热证的鉴别，结合临床各科疾病可见湿热浸淫肌肤或流溢肤表之外科疮疡、皮肤湿疹等；湿热蕴于经络可见痹证、痿病等；湿热郁蒸肝胆可见黄疸病中的阳黄等；肝经湿热下注可见女性阴部湿痒、男性阴囊湿疹等；湿热蕴结膀胱可见热淋、膏淋、血淋等；湿热搏结于大肠可见痢疾、泄泻等。以上各病除共有不同程度的身热不扬、渴不欲饮、脘闷纳呆、舌红苔腻等症状外，每因所患疾病的种类不同、病邪停聚的部位有异、湿热之轻重不等而有各式各样的个性表现，只有具体加以辨析，才能提高诊断的准确率。

（五）临床以方测证

以方测证，是在中医“辨证论治、见证用方”原则的指导下，根据方剂药味组成及其效用来推测其所主治对象的病机或症状体征，从而确定其证候诊断的方法。它是中医认识病证的一种手段，也是现代中医证候研究中常用的一种方法。在临床某些特殊情况下无证可辨时，可试用以方测证的方法进行证候鉴别。但源于临床“有是证、用是方”经验的“方证对应”，到目前为止还只是经验背景下的一种逻辑推测，虽然现代医者对中医证本质内涵获得了一些认识，也进行了不少方剂的药理作用研究，但目前对方剂功效及其相关药理作用与中医证的病理之间的关系还不甚清楚，利用“以方测证”方法建立中医证模型的手段还存在方法学上的不足，临床应用时可作为其他鉴别方法的参考。

三、中医疾病鉴别诊断

疾病诊断亦称病名诊断，简称“辨病”，是中医诊断不可缺少的部分，是对特定的病因作用于人体，产生具有自身特定规律的发生、发展、演变过程，并表现出一定的临床症状和特征的概括。由于每一种病都有各自的病因病机可查、规律可循、预后可测，可为临床辨病治疗提供依据，因此，应当高度重视病名诊断与鉴别诊断的临床意义。

根据临床中西医疾病诊断的一般途径：分析病因，追溯病史、发病特点，辨析临床表现、舌象、脉象，结合流行病学资料、体格检查、生化检测指标、影像检查项目等，疾病的鉴别诊断应从以下四方面入手。

（一）明确病名含义

病名，即疾病的名称。前人将各种病因导致的人体异常状态分门别类地划分为各种不同的疾病，并给予相应的命名，于是便形成了各式各样的疾病名称。据初步统计，中医学约有四千多个病名，其中很多是以主症、临床特点、病因病机、病位为基础命名的，具有简明、形象、科学的特征，具有一定的实践价值。鉴别诊断可在明确病名含义的基础上，确定其内涵与外延的鉴别要点。如伤寒、中暑、痹病、痿病、厥病、臌胀、破伤风、鹅口疮、痄腮、崩漏、带下等。有的病名如痢疾、疟疾、白喉、癫痫、哮喘、感冒、麻疹、水痘等，还一直被现代医学所沿用，可结合现代医学诊断方法进行鉴别。

由于中医病名的命名标准不一致，“病”“证”“症”概念不规范，有一病多名和多病一名的现象，有些病名含义不明确，内涵与外延界定不清晰，病种分化不足等，有待于进一步规范。其鉴别诊断需结合症状鉴别和证候鉴别，乃至现代医学疾病鉴别进行。

（二）区分临床特点

疾病的临床特点，多以典型的临床表现为主，亦可表现在病因、发病、年龄、季节等方面。一般而言，具有典型表现或临床特点的疾病，诊断时几乎无需考虑和其他疾病鉴别，即可做出诊断。区分其临床特点的过程，既是诊断，亦是与他病鉴别。因此，诊断与鉴别诊断是相对的，如痢疾是以痢下赤白脓血、腹痛、里急后重为主要表现的疫病类疾病。临床多根据其典型的临床表现：发热，腹痛，大便次数增多，大便呈赤白脓血黏冻状，便时里急后重，至继而神昏抽搐、肢厥面青，以及夏季多发，有与痢疾患者接触史或饮食不洁史等特征，与他病鉴别。

（三）病证结合鉴别

病与证从不同的角度概括了疾病的本质。通过病名诊断，可以确定该病全过程的病理特点与规律，通过辨证诊断，可以确定疾病在某一阶段的病理性质。“病”注重从贯穿疾病始终的根本矛盾上认识病情，“证”则主要是从邪正反应状况上认识病情。两者相互联系、相互补充，只有辨证与辨病相结合，才能对疾病本质有全面的认识。结合相关疾病进行证候鉴别，有助于提高辨证的准确性，在疾病的临床特征不明显，一时难以做出疾病诊断的情况下，先辨证并进行证候鉴别，在证候的发展演变过程中揭示疾病规律，亦有助于疾病的诊断与鉴别。病证结合，相得益彰。

（四）辅助临床检查，现代医学与中医疾病合参

随着现代临床医学的发展，加之中医病名还有很多不规范之处，单纯的中医疾病诊断与鉴别诊断已不能完全适应医疗实际需要，当中医四诊合参、分析病情资料发现没有特征

性诊断与鉴别的依据时，适当辅助一些实验室检测指标及影像学检查方法进行疾病鉴别也是十分必要的。

参考文献

[1] 陈家旭，邹小娟. 中医诊断学［M］. 4 版. 北京：人民卫生出版社，2021.

[2] 李灿东，方朝义. 中医诊断学［M］. 5 版. 北京：中国中医药出版社，2021.

[3] 黄惠勇，李灿东. 中医诊断学专论［M］. 北京：人民卫生出版社，2017.

[4] 邓铁涛. 中医诊断学［M］. 2 版. 北京：人民卫生出版社，2008.

[5] 姚乃礼. 中医证候鉴别诊断学［M］. 2 版. 北京：人民卫生出版社，2002.

[6] 徐建国. 中医诊断学应用与研究［M］. 上海：上海中医药大学出版社，2007.

[7] 姚乃礼. 中医症状鉴别诊断学［M］. 2 版. 北京：人民卫生出版社，2000.

[8] 朱文锋. 中医诊断学［M］. 北京：中国中医药出版社，1999.

（刘红杰）

第十章　中医特色诊法

第一节　中医特色诊法基本理论

中医诊法是以中医基础理论为核心观点，利用“望、闻、问、切”四种方法诊断疾病，研究其病因、病位、病性和病势，并判断其所属的证候，以便确定疾病的诊断，并为其治疗提供理论支持的方法。在长期的生产与生活实践中，历代医家通过不断审察人体表现于外的各种信息，并运用“司外揣内”“见微知著”“以常衡变”等方法，不断总结临床经验，逐渐形成了一些中医特色诊法，即在原有诊法的基础上，立足于整体观念、全息理论思想，发展出的一些新的独具特色的诊疗方法，如目诊法、耳诊法、人中诊法、手诊法、甲诊法、第二掌骨侧速诊法等。

一、目诊法

目为七窍之一，乃视觉器官，属五官之一。临床透过审察眼睛各部的色泽、形态等变化诊断疾病的方法，称为目诊法。目诊一词，首见于《内经》，该书全面地阐述了目与各个脏腑、经络、气血的关系等基本理论，如《灵枢·论疾诊尺》曰：“目赤色者病在心，白在肺，青在肝，黄在脾，黑在肾。”《灵枢·大惑论》曰：“五脏六腑之精气，皆上注于目而为之精。”“目者，五脏六腑之精也，营卫魂魄之所常营也，神气之所生也。”《灵枢·五癃津液别》曰：“故五脏六腑之津液，尽上渗于目。”诊目不仅可辨别眼目的疾病，还可察知五脏六腑的变化，故后世医家非常重视目诊，在中医特色诊法领域中，目诊的发展尤为迅速。

（一）目诊法的主要内容

十二经络均直接或间接地与眼睛相关联，正常人的眼睛上可见红红隐约、纵横交错的络脉，若是发生病变，或由皮肤通过经络而传到内脏，或由内脏通过经络传到皮肤，都可从眼的白睛上显露出来。彭清化等（2017）、刘强（2018）认为审察络脉的形态和颜色的异常，能判断病程的长短、寒热虚实、预后转归，故可作为诊断及观察疗效的参考。

1. 络脉的色泽

（1）鲜红：络脉色鲜红者，多为实热证，或新发病。

（2）紫红：络脉色紫红者，多为热盛的表现。

（3）深红：络脉色深红者，多为实热证，或病势加重。

（4）红中带黑：络脉色红且带黑者，多为热病入里，病人多有神昏谵语。

（5）红中带黄：络脉色红且带黄者，多为病势减轻的征兆。

（6）淡黄：络脉色淡黄者，多为病势将愈的征兆。

（7）浅淡：络脉色浅淡者，多为气血不足，属于虚证或寒证。

（8）络脉暗灰：络脉色暗灰者，多为陈旧性病灶，疾病早已痊愈；但络脉色由暗灰变为淡红色者，是其旧病复发征兆。

2. 络脉的形状

（1）粗大：络脉根部粗大，由白睛边缘位置处开始向前逐步变细者，多为于顽固性疾病。

（2）曲张或怒张：络脉出现曲张或怒张，由根部位置开始延伸，中间处转折曲张，多为病势较严重。

（3）延伸：络脉由某一经区传到另一经区，则为延伸现象，说明是疾病起于某一经，又传到了另一经。

（4）分岔：络脉分岔较多，此种现象多出现在眼球上部，眼球下部亦有时出现，说明病势不稳定而容易变化。

（5）隆起：络脉隆起一条者，多为六腑的病变。

（6）模糊：络脉模糊呈一小片者，多为肝郁症或胆结石。

（7）垂露：络脉下端出现垂露水珠形者，多为虫积。

（二）目诊法的基本原理

目之所以能洞察万物，区分色彩，全凭五脏六腑精气的滋养。目与整个机体紧密相连，全身经络将脏腑的精气输送至目，故脏腑、经络功能失调，常可反映于目，甚至引起目的病变。反之，目的病变也可通过经络影响其所对应的脏腑，甚至会引起全身性的反应，故可以通过诊察目窍了解各个脏腑功能的盛衰以及气血津液的变化。

1. 目与肝的关系

目为肝窍，是为肝之外候。足厥阴肝经“连目系”“肝气通于目”。故肝病最易反映于目。《素问·阴阳应象大论》曰："肝主目。"《素问·金匮真言论》曰："肝开窍于目。"《灵枢·脉度》曰："肝气通于目，肝和则目能辨五色矣。"《素问·五脏生成》曰："肝受血而能视。"

2. 目与心的关系

《内经》不仅指出目为肝窍，也提出目为心窍。如《素问·解精微论》曰："夫心者，五脏之专精也，目者其窍也……志与心精，共凑于目也。"《素问·五脏生成》曰："心之合脉也……诸脉者皆属于目……诸血者，皆属于心。"眼之所以能视，除受心血濡养之外，也离不开心神的支配，故《灵枢·大惑论》曰："目者，心之使也。心者，神之舍也。"

3. 目与脾的关系

脾为后天之本，《兰室秘藏》曰："五脏六腑之精气，皆禀受于脾，上贯于目。"脾运健旺，则目得精气之濡养，炯炯有神，若脾失健运，后天源竭，目失所滋，则视物不明，故《兰室秘藏》曰："故脾虚则五脏之精气皆失所司，不能归明于目矣。"

4. 目与肺的关系

肺主气，肺气充旺，五脏的精气上注于目，才能使目光有神，若肺气不足，精气不能上注于目，则视物昏暗，故《灵枢·决气》曰："气脱者，目不明。"

5. 目与肾的关系

肾主藏精，肾精生髓，目系通于脑，脑为髓海，故肾精充足，髓海充盈，则目能受养而目光敏锐；肾精亏虚，则目失滋养而视物模糊。故《灵枢·海论》曰："髓海不足……目无所见。"且肾藏命火，命火充足，则目中神光能正常发越。《审视瑶函》曰："神光者，谓目中自然能视之精华也，夫神光原于命门。"

此外，目与胆、胃、小肠、大肠、三焦、膀胱等六腑之间的关系亦密不可分。六腑能将消化吸收的精微物质输布于目，使目得以受精微的濡养。并且，目与五脏六腑无论在生理或病理上都有着密切的关系，脏病也可以累及腑，腑病可以累及脏，因此，眼目异常也需要辨及六腑。

二、耳诊法

中医耳诊是以脏腑与经络学说为基础，透过审察耳郭所对应的脏腑区域的色泽、形态、压痛的改变，测定人体相关病证以及判断预后的方法。早在《内经》中已有"视耳好恶，以知其性"等记载，《阴阳十一脉灸经》中也提到了与上肢、眼、颊、咽喉相联系的"耳脉"。《灵枢·口问篇》曰："耳者，宗脉之所聚也。"说明各个脏腑经络的病理变化，亦能通过经络映于耳穴，透过耳诊法可以更早地预测机体内的病理变化，因此，耳穴具有重要的预测疾病的意义。

（一）耳诊法的主要内容

1. 望形态、色泽

对耳郭形态与色泽变化的观察，是中医耳诊中常用的诊病方法之一。如耳郭形态与色泽常出现棕色的点状，或片状的变化，或出现棕灰色、白色丘疹、凹陷、结节、隆起等，透过确定上述变化出现的区域，可以推测与该区域相对应的内脏病变。如肝硬化、肝癌患者，常在肝穴、脾穴等处出现索状或隆起结节；脾胃病，多在相应耳穴出现点状或片状充血红晕，故耳郭形色反应点的多少，常与病情轻重成正比，无论何色，以鲜明润泽为吉，沉浊晦暗为凶；色明为新病，色晦为久病。

（1）赤色：耳郭色红赤者，多为上焦心肺积热，属少阳相火上攻，或为肝胆湿热及外感热毒；微红且久病者，多为阴虚火旺；耳背出现红色脉络，并且耳根部发凉者，多为麻疹先兆。

（2）黄色：耳郭色微黄者，多为疾病将愈；色浅黄多为胃气尚存，也见于湿邪中阻；若黄色过盛，则见于黄疸病。

（3）白色：耳郭色白者，多为寒证，常见外受风寒，或寒邪直中；耳薄而白者，多为肾败，见于垂危患者；耳厚面白者，多为气虚痰滞。

（4）黑色：耳郭色青黑者，多为痛证，或寒极生热；耳郭色纯黑者，多为肾气将绝，也见于肾病实证；耳郭色浅黑者，多为肾病虚证；耳轮干枯焦黑，多为肾水亏极的象征，可见于温病后期，肾阴久耗。

（5）变形：耳郭外形宽大厚实，耳垂肥厚且下垂者是形盛，多为肾气足；耳郭瘦小而薄，耳垂小而不能下垂者是形亏，多为肾气亏；耳肿为邪气实，多属少阳相火上攻，亦有阳明蕴热或上焦风热；耳枯萎皱薄，是肾气将绝的表现，属危候；耳轮甲错，多为久病血瘀或提示肠痈。

2. 寻耳穴

机体出现病变时，往往会在其耳郭所对应部位的耳穴呈现出阳性反应点，如变色、变形、压痛、结节、丘疹、水疱、脱屑、凹陷等。中医理论认为耳穴在耳郭的分布存在一定规律可循，如耳郭的形态就像一个倒置的胎儿，头部向下，臀部向上。耳穴的分布如下：

（1）耳轮：耳郭最外侧卷曲的部位为耳轮。有肿瘤特异区、直肠下段、尿道、睾丸、肛门、外生殖器等穴的分布，可辅助诊断肿瘤及其所对应的相关脏腑的病变。耳轮往耳腔内的横行突起处为耳轮脚，耳轮脚周围对应于消化系统。有口、食道、贲门、胃、小肠、大肠、十二指肠、阑尾等穴的分布，可辅助诊断消化系统及其所对应的相关脏腑的病变。

（2）对耳轮：在耳轮的内侧，与耳轮相对的隆处为对耳轮，与其对应的机体部位为脊柱和躯干部。有颈部、胸部、腹部、颈椎、胸椎、腰椎、骶椎、乳腺、甲状腺等穴的分布，可辅助诊断其所对应的相关部位的病变。对耳轮上方处可见两个分叉，向上分叉的一端为对耳轮上脚，对应机体的下肢。有趾部、跟部、膝部、踝关节、膝关节、髋关节等穴的分布，可辅助诊断其所对应的相关部位的病变。向下分叉的一端为对耳轮下脚，对应机体的臀部。有臀部、交感神经、坐骨神经等穴分布，可辅助诊断臀骶部疾病、坐骨神经痛等。

（3）三角窝：对耳轮上脚和对耳轮下脚之间处为三角窝，对应机体的盆腔部。有盆腔、子宫、卵巢等穴的分布，可辅助诊断妇科疾病和性功能障碍等。

（4）耳舟：耳轮与对耳轮之间的沟处为舟状窝，对应机体的上肢。有指、腕、肘、肩关节等穴的分布，可辅助诊断其所对应的相关部位的病变。

（5）耳屏：指耳郭前缘的瓣状突起处，又名为耳珠，对应机体的鼻咽部。有外鼻、内鼻、咽喉部等穴的分布，可辅助诊断肿瘤及鼻部疾病、咽喉疾病等。

（6）屏上切迹：耳屏上缘与耳轮脚之间的凹陷部位，对应机体的外耳部。有外耳等穴的分布，可辅助诊断外耳相关的病变等。

（7）对耳屏：对耳轮下方与耳屏相对的隆起处，对应机体的头部。有脑部、额部、皮质下部、腮腺等穴分布，可辅助诊断脑部、前额部、内分泌、腮腺、神经系统等相关疾病。

（8）屏间切迹：耳屏与对耳屏之间的凹陷部位，对应于机体的内分泌系统。有内分泌、卵巢等穴分布，可辅助诊断生殖系统疾病、内分泌紊乱等。

（9）屏轮切迹：对耳屏与对耳轮之间的稍凹陷处，对应机体的脑干部。有脑干等穴的分布，可辅助诊断脑部相关的疾病。

（10）耳垂：耳郭最下部，无软骨的皮垂处，对应机体的颜面部。有眼、舌、面颊区、扁桃体、内耳、肿瘤特异区等穴的分布，可辅助诊断肿瘤及眼、舌、咽喉、内耳、面部相关的疾病。

（11）耳甲艇：耳轮脚以上的耳腔处，对应机体的腹腔。有肝脏、肾脏、胰胆、膀胱、前列腺、输尿管等穴的分布，可辅助诊断肝胆疾病、肾脏疾病、胰胆疾病、尿路感染、前列腺疾病、性功能障碍等相关的疾病。

（12）耳甲腔：耳轮脚以下的耳腔处，对应机体的胸腔，有心脏、脾脏、肺脏、气管、支气管等穴的分布，可辅助诊断心脏、肺部、气管、消化系统等相关的疾病。

（二）耳诊法的基本原理

耳是人体重要的信息接收站之一，也是反映人体脏腑重要的外部征象之一，古人称其为“采听宫”。《灵枢·口问篇》曰：“耳者，宗脉之所聚也。”中医理论认为耳是人体全身宗脉的汇聚之处，故人体脏腑经络的病理变化，亦能通过经络反映在耳穴上，透过耳诊法可以更早地预测机体内的病理变化。耳是人体体表中一个重要外窍之一，也是人体最密集的反射区，故可以透过耳相窥探机体内部的疾病。

1. 耳与脏腑的关系密切

耳虽与五脏皆相关，但论五脏之中，耳唯独与心、肾的关系最为紧密。耳为肾之所主，肾开窍于耳。《中藏经》曰：“肾者，精神之舍，性命之根，外通于耳。”《灵枢·脉度篇》曰：“肾气通于耳。”《素问·阴阳应象大论篇》曰：“肾主耳。”“肾在窍为耳。”足见耳与肾的特殊关系。关于耳与心关系的记载，《素问·金匮真言论》曰：“是心开窍于两耳，精华内藏于心。”《黄帝内经太素》曰：“肾者水也，心者火也，水火相济，心气通耳，故以窍言之，即心以耳为窍。”《针灸甲乙经》曰：“心气通于舌，舌非窍也，其通于窍者，寄在于耳。心气本通于舌，五脏皆有窍，舌非窍，故心窍寄耳。”此外，肝藏血，耳受血之濡养方能听。心主血脉，上朝于肺，肺主宗气，贯通心脉，两者相互配合，宗气上贯于耳，耳方能闻。脾主升清，清阳之气上达贯耳，耳方能聪。耳具有反映全身脏腑生理、病理的全息作用，因此诊察耳可以推测脏腑的病变。

2. 耳与经络关系密切

耳与各个经络之间也有着密不可分的关系。《灵枢·邪气脏腑病形》曰：“十二经脉，三百六十五络，其血气皆上于面而走空窍……其别气走于耳而为听。”其中，直接循环于耳部经络的，有“小肠手太阳之脉……其支者……却入耳中”“三焦手少阳之脉……其支者……上项，系耳后直上，出耳上角……其支者，从耳后入耳中，出走耳前”“胃足阳明之脉……上耳前”“足太阳之脉……其支者……从巅至耳上角”。总观耳与经络关系，可以看出小肠、三焦、胃、膀胱的经气均循环于耳上，故其对应的相关病变也能反映于耳上。

三、人中诊法

人中，又名水沟，位于鼻下唇上正中处。中医人中诊法是透过诊察人中处的形态、色泽、温度等的变化来诊断疾病的方法。人中位于鼻与唇之间正中处的凹陷处，在中医望诊中所主的脏腑为膀胱、子处。其描述最早可见于《内经》，如《灵枢·经脉》曰：“大肠手阳明之脉……还出挟口，交人中，左之右，右之左，上挟鼻孔。”《灵枢·五色》曰：“面王以下者，膀胱子处也。”望人中色泽、形态以推测膀胱子处病变的记载，提示人中可以辅助诊断男女泌尿系统及生殖系统相关的病变。人中所处的位置还是经络纵横交错、经气循环贯注的地方，如《灵枢．经脉》曰：“大肠手阳明之脉……交人中。”“胃足阳明之脉……还出挟口，环唇。”“肝足厥阴之脉……环唇内。”手阳明大肠经循行于人中部位，足阳明胃经也循行于人中部位，足厥阴肝经循行环唇内。《针灸甲乙经》曰：“冲脉任脉者……别而络口唇。”《素问·骨空论》：“任脉者……循面入目。”冲任二脉循行与人中相近，而督脉经气更是直贯人中。因此，人中为人体经气纵横汇通之要地，故脏腑经络的病变可以反映于人中处。督脉总督一身之阳经，为阳经之海，其气与肾相通，故人中亦能反映肾气的盛衰变化和阳气的存亡与否。概括之，人中不但可以反映女泌尿系统及生殖系统相关的病变，还是反映肾、命门阳气的重要部位。

（一）人中诊法的主要内容

1. 察色泽

人中能反映肾气、命门的盛衰状况，因此有着重要的预测意义。根据临床观察，人中色泽变化对临床诊断预测疾病有指导意义。

（1）青色：人中色青者，多为寒证；人中色青隐现者，多为寒性之痛经；人中色暗青者，多为黄疸、胁痛。

（2）赤色：人中见赤色者，多病发痈；人中隐现紫红者，多为瘀热互结之痛经；人中下段近唇际处色潮红者，多为血热之崩漏，或膀胱湿热之血淋；人中下段近唇际处色淡紫者，多为实热之胃痛；孕妇人中色偏红且生红疹者，多提示胎毒甚重。

（3）黄色：人中色萎黄，皮肤松弛者，多为脾肾两虚，阴血不足；人中色土黄者，多为脾胃虚寒；孕妇人中隐黄，则提示胎漏下血，胎死腹中。

（4）白色：人中色白者，多为病危难治；人中色淡白者，多为虚寒之泄泻；人中色淡白而干者，多为血虚之闭经；人中色皖白，易出冷汗者，多见于咳嗽、咯血。

（5）黑色：人中色黑者，多为肾病综合征及尿毒症；人中色微黑者，多为热证；人中色青黑，多为睾丸炎、前列腺炎、输尿管结石等病变；下痢者，脐下剧痛，人中色黑，乃病危之征；人中色时青时黑者，多为肝、肾病；人中色青黑且颤动者，多为肝气犯脾；人中色灰暗失荣者，男性多见于阳痿、不育、遗精及泌尿系统疾病，女性则多为宫颈炎、附件炎、卵巢囊肿、子宫肌瘤等；人中色黑褐，或有黑斑成片状者，为天癸气竭，冲任不足。

2. 望形态

正常的人中位于鼻与唇连线的中点，形态端直，沟处深浅适中，上端稍窄，下端呈梯形。若人中形态变化明显，与其正常形态不相符者，则提示机体生殖系统，如子宫、卵巢、睾丸、阴茎发育不良或出现病变。因此，人中的形态可以作为辅助生殖系统诊断疾病的参考之一。

（1）短浅：人中沟处短浅扁平，沟缘隐约可见者，一般提示女性的子宫小，宫颈短，发育差，多无内膜的生长，或见宫颈松弛，受孕后易发生漏胎等；男性则可见阴茎短小，睾丸发育不良等。

（2）狭长：人中沟处狭窄细长，沟缘显著者，一般提示于女性的宫体狭小，宫颈狭长，男性则可见包皮过紧或过长。

（3）倒梨形：人中上宽下窄，形似倒梨，一般提示子宫前位。

（4）八字形：人中上窄下宽，形似八字，一般提示子宫后位。

（5）人中不正：人中沟处偏斜向左或向右者，一般提示子宫体不正，或偏左或偏右，人中偏斜方向与子宫体偏斜方向呈相反方向。

（6）凹陷形：人中沟处有凹陷异常者，一般提示骨盆狭窄或异常，易导致难产。

（7）浅坦形：人中沟处浅窄者，一般提示子宫活动较差、萎缩、质硬，常表现月经周期紊乱，经量逐渐减少最终继之闭经；人中沟处浅宽者，一般提示子宫萎缩或发育不良，或生殖机能低下。

（8）隆起：人中沟处有增生物隆起，甚至导致沟形的改变，一般提示宫颈糜烂、腹痛、腰痛以及月经不调等症。

（9）人中起疹子：人中沟处内见疱疹或红点，一般提示女性附件炎和宫颈糜烂，男性则可见精索炎、前列腺炎等。

（10）人中有瘀斑：人中沟道内出现晦暗色瘀斑，一般提示女性子宫内膜结核，男性则可见附睾结核、精索静脉曲张等。

另外，孕妇如果人中短于同身寸，多为先天肾气不足，一般提示有流产、早产的倾向；若人中原本正常，而怀孕后某一时期突然短缩，且伴腰膝酸痛，带下绵绵不断者，一般提示难免流产。

（二）人中诊法的基本原理

因人中所属之处是经络相交、经气贯注之地，故人中与经脉的关系十分密切。由于经脉的络属关系，使人中与经脉及其所对应的脏腑直接相关。《灵枢·经脉》曰："大肠手阳明之脉……交人中。""胃足阳明之脉……还出挟口，环唇。""肝足厥阴之脉……环唇内。"即手阳明大肠经循行于人中部位，足阳明胃经也循行于人中部位，足厥阴肝经循行环唇内，故机体内脏腑功能的衰盛与气血津液的变化，可以透过人中的形态、色泽、温度等的变化反映出来。

冲、任起于会阴部的胞中，督脉起于小腹内胞宫，三脉循行向上时，任、督二脉直接交会于人中处，冲脉亦有一分支络脉环绕于唇交会于人中。八脉中的督脉、任脉、冲脉都称为“海”，任脉被称为“阴脉之海”，总领诸阴；督脉被称为“阳脉之海”，统领诸阳，而冲脉涵蓄十二经气血。因此，人中所属之处为人体经气相交汇聚之地，不仅可以反映机体脏腑经络的疾病，还可反映机体阳气的存亡和肾气的盛衰。故中医理论认为人中是反映肾、命门、阳气的重要部位，诊察人中对泌尿生殖系统病症的诊断具有重要意义。

四、手诊法

中医手诊法是透过审察手部的色泽、形态、手纹、温度等，按照中医学脏腑、气血、经络理论推论相应的临床诊断，从而推断身体健康状况与疾病相关资讯的一种方法，具有经济、便捷、无创、无痛、实用等优势，因此在临床上得到广泛的推广和运用。1991 年刘剑锋教授在其撰写的《观手知病——气色形态手诊法精要》中首次提出“手诊”一词。但通过手部望诊诊察潜在疾病的方法，则古已有之。早在战国时期，《黄帝内经 · 灵枢》就已记载：“有诸于内，必行于外。”“视其外应，以知其内脏，则知其病矣。”可见，当时就已有了望诊记载，也开创了丰富多彩且完整的色诊理论体系，为后世医家手诊观五色主病，提供了理论指导的基础。近年多项研究表明手诊不仅可应用于疾病诊断，还可应用于疾病预测与预防，并可评估目前健康状况及预测将来潜在的致病因素，如 Mahesha Y 等（2021）发现先天性心脏病与手掌的形态相关，Ganesh C P 等（2018）发现手掌的纹路与高血压的发生有一定关联，故手诊法已经成为临床实践中诊察疾病的其中一个重要而有效的方法。

（一）手诊法的主要内容

1. 察色泽

掌部大拇指与掌根连接的肌肉处较丰厚，其形似鱼，故古人称之为“鱼际”。《灵枢 · 经脉篇》曰：“胃中寒，手鱼之络多青矣；胃中有热，鱼际络赤。其暴黑者留久痹也。其有赤、有黑、有青者，寒热气也；其青短者，少气也。”即指明鱼际的色泽能反映疾病的一些基本信息。如鱼际皮肤色青者，多为寒；色红赤，多为热；色紫暗者为血瘀；色呈青、黑、赤交错者，多为寒热往来；干涩无光者，多为阴液亏虚；掌面暗红或多瘀斑者，多为气滞血瘀；肌肤泛黄，多为湿热或血虚证。

2. 望形态

中医经络学说认为人的五个指头有不同的经络贯通，如心、肺、大肠、三焦、膀胱等经络起始交接于此，因此手指的形态也可以在一定程度上反映出体内脏腑功能的盛衰以及疾病的性质。

（1）拇指：拇指过短者多为胆气不足；拇指过于粗壮者，多为肝火旺盛；过于扁平者多为体虚；拇指近节指骨处的纹理散乱者，易患头痛、失眠等疾病；拇指指节短而硬，不易弯曲，多为阴虚，易患中风。

（2）食指：食指过长或过短者，多为营养不良；食指过粗者，多为肾虚；食指与中指间偏曲、缝隙大兼纹理散乱者，多为肝旺脾虚。

（3）中指：中指过长者，多为郁证；中指过短者，多为肝火旺盛；中指细长者，多为肝郁气滞、肝胃不和。

（4）无名指：无名指过短且苍白细小者，多为肾虚不孕；无名指近节指骨处有杂纹者多为体弱多病；过长者，多为骨齿不健；无名指与其他指偏曲、漏缝者常有情志病或泌尿系统疾病。

（5）小指：小指短者，多为心、脾、肾虚损之证；小指过于弯曲且纹理杂乱者多有不育之证；小指第三节有红斑者，多为肺阴不足；小指色苍白且弯曲、小指与无名指指节漏缝过大者多，为脾虚。

3. 观手纹

《医方类聚》曰："人身之有形于外者，必故五脏之受病于内，而发于外者，必见之眼、耳、鼻、舌、口、牙之间。"说明身体外在的变化能映射出体内脏腑的病变。中医掌纹诊病是审察手纹的变化，同时配合观察手部的掌色、掌形来诊断疾病的方法。中医理论认为掌部有三大主纹：天纹，也称感情线，此纹位于手掌上方指根之下；地纹，也称生命线，紧靠大鱼际的粗大纹；人纹，也称智慧线，此纹在地纹上方，介于天地纹之间，此三纹以深长、清晰、不间断、淡红色、无过多杂纹干扰，呈弧形为正常的形状。

（1）天纹：天纹与感情生活有关，天纹过深者，多为感情丰富；天纹过浅者，多为性格冷淡；天纹色赤者，多为相火妄动；天纹色淡者，多为情绪不稳。

（2）地纹：地纹与健康、疾病、寿命有关，地纹色青者，多为肝脾不调；地纹色赤者，多为热证；地纹色黄者，多为肝胆湿热；地纹色淡者，多为体虚；地纹色黑者，多有胃疾。

（3）人纹：人纹与智慧、心理因素有关，人纹色青者，多为气虚体弱；人纹色赤者，多为肝阳上亢；人纹苍白者，多为中气不足；人纹纹理过弱者，易患头痛、眩晕；人纹横贯掌心者，有患白血病以及先天愚钝的可能。

4. 触温度

手的温度在某种程度上可以反映一个人身体的健康状态，因此在手诊中除了要注意色泽、形态、手纹外，也不能忽略对手温的观察。若手部肌肉冰冷，多为气血亏虚，或阳气不足；若手部灼热，多为热证，手背较手心热者，为外感发热，反之，为内伤发热；手足心热，多为阴虚火旺；手心多汗，多为湿热内蕴，或脾胃不和；若妇人两手皮肤皲裂，手掌赤热而汗出者，多为月经不调，或气血亏虚之证。

（二）手诊法的基本原理

1. 中医整体观念

整体观念是中医学理论特色之一，中医学整体观念认为人体是一个有机的整体。因此无论是机体内部的五脏六腑、气血津液、经络等的生理活动或病理变化，也必然会以相对应的形式显露于机体外部，而全身的病理变化也可以呈现在人体某一部位，同理，局部的病理变化也可以导致全身的反应。《丹溪心法》曰："知其内者，当以观乎外，诊于外者斯以知其内，盖有诸内者，必形诸外。"即言明人体的内在情况可透过外在的信息而反映出来。因此若要立足于整体观念看手诊理论，首先，表现在医者可透过审察患者手部局部的外在信息，判断出患者体内的健康状态；其次，手部各分区又可反映人体不同脏腑功能的盛衰以及疾病的信息。正如脉诊可透过"寸、关、尺"三部掌握各脏腑功能的衰盛以及疾病的信息。《望诊遵经》曰："大凡望诊，先分部位，后观气色。"故诊法中异常外部征象的位置可帮助我们对疾病进行定位，因此诊法在临床应用中应先分部位。另外，文杭（2020）认为手部各区域与五脏在生理、病理上也均有关联，不同的颜色、纹理、形态、温度等都可以反映五脏之脏气强弱。

2. 中医经络学说

经络即经脉与络脉，是人体气血运行的主要通道，具有沟通表里上下，内联脏腑，外联体表肢节等功能，因此各脏腑的健康信息可透过经脉的传输并反映于手部。中医理论认为手部有手三阴经与手三阳经共六条经脉循行，即手太阴肺经循行止于拇指；手厥阴心包经循行止于中指；手少阴心经循行止于小指；手阳明大肠经循行起于食指；手少阳三焦经循行起于无名指；手太阳小肠经循行止于小指。而且人的双手上有十二条正经经脉的86个经穴和224个奇穴，这86个经穴和224个奇穴均与体内脏腑密切相关。因此，身体内部疾病的信号均可由经、穴反映到指掌的不同部位，引起手部掌指中的某部位的特异性和规律性的改变，这就是中医手诊病的依据。

五、甲诊法

中医学的甲诊法是透过审察指甲的色泽、形态、月痕等来诊察疾病的方法，其中包括了指甲和趾甲。中医学的望诊理论是指导甲诊法的重要内容之一，有关其指导的思想，在《黄帝内经》的不同章节均可发现与之相关的论述，如《灵枢·本脏》曰："肝应爪，爪厚色黄者，胆厚；爪薄色红者，胆薄；爪坚色青者，胆急；爪濡色赤者，胆缓；爪直色白无纹者，胆直，爪恶色黑多纹者，胆结也。”《灵枢·论疾诊尺》曰：“身痛，面色微黄，齿垢黄，爪甲上黄，黄疸也。”《素问·痿论》曰：“骨痿者生于火热，何以别之？曰：肝热者，色苍而爪枯。”由此可见，外部爪甲的改变可反映机体内在疾病的信息。故中医从诊察爪甲，可达到辨识疾病的目的。而历代医家对诊甲辨证亦累积了十分宝贵的经验。如《中藏经》曰：“手足甲肉黑色者死。”“筋绝魂惊虚恐，手足甲青，呼骂不休，八九日死。”清代著名医家陈士铎在《石室秘录》曰：“指甲尽行脱落，此乃肾经火虚。”近年来不少学者在前人诊甲经验的基础上再次深入研究，认为指甲的变化，多与肝胆病变有关，如朱子青（1959）利用指甲作为外在苗窍之一，以观测内在脏气生理功能活动的荣、虚，说明“爪”的荣、枯，直接关系到“筋”，进一步关系到“肝”的盛衰现象。彭清华（1990）发现急性肝炎多属中医湿热内蕴或肝郁气滞型，甲皱微循环障碍多不明显，而慢性肝炎之气滞血瘀型多见异形管襻，排列较紊乱，色暗红，张力差，管襻畸形、不光滑、有渗出或出血，血流呈非线状，且有瘀滞现象，属于肝肾阴虚型者，甲皱微循环改变比气滞血瘀型为轻，其特征为管襻出血比较少，色泽较红，故甲诊法已经成为临床诊察疾病的其中一种有效的方法，对临床的诊断和治疗提供了一定的指导意义。

（一）甲诊法的主要内容

1. 察色泽

指甲的色泽是指颜色和光泽两方面。中医理论认为色泽是脏腑气血外荣的表现，因此指甲的色泽可反映气血的盛衰和运行状况，反映疾病的不同性质和不同脏腑的病证，故脏腑的病症于指甲之中可表现出相应的异常色泽。

（1）青色：指甲色青蓝者，多为实寒证；指甲色青紫者，多属瘀血证；若久病而见指甲青色，手足亦青者，是为肝绝，其预后不良。

（2）赤色：指甲色赤红者，多为热证，一般为气分有热；若指甲色鲜红或红绛者，则多为血分热盛；指甲色紫者，多为热毒壅盛，心经有火，或为痹症、历节风等；指甲发绀者，多为瘀血阻滞，见于久痹，或为痰火风热阻于胸肺，气血郁闷。

（3）黄色：指甲色黄者，多为黄疸；指甲色黄而鲜明者，多为湿热，其色以鲜明者为顺，黄而晦暗者多凶；若甲板色黄，边缘为黑色，伴有腹胀便溏、乏力气短、饮食无味、面目及肢体浮肿等，多因脾气不足、饮食失节或偏嗜五味，以致脾胃中气受损所致；若指甲呈现暗黄色，而无黄疸表现，多见于呕血、血漏等慢性疾患呈脾肾两虚者。另外，肝癌、胃癌、子宫内膜癌等癌症患者，其指甲表面也会出现暗黄色。

（4）白色：指甲色苍白者，多为脾肾阳虚；指甲色淡白者，多为血虚或气血两虚。

（5）黑色：指甲色乌黑者，多为瘀血阻滞；指甲色黑而枯槁者，多为凶候；小儿指甲色青黑，目无光彩，为肝绝；若因局部外伤挤压所致，必是瘀血，并非死症。

2. 望形态

不同的甲形可反映出不同的体质、性格以及疾病状况等相关信息，诸如赵上果（2009）认为勺状甲多属气虚血亏，可见于贫血、风湿、甲亢等疾病；横凹甲多属阴血亏虚，常见于热性病后；扁平甲常见于消化系统功能减弱者，此类人易患慢性胃肠炎等疾病。

（1）干枯甲：指甲干枯者，多为肝热，或心肝血虚，血运不畅；指甲干枯脱落者，多为肝强脾弱，气血乏源；指甲干枯如鱼之鳞者，多为肾气衰竭，或脾失健运，水液代谢异常所致。

（2）萎缩甲：指甲体萎缩，状如初生虫翅者，多为心阴虚损，血行障碍，或为疠风大毒所致；先天性指甲发育不良者，多因先天禀赋不足，精血亏损，爪甲失养。

（3）剥离甲：甲板与甲床逐渐分离，如剥竹笋状，故又称竹笋甲。初起时可见指甲游离缘处发白变空，后向甲根部逐渐蔓延，呈灰白色，无光泽，变软薄，多发于手指上，多由出血过多，营血亏损不足，或素体虚弱，气血不足，导致爪甲失于荣养，常见于各种出血、营养不良等导致的贫血。

（4）脱落甲：指（趾）甲自行脱落，多因患脱疽、疠风、蛇头疔等病所致。若非外科疾患的脱落，且不再复生者为危候，提示命门火衰，身体虚弱至极。

（5）脆裂甲：甲板不坚，失去韧性，易于断裂，且呈层状分离的，称脆裂甲。如从中央裂成两片，称纵裂甲，多因血行障碍，或血虚风燥，不能荣润爪甲，以致质脆易裂。

（6）软薄甲：爪甲韧性下降，色淡而半月不整，甲皱亦不整齐，多因气血亏虚，血行障碍，以致阴精不布，爪甲失养，慢性出血和钙质缺乏者易见，或患病日久所致。

（7）粗厚甲：指（趾）甲远端或侧端日渐增厚，甲体表面失去光泽，呈灰白色，表面高低不平，质粗增厚，变脆枯槁，呈粉状蛀蚀或缺损，甲板下生污黄色斑，为鹅爪风或甲癣患者，多因气虚血燥，以致爪甲失于荣养而枯厚，亦有水湿浸渍或湿毒外侵，阻遏气血所致的。

（8）钩状甲：甲板向指端屈曲，中间隆起呈山尖状，甚则如鹰爪，其甲面粗糙不平，呈黑色、灰黑色或黑绿色，不透明，无光泽，多有外伤诱因，或属先天禀赋而得，多见于风痹。

（9）勺形甲：甲板变薄发软，周边卷起，中央凹下，状如小勺，其甲下色偏苍白，甲皱不整齐，甲面有时出现小白点，多发于手指，少发于足趾，多因气虚血亏，或肝血不足，或脾失健运，营养不良，以致爪甲失养。常见于大病之后，或脾胃素虚，身体羸弱，或患症瘕、积聚以及久痹之人。

（10）横沟甲：甲板表面出现凹陷之横沟，大小不等，使甲板表面凹凸不平，甲面透明度降低，多因邪热肺燥，气津不布，或肝气郁结，或气虚血瘀，以致爪甲失养，常提示肝功能异常。

（11）嵴棱甲：由甲根向远端起纵行嵴棱，大小不等，往往平行，形成纵沟，使表面凹凸不平，又称纵沟甲，多因肝肾不足，肝阳上亢，或气血双亏，或甲床损伤，以致阴阳失调、气血失和。

（12）扁平甲：甲板逐渐变为扁平，表面不平，有交叉纹理，呈网球拍状，远端宽而扁，指节变短，甲沟肿胀，多发于婴幼儿，往往因吸吮或咬指甲等不良习惯致气血不能循行畅达，指甲失养而变扁平。

（13）凸甲：甲面中央处显著地凸起高于周围，甲远端处下垂，其形如扇贝，对光观察甲面上有凹点，甲色及甲下色偏白，半月色偏粉红，多与阴虚火旺有关，提示易患痨病。

（14）凹甲：甲面中央凹下低于四周，甲面上可见凹点与纵纹，甲下色不均匀。提示肝、肾功能不佳，易于疲劳，精力不充沛，也易患不育症。

（15）筒状甲：指甲卷曲如筒状，又称为葱管甲。多见于久病体虚之人，或安逸少劳之人。多为气血两虚，机体抵抗力很弱，易患绝症。若以指压甲板，甲床苍白为血虚；松指仍显苍白，兼示气弱。

（16）柴糠甲：甲面光泽暗淡，且自远端两侧增厚，变脆枯槁，呈枯黄色，粉状蛀蚀或缺损，表面高低不平，提示循环功能障碍，气血瘀滞，肢端不得荣养。

（17）扭曲甲：指甲扭曲变形，失去光泽，多因肝血不足，以致爪甲失荣。

（18）球形甲：指甲板增宽，并向指尖弯曲，呈球面，指端粗大如蒜头，故又称蒜头甲，多为气虚血瘀所致。若压之甲下络脉如细丝，多为气机郁滞、血行瘀阻，常见于咳喘、痰饮、肺痿、心阳虚衰之胸痹以及肝郁之症瘕积聚。

（19）瘪螺甲：指甲瘪缩，甲床苍白，多因大汗、大吐、大泻，以致气津暴脱，或暴病之亡阴者，津涸液竭致指甲瘪缩。

（20）杵状甲：指、趾甲末端发生增生、肥大，甲板亦明显增厚，呈槌状凸状膨出，向指、趾尖端包围弯曲度增加，多因气血不能循行畅达，阻于络脉而成。

（21）症瘕甲：甲下赘生肿物，顶起甲板，又称甲下赘疣，其疣软者多为血瘀，坚者多为骨疣，皆气血瘀滞所致。

（22）胬肉甲：甲皱襞增殖，贯入甲床，胬肉盘根，甲板缺损，多为血不归经所致。

（23）啃缺甲：小儿自咬甲缘以致缺损，多为疳积或内有虫积。

（24）云斑甲：指甲的中心部呈现条状或细块状，边缘不整齐的白色云斑。此甲多见于小儿者，多提示体内有蛔虫，若云斑大、色浓者，提示蛔虫亦多；反之，云斑小、色稀者，提示蛔虫亦少。

（25）花甲：在儿童拇指、食指的指甲上，呈点状如大头针头大小、形圆的白色斑，与指甲红白相间，亦为蛔虫病的特征。白色斑大、色浓、出现的指多者，提示蛔虫亦多；反之，白色斑小、色稀、出现的指少者，提示蛔虫亦少。

（26）手足逆胪：为甲根皮肤皱襞剥起，俗称倒枪刺。多因风邪入于腠理，气血不和所致。

（27）甲沟糜裂：左侧或右侧甲沟呈韭叶状糜样裂开，触之痛感，为蛔虫病所致。

（28）甲印异常：正常甲印（半月形）不超过指甲总长度的1/4，边缘整齐。甲印过大（一般超过甲长1/3）者，多为气血旺盛；甲印过小（稍露边缘）或无甲印者，多为气阴不足；甲印边缘不齐者，多为气血不调。

（29）弧线异常：正常为淡红色，边缘整齐，隐约可见，弧线变明显且宽者，多见于外感风寒、荨麻疹、营卫不和等证。

（30）指甲孕征：妇女妊娠时，在指甲上呈现指甲孕征，即妇女停经，按压其拇指甲，呈红活鲜润者为孕征，暗滞无华的为月经病。

3. 观半月痕

中医理论认为不同手指半月痕与对应脏腑有所关联，诸如拇指半月痕关联肺、脾；食指半月痕关联胃、肠；中指半月痕关联心包络；无名指半月痕关联三焦；小指半月痕关联心、肾。而半月痕的色泽、大小、偏正、缺失等亦可提示不同的疾病信息。

（1）指甲半月色淡白者，多为气血两虚；指甲半月色青者，多为气血瘀滞；指甲半月色暗红者，多有心血管疾患。

（2）指甲半月过大者，易患肝阳上亢、中风；指甲半月过小者，多为气血两虚。

（3）指甲半月偏斜不正，甲下色粉或粉中有苍白暗区者，提示机体抵抗力下降。

（4）指甲半月缺失，甲下色淡暗者，提示消化吸收欠佳，情绪紧张，机体抵抗力减弱。

（二）甲诊法的基本原理

中医理论认指甲为脏腑气血之外荣，与人体的各个脏腑之间存在重要的关联，并且十二经脉井穴，均交接于指甲根端，手足三阳经自此出表，手足三阴经自此入里，互为表里的经脉以甲皱襞、甲床为沟通渠道，使指甲成为经络交接的枢纽，故人体生理病理的变化均能反映于指甲上，形成具有特异性的甲象，故从中医甲诊法入手，可达辨病的目的。

1. 与脏腑关系密切

《黄帝内经》中早已有指甲与脏腑关系的相关论述，如《灵枢·本脏》曰："肝应爪，爪厚色黄者，胆厚；爪薄色红者，胆薄；爪坚色青者，胆急；爪濡色亦者，胆缓；爪直色白无纹者，胆直；爪恶色黑多纹者，胆结也。"《灵枢·经脉》曰："手太阴气绝则皮毛焦，太阴者行气温于皮毛者也，故气不荣则皮毛焦，皮毛焦则津液去皮节，津液去皮节者则爪枯毛折。"说明指甲与脏腑有着重要的关联，甲相是脏腑气血功能衰盛状态的外在表现。

2. 与十二经脉关系密切

指甲虽是人体四肢的末端，为皮部之附庸，但指甲在经络系统中却有着重要的作用，《灵枢·卫气失常》曰："皮之部，输于四末。"并且指甲是十二经脉起止交接的枢纽，手足三阳经与手足三阴经皆于甲床处相交以沟通表里之气，因此甲床上分布有丰富的经络，气血极为充盈，可以通过甲床的诸多变化，洞察经络及其相应内在脏腑的衰盛。

六、第二掌骨侧速诊法

第二掌骨侧速诊法是山东大学张颖清教授首创的。1973 年张教授发现了在人的手部第二掌骨侧处，存在着一群未命名的有序穴位，因此，张教授认为第二掌骨节系统蕴含着机体各个部位生理和病理的各种现象，故此穴位群被称为第二掌骨侧的全息穴位群，并且在此基础上创立了第二掌骨侧速诊法。此诊法就是根据从头穴至足穴的顺序，对双手第二掌骨侧处的各穴循序按压一次或数次，根据按压穴位压痛点的有无和位置，即可判断发生病变的部位或脏腑。

（一）第二掌骨侧速诊法的主要内容

1. 第二掌骨侧的全息穴位群

张颖清教授创立的第二掌骨侧速诊法穴位分布的形式与其所对应的部位或脏腑，在整体上的分布形式与人体相同，亦可理解为缩小的人体。第二掌骨侧的穴位分布近心端是足穴，远心端是头穴；胃穴是头穴与足穴连线的中点；肺心穴是胃穴与头穴连线的中点；而肺心穴与头穴连线分为三等份，从头穴端算起，中间两点依次为颈穴和上肢穴；肝穴是肺穴与胃穴连线的中点；而胃穴与足穴的连线分为六等份，从胃穴端算起，五个点依次是十二指肠穴、肾穴、腰穴、下腹穴、腿穴。张颖清教授所创的这些穴位所对应的不仅是穴名所指定的部位或器官，还包括与穴名所指定的部位或器官处于同一横截面及相邻的其他部位或器官。

（1）头穴：对应人体的头部、眼、耳、鼻、口、牙。

（2）颈穴：对应人体的颈部、甲状腺、咽、气管上段、食管上段。

（3）上肢穴：对应人体的肩部、上肢、肘部、手部、腕部、气管中段、食管中段。

（4）肺心穴：对应人体的肺、心、胸部、乳腺、气管下段、支气管、食道下段、背部。

（5）肝穴：对应人体的肝、胆。

（6）胃穴：对应人体的胃、脾、胰。

（7）十二指肠穴：对应人体的十二指肠、结肠右曲。

（8）肾穴：对应人体的肾、大肠、小肠。

（9）腰穴：对应人体的腰部、脐周、大肠、小肠。

（10）下腹穴：对应人体的下腹部、子宫、膀胱、直肠、阑尾、卵巢、睾丸、阴道、尿道、肛门、骶部。

（11）腿穴：对应人体的腿部、膝部。

（12）足穴：对应人体的足部、踝部。

因此，临床通过按压第二掌骨侧上述的各穴位，就可诊断其相对应的组织和器官的病变。

2. 第二掌骨侧速诊法的操作方法

诊察各穴位的具体方法是：按从头穴至足穴的顺序，依次按压双手的第二掌骨各穴一次或数次，根据压痛点的有无和位置，即可确定人体相应部位或器官是否有病。以测右手第二掌骨为例，测试者与患者相对，用右手托起患者右手，让患者右手松如握鸡卵状，肌肉自然放松。虎口朝上，测试者用左手拇指尖在患者第二掌骨顺着骨长轴方向轻轻来回按压，可觉有一沟槽，新穴即分布在这些沟槽内，逐个按压穴位，在揉压时并注意观察患者表情并询问对按压的反应。如有明显的麻、胀、重、酸、痛的感觉，则此处为压痛点。

如果某一穴位是压痛点，即提示人体相应部位或邻近器官有病。若右侧较左侧压痛感强，则提示病在右侧；相反，若左侧压痛感强，则提示病在左侧。

（二）第二掌骨侧速诊法的基本原理

中医理论认为人体体表的每一个穴位均会受到体内所对应的脏腑或经络之气灌输出入于体表。传统中医理论和现代临床、实验研究如今均证实了体表穴位与体内脏腑存在着对应关系。根据中医穴位与脏腑对应的理论，凡是机体某一组织或器官发生病变，就必然会在特定的穴位上有所表现，因此通过按压这些穴位，根据压痛点的有无和位置就能诊断内在脏腑的病变。

第二节　中医特色诊法现代研究

一、目诊法现代研究

目诊是中医望诊中的重要组成部分，是通过观察患者眼睛的神、色、形、态等变化，辨析病位、病因、病性，推测疾病预后的诊断方法。《阴阳脉死候》开目诊之先河，《黄帝内经》为后世目诊理论的发展与应用奠定基础，历代医家在临床实践中总结发展了目诊理论并随着时间不断发展而取得新的成就。陈达夫（2000）所提出的眼科六经辨证思维体系从本质上终止了以往以证命名、辨病论治的习惯。在六经辨证思维体系的影响下，以脏腑辨证为本质，贯通八纲辨证，注重六经传变，兼顾标本同治，继承了五轮学说，完善了八廓学说，开创内眼结构与六经相属学说，使眼科六经辨证思维体系成为一套具有科学性、系统性、完善性的思维体系，对中医眼科学的发展起到了关键性作用。李国贤（2011）以传统中医目诊为基础，结合微循环理论，在临床中观察球结膜血管改变、报伤点、出血点、出血斑、网状畸形及眼周皮肤改变等总结出了“血瘀证目征”理论，发现目征计算机判断方程对血瘀证诊断具有较高的特异性及敏感性，利用肉眼积分方法仍被证实可用于血瘀证诊断。赵廷富（1991）以五色入五脏理论及目与脏腑的关系为基础，提出了眼疾五色诊治理论。邱礼新（2015）以中医理论为指导，结合陈达夫的六经辨证思路，提出了“内五轮假说”，推动了五轮学说的局部辨证发展为眼内的微观辨证，用以指导眼科临床。朱蔓佳等（2004）则利用功能性磁共振来研究目与内在各个脏腑之间的联系，发现肝经与目系之间的联系存在着一定的结构基础。秦微（2011）通过五轮学说，确定了眼局部与整体的关系，利用这轮脏隶属关系，在临床中观察眼的外部表现，推断内脏的病变，进行辨证论治，具有一定的指导意义。吴锐等（2007）全面地阐述了望白睛赤络临床辨证的中医理论，如五轮、八廓、六经学说及近现代各家理论，并探究现代医学相关的生理病理基础及临床应用等。通过望白睛赤络进行全身辨证，体现了中医独特的整体观理念。提桂香等（2005）以华佗经典“望目”诊断为基础，并总结了前人的“望目”理论和经验，在长期的临床实践中，形成了独特的“望目辨证”理论、方法、经验。程京等（2015）根据中医目诊理论研发了一套诊断仪器——目诊仪，该仪器把人眼的巩膜分成 17 个区域，每个区域对应人的五脏六腑，通过综合观察眼内血管的生长粗细、颜色，眼白颜色的变化等，可快捷方便地预知身体所出现的异常。此外，生物全息理论（张颖清，1989；杨紫阳等，2017）、虹膜诊断理论（戴宗顺等，2016），也极大地丰富了目诊理论，有利于推动中医目诊理论系统化、现代化发展，带来更好的临床服务价值。

二、耳诊法现代研究

以中医脏腑、经络学说以及四诊八纲为基础，结合现代医学知识，通过观察耳穴部位的形态变化、压痛敏感点等方法，并结合问诊及其他诊查手段进行综合分析辨证，作出初步临床诊断，这就是耳穴诊法。它不仅能为耳穴治疗提供配穴依据，还能提供机体健康状况信息。近年来有不少学者在前人诊耳经验的基础上深入研究，认为耳穴是耳郭上的穴位及阳性反应点，通过经络与脏腑相连，可通过耳穴表面出现如脱屑、丘疹、红晕、隆起、条索、褶皱、凹陷等形态改变来辅助诊断多种疾病。如赵磊等（2015）发现中风患者耳穴阳性穴位病理程度比非中风内科疾病患者以及健康人均高，验证了耳穴诊断中风具有特异性。证明耳穴与脑干、皮质下、额、心、肝、颞、枕、肾、交感与中风病存在密不可分的关系。刘晓铭等（2021）发现慢性心力衰竭患者的耳穴胸三角、心、耳中穴区表面物理特征有不同程度变化，与慢性心力衰竭存在相关性。刘吟宇（2020）通过观察胰腺癌患者相关耳穴的颜色形态以及进行电测定，发现二者在电测定结果上均与非胰腺癌患者存在一定差异；不同分期、接受过不同治疗、生长于不同部位的胰腺癌患者的右耳耳穴，也表现出了不同的变化，故耳穴检测在临床上对于辅助诊断胰腺癌具有一定价值和较高的可行性，对胰腺癌的治疗过程也具有一定指导意义。齐建帅（2019）发现周围性面瘫患者的耳穴阳性反应点主要集中在眼、面颊、颞、额、颌、垂前、心、三焦、内分泌、交感、神门等穴位上，这种耳穴阳性反应点的分布受证型、分期等因素的影响，且治疗后耳穴阳性反应点数量明显改善，提示耳穴阳性反应点可以反映周围性面瘫的病症情况，并随着周围性面瘫治愈而数量减少。朱伟坚（2012）发现食管癌患者在与其对应的耳穴会出现色泽、形态、低电阻反应等改变，说明耳穴具有反映食管癌的特异性。刘晓铭（2012）发现大部分腰椎间盘突出症患者在耳郭腰骶椎区域表面出现物理特征变化，说明两者存在一定相关性，对临床诊断疾病具有一定的指导意义。

三、人中诊法现代研究

中医人中诊法，是透过观察人中处的色泽、形态、温度等变化，来诊断男女生殖系统和泌尿系统疾病的方法，人中诊法在临床应用上具有极其重要的作用。李浩然（1985）认为人中诊断的意义，不仅是能提示危重疾病之预后和转归，而且能较早地反映消化系统、心血管系统以及泌尿生殖系统的病理变化，从而对疾病的诊断与防治提供重要旁证。张德林（1981）则发现针刺人中穴可使月经逐渐减少，并继发痛经、闭经等；改刺承浆穴可使月经复常而怀孕，从而认识到了人中和子宫有一定的联系。蔡庄等（1996）通过观察284例育龄妇女的子宫和人中形态学变化，发现畸形子宫组和子宫肌瘤组的人中沟道形态异常出现率明显较高，子宫发育不良组的人中浅中型和短促型出现率较高，卵巢功能不健组人中浅平型出现率显著高于正常健康组。说明在形态学方面，人中与子宫有一定相关性。

四、手诊法现代研究

手诊是运用中医学的基本理论，透过审察手部的色泽、形态、手纹、温度等得以了解全身情况的基本信息资料，为中医辨证辨病提供依据的一种诊断方法，是中医特色诊法之一。近年来，越来越多的研究表明，手相与全身疾病存在一定的相关性，国内学者通过临床试验对手诊在多种临床疾病诊断中的准确性和特异度进行了研究与证实。许长照等（1988）对56例脾虚患者及105名右利手正常健康者手纹印的11个纹区、16个参数进行比较，发现脾虚患者的指斗纹多，但双箕出现率比正常人低；总指纹嵴数高，显示手指的大斗及大箕居多：食中指间区及鱼际、小鱼际区花纹出现率高，小鱼际区及掌心部白线出现率高等。这些皮纹的异常变化，可作为脾虚体质辨证的一项重要指标。徐凌波（1997）通过手诊诊断痔瘘类疾病，经过126例252只手的临床验证，其中痔57例，肛瘘28例，肛裂23例，肛周脓肿18例，证明了痔瘘手诊总的临床符合率为79.3%，痔为84.2%，肛瘘为82.1%，肛裂为73.9%，肛周脓肿为66.7%。张金栋等（1995）观察验证了脑动脉硬化症患者126例，手诊诊断与客观检查符合率为94%以上，并设手诊阴性者60例作为对照，手诊诊断与客观检查符合率为93%以上，证明了手诊在临床上对脑动脉硬化症的早期诊治有较大实用价值。刘剑峰等（2009）根据患者气色形态手诊对脑动脉硬化症的诊断标准，采用随机、双盲方法从人群中抽取手诊有或无脑动脉硬化症，两种手部提示诊断结果的人群各50例，通过筛查，对不同组的人群进行最终确诊，并通过对数据的验证分析，了解气色形态手诊对脑动脉硬化症的诊断价值，证明了气色形态手诊可作为一种简单辅助诊断脑动脉硬化症的方法。段明福等（2001）通过观察100例胃部疾病患者，对其手诊征象、影像学特征和临床表现作了统计学处理，证明了气血形态手诊、彩超和胃部疾病的诊断有显著相关性。郎勇（2001）对120例经颈椎X光拍片或颈椎CT诊断为颈椎病的患者进行手诊，发现全部患者均不同程度地出现了拇指桡侧远端甲根至第1指关节横纹间皮肤粗糙变形，局部探压可探及条索样或瘢痕样改变，且压痛明显。

五、甲诊法现代研究

甲诊法主要通过观察指甲的形态颜色来判断疾病，以传统中医理论为基础，结合现代科学研究结果，提示若人体发生病变，指甲上大都会有相应征象。近年来有学者在前人诊甲经验的基础上归纳了爪甲不同变化与脏腑病变的关系，取得了一定成果。庄振西（1994）在心血管病、痔疮等疾病的检查时，发现许多患者在出现病变前已有指甲异常的情况。张超然（1963）通过对指（趾）甲形态的观察，发现骨折后指（趾）甲生长中断，骨折初步愈合后，又复长出新甲，证实观察指（趾）甲形态在判断骨折愈合方面的价值。詹爱菊（1985）通过观察骨折患者血瘀征象在指（趾）甲的表现，发现四肢骨折患者的患肢指（趾）甲有不同于健肢、正常人及其他疾病的特殊变化，并发现这些变化与骨折愈合有一定联系。余承惠等（1992）对100例原发性肾小球疾病患者指甲分肾病、肾炎及肾衰三组，进行临床观察，治疗前后均测定血红蛋白、血白蛋白、24小时尿蛋白定量及记录指甲甲横嵴的条数。发现甲横嵴的形成、变化与血白蛋白及尿蛋白的多少有关，其对肾小球肾炎的诊断有一定实用价值。沈俊灵（1990）发现多数慢性肝炎患者的手指甲呈现褐色暗条，竖贯甲床，多少各异，宽窄不一，一般为0.5～2mm。王文华（1990）检验了14种恶性肿瘤的指甲形态、色泽和区位特征，发现了各种癌症的指甲特征有一定关系，对癌症的早期发现有重要意义。王晨霞等（2002）认为，指甲的色泽与肿瘤的良恶程度、部位及病程有关，对临床诊断疾病具有一定的指导意义。

六、第二掌骨侧速诊法现代研究

1973年，张颖清发现了在人的手部第二掌骨侧处，存在着一群未命名的有序穴位，对其进行针灸推拿可治疗多种疾病，因此，将其命名为第二掌骨侧穴位全息疗法。该疗法是生物全息理论的具体应用，张颖清认为生物体每一相对独立的部分在化学组成模式上与整体相同，可将其视为整体成比例的缩小，这一现象被称为生物全息。近年来，第二掌骨侧诊法已在各地得以广泛应用。袁佳等（2019）发现第二掌骨侧穴位全息疗法结合运动疗法治疗急性腰痛优于传统针刺方法，可迅速缓解疼痛症状，改善患者的生活质量，临床疗效显著。贾琪（2011）发现使用第二掌骨侧穴位全息疗法在治疗女大学生痛经等病方面有明显的疗效。许庆元等（2004）发现第二掌骨生物全息疗法治疗急性运动病，患者恢复正常时间明显缩短，表明用第二掌骨生物全息疗法治疗急性运动病疗效明显。杨伯炜等（2000）发现第二掌骨侧疗法结合药物注射法，在患者清醒状态下可有效预防牵拉反应，对防治术后吗啡椎管内止痛引起的恶心、呕吐及缩短肠排气时间有效，可以减少镇静、镇痛剂用量，安全性高，利于术后恢复。谢仿征（2000）发现第二掌骨侧生物全息疗法能治疗Ⅱ型糖尿病，而且见效快、效率高，是一套新的高效治疗技术，宜广泛推广。

参考文献

[1] 彭清华，彭俊. 中医局部特色诊法［M］. 北京：中国中医药出版社，2017.

[2] 刘强. 中医诊断十四法 [M]. 郑州：河南科学技术出版社，2018.

[3] 张登本，孙理军. 中医诊断20讲 [M]. 西安：西安交通大学出版社，2013.

[4] 董汉良. 中医诊断入门 [M]. 修订版. 北京：金盾出版社，2008.

[5] 林乾树. 中医特色诊断 [M]. 福州：福建科学技术出版社，1997.

[6] 刘剑锋. 观手知病：气色形态手诊法精要 [M]. 北京：中国科学技术出版社，1991.

[7] MAHESHA Y, NAGARAJU C. Automating the identification and evaluation of the position of axial triradius on palm print: an approach to early detection of congenital heart diseases [J]. Biomedical engineering applications basis and communications, 2021, 33 (2).

[8] GANESH C P, ARUN S, NITHYANANDA C K. A: "Handy" tool for hypertension prediction: dermatoglyphics [J]. Indian heart journal, 2018, 70 (Suppl 3): S116 – S119.

[9] 文杭，项敏泓. 手相诊断学在祖国医学中的研究进展 [J]. 中国医药导报，2020，17 (2)：37 – 40.

[10] 朱子青. 指甲病理变化在临床上的诊断价值 [J]. 江苏中医药杂志，1959 (9)：46 – 50.

[11] 彭清华. 甲诊实验研究进展（续）[J]. 国医论坛，1990 (6)：40 – 42.

[12] 赵上果. 中医爪甲超微望诊方法及临床应用研究 [D]. 湖南：湖南中医药大学，2009.

[13] 张硕，谢学军，罗国芬. 陈达夫眼科六经辨证思维体系初探 [J]. 四川中医杂志，2000，18 (4)：1 – 2.

[14] 吴锐，谢建祥，赵凤达，等. 血瘀证目征的现代化研究 [J]. 中国中西医结合杂志，2011，31 (3)：319 – 322.

[15] 赵廷富. 眼疾五色诊治复明的研究 [J]. 新中医杂志，1991 (8)：48 – 49.

[16] 邱礼新. 再论“内五轮”假说在眼底病治疗中的应用 [J]. 中国中医眼科杂志，2015 (3)：197 – 200.

[17] 朱蔓佳，胡卡明. “肝经连目系”的功能性磁共振成像研究 [J]. 海南医学院学报，2004，10 (3)：169 – 170.

[18] 秦微. 彭氏眼针的理论研究 [D]. 沈阳：辽宁中医药大学，2011.

[19] 吴锐，谢建祥，赵凤达，等. 望白睛赤络理论与临床 [J]. 新中医杂志，2007，39 (2)：3 – 5.

[20] 提桂香，邱萍. 王今觉望目辨证学术思想探讨 [J]. 中国中医基础医学杂志，2005，11 (1)：72 – 73.

［21］马晓华．程京：传统中医理论如何与高精尖结合［N］．第一财经日报，2015－12－31（T20）．

［22］张颖清．全息生物学：上册［M］．北京：高等教育出版社，1989．

［23］杨紫阳，卢丙辰．中医眼科的全息观［J］．中医临床研究，2017，9（6）：5－7．

［24］戴宗顺，陈柯竹，彭清华．虹膜诊断研究述评［J］．湖南中医药大学学报，2016，36（2）：81－84．

［25］赵磊，张丽丽，包华，等．耳穴阳性反应点与中风病的相关性研究［J］．中国针灸，2015，35（6）：609－612．

［26］刘晓铭，黄旭辉，张丽，等．耳穴表面物理特征与慢性心力衰竭的相关性［J］．中医学报，2021，36（2）：410－413．

［27］刘吟宇．胰腺癌患者右耳耳穴特异性变化的临床观察［D］．北京：北京中医药大学，2020．

［28］齐建帅．周围性面瘫患者耳穴的阳性反应点规律研究［D］．唐山：华北理工大学，2019．

［29］朱伟坚．食管癌耳穴特异性的临床观察［D］．南京：南京医科大学，2012．

［30］刘晓铭．耳穴表面物理特征变化与腰椎间盘突出症相关性探讨［D］．南京：南京医科大学，2012．

［31］李浩然．略谈人中的诊查方法及诊断意义［J］．陕西中医杂志，1985（9）：391－392．

［32］张德林，孟发全，李平津．刺络泄血疗法简介［J］．陕西中医杂志，1981（A1）：40－41．

［33］蔡庄，顾亦棣，朱良王．浅谈人中与子宫的相关意义——附284例临床观察［J］．北京中医杂志，1996（6）：9－11．

［34］彭家谋．试论中医手相诊断学［J］．湖北中医学院学报，2000，2（3）：7－9．

［35］徐珊，杨季国．中医手诊原理初探［J］．浙江中医学院学报，1991，15（1）：4－5．

［36］李开武．望手诊病一得［J］．吉林中医药杂志，2007，27（10）：26．

［37］许长照，张瑜瑶，陈祖芬，等．脾虚证患者皮纹学初探［J］．南京中医学院学报，1988（3）：15－17．

［38］徐凌波．百例痔瘘手诊［J］．中国民族民间医药杂志，1997（26）：9－11．

［39］张金栋，邢萍．脑动脉硬化症的手诊观察与研究［J］．中医杂志，1995，36

(5)：298－299.

[40] 刘剑锋，周立峰，邱波. 手特定部位气色形态与脑动脉硬化症关系的临床研究[J]. 山东中医杂志，2009，28（1）：11－12.

[41] 段明福，丛景，祁明，等. 胃部疾病的影像诊断与手诊的相关性研究[J]. 中国医学影像技术，2001，17（5）：492－493.

[42] 郎勇. 颈椎病120例手诊诊断[J]. 医学理论与实践，2001，14（2）：167－168.

[43] 庄振西. 手型手纹手诊[M]. 北京：华龄出版社，1993.

[44] 张超然. 介绍中医判断骨折愈合的方法之一——观察指（趾）甲状态[J]. 江苏中医药杂志，1963（9）：34，30.

[45] 詹爱菊，张谢安. 四肢骨骨折患者的指趾甲变化观察[J]. 中国中西医结合杂志，1985（1）：47.

[46] 余承惠，刘咸平. 甲横嵴在原发性肾小球疾病中的诊断应用价值[J]. 南京中医学院学报，1992，8（2）：87－88.

[47] 沈俊灵. 指甲黯条对诊断慢性肝炎的临床意义[J]. 河北中医，1990，12（6）：36－37.

[48] 王文华，李捷珈. 指甲诊病[M]. 上海：上海中医学院出版社，1990.

[49] 王晨霞，潘梅. 癌症看掌纹[M]. 北京：知识出版社，2002.

[50] 袁佳，豆运香，李媚慧. 第二掌骨侧全息疗法结合运动疗法治疗急性腰痛的临床观察[J]. 按摩与康复医学，2019，10（24）：16－17.

[51] 贾琪. 第二掌骨侧全息疗法治疗女大学生痛经的应用研究[D]. 济南：山东体育学院，2011.

[52] 许庆元，王平，周红. 第二掌骨侧生物全息疗法治疗急性运动病疗效观察[J]. 解放军保健医学杂志，2004（3）：153.

[53] 杨伯炜，杨国栋，潘娟，等. 第二掌骨侧疗法对防治硬膜外阻滞下内脏牵拉反应及术后胃肠功能恢复的影响[J]. 中国针灸，2000（6）：9－11.

[54] 谢仿征. 第二掌骨侧生物全息疗法治疗Ⅱ型糖尿病21例[J]. 中国自然医学杂志，2000，2（2）：88－89.

（秦佳佳）